U0370434

实用甲状腺疾病诊疗
——甲状腺结节

主编　殷德涛

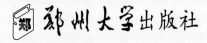

郑州大学出版社

图书在版编目（CIP）数据

实用甲状腺疾病诊疗：甲状腺结节／殷德涛主编. -- 郑州：郑州大学出版社，2023.12
ISBN 978-7-5773-0096-2

Ⅰ．①实… Ⅱ．①殷… Ⅲ．①结节性甲状腺肿 - 诊疗 Ⅳ．①R581

中国国家版本馆 CIP 数据核字（2023）第 243841 号

实用甲状腺疾病诊疗：甲状腺结节
SHIYONG JIAZHUANGXIAN JIBING ZHENLIAO：JIAZHUANGXIAN JIEJIE

策划编辑	张 霞	封面设计	苏永生
责任编辑	张 霞　张馨文	版式设计	苏永生
责任校对	刘 莉	责任监制	李瑞卿

出版发行	郑州大学出版社	地　　址	郑州市大学路 40 号（450052）
出 版 人	孙保营	网　　址	http://www.zzup.cn
经　　销	全国新华书店	发行电话	0371-66966070
印　　刷	河南瑞之光印刷股份有限公司		
开　　本	850 mm×1 168 mm　1 / 16		
印　　张	17	字　　数	448 千字
版　　次	2023 年 12 月第 1 版	印　　次	2023 年 12 月第 1 次印刷

书　　号	ISBN 978-7-5773-0096-2	定　　价	198.00 元

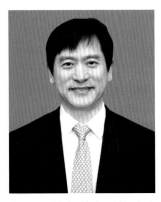

殷德涛,男,中共党员,国家级知名专家;郑州大学第一附属医院研究生处副处长,甲状腺外科河医院区主任,留美博士后,主任医师、二级教授,全日制博士研究生导师,"河南省高层次领军人才(B类人才)";郑州市青联副主席,河南省青联常委;中国医师协会外科学分会甲状腺外科医师委员会(CTA)委员;中国研究型医院学会甲状腺疾病专业委员会常务委员,青委会副主委;中国医促会甲状腺专业委员会常委,青委会副主委;中国抗癌协会康复会乳腺甲状腺肿瘤分会副主任委员;中国抗癌协会甲状腺肿瘤分会委员;中国中西医结合学会理事;河南省中西医结合学会甲状腺疾病分会主任委员;河南省药理学会甲状腺药理专业委员会主任委员;河南省医学会甲状腺疾病分会副主任委员;河南省医学会临床流行病学与循证医学分会副主任委员等。《Thyroid》《Clinical and Translational Medicine》《Endocrine》《Cancer Management and Research》《Cancer Letters》《Archives of Medical Research》《Onco Targets and Therapy》特约审稿人;《中国普通外科杂志》《西安交通大学学报(医学版)》《郑州大学学报(医学版)》《医学与哲学杂志》《中国医学伦理学杂志》《河南医学研究》《中华医学杂志》《中华实验外科杂志》《中华内分泌外科杂志》《国际外科学杂志》编委及通信编委。

作为第一完成人,获河南省科学技术进步奖二等奖两项,主持国家自然科学基金面上项目1项,省部级科研课题25项,在国家级、核心期刊发表学术论著一百余篇,SCI收录二十余篇。荣获河南省优秀专家、河南省学术技术带头人、河南省优秀教师、河南省"五四青年奖章"、河南省青年科技专家、河南省高校省级青年骨干教师等荣誉二十余项。

师从我国著名普通外科专家王庆兆教授。擅长甲状腺肿瘤特别是甲状腺恶性肿瘤诊断及治疗;甲状腺功能亢进症、桥本甲状腺炎、甲状腺肿大、甲状旁腺疾病、颈部包块、颈部瘘管、慢性肾衰竭继发甲状旁腺功能亢进症等疾病的诊断及治疗。率领团队常规开展各种复杂、晚期甲状腺癌根治术及颈部淋巴结清扫术;超声引导下甲状腺结节细针穿刺细胞学检查及基因检测;甲状腺良性肿瘤消融技术;各种入路的颈部无瘢痕腔镜甲状腺手术(经口腔、经腋窝、经乳晕等)。

编委会名单

主　编　殷德涛

副主编　唐艺峰　雷尚通　刘志艳　张　波

　　　　章德广　李红强　殷珂宇　方　静

编　委　(以姓氏笔画排序)

　　　　马润声(郑州大学第一附属医院)

　　　　王勇飞(郑州大学第一附属医院)

　　　　方　静(安徽省肿瘤医院)

　　　　左道宏(郑州大学第一附属医院)

　　　　刘如玉(中日友好医院)

　　　　刘志艳(上海市第六人民医院)

　　　　汤珈嘉(中日友好医院)

　　　　孙百慧(南方医科大学南方医院)

　　　　苌群刚(郑州大学第一附属医院)

　　　　杜　新(郑州大学第一附属医院)

　　　　杜公博(郑州大学第一附属医院)

　　　　李红强(郑州大学第一附属医院)

　　　　李建波(浙江大学医学院附属邵逸夫医院)

　　　　张　波(中日友好医院)

周　隽（上海市第六人民医院）

柳　桢（郑州大学第一附属医院）

姚　岚（郑州大学第一附属医院）

殷珂宇（兰州大学基础医学院）

殷德涛（郑州大学第一附属医院）

唐艺峰（郑州大学第一附属医院）

盛须仁（安徽省肿瘤医院）

章德广（浙江大学医学院附属邵逸夫医院）

葛军娜（南方医科大学南方医院）

焦　琼（上海市第六人民医院）

雷尚通（南方医科大学南方医院）

内容提要

　　全书延续了《实用甲状腺疾病诊疗——甲状腺结节细针穿刺活检术》《实用甲状腺疾病诊疗——甲亢篇》系列的特点，围绕着甲状腺结节性疾病热点问题，针对甲状腺结节诊断与治疗的争议、诊断的陷阱、治疗的规范性以及多入路的腔镜甲状腺手术等，结合国内相关代表性专家的临床实践经验，从流行病学、超声检查、细胞学到组织病理学以及手术为主的综合治疗等方面进行阐述，相信此书会成为这套丛书的核心部分。

　　本书从临床实践出发，力求用简明的语言、以问答的形式，将新版的病理分类作为框架，将真实的病例、临床的思维和经验以及多学科协作（MDT）的思想融合一体，介绍了甲状腺结节的流行病学及诊疗现状、甲状腺结节的评估及病理分类、甲状腺结节的治疗原则、外科手术及微创治疗以及特殊人群的甲状腺结节性疾病等，体现了全程化、同质化的思想，旨在解决临床工作中的常见问题，普及甲状腺结节性疾病的规范化诊治，客观认识了目前诊疗的争议。相信会对甲状腺外科医师、头颈外科医师、内分泌及代谢医师、医学生等有所帮助，也可作为患者预防、治疗和护理的参考用书。

序

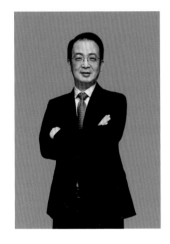

　　近年来,甲状腺疾病特别是甲状腺恶性肿瘤在世界范围内呈高发趋势,甲状腺疾病可以贯穿人类生命的各个阶段,从胎儿到儿童,从青少年到中老年人,各年龄段的人群都有可能受到甲状腺疾病的伤害,对人民生命健康与幸福造成了极大的威胁。目前,很多医院都开展了甲状腺疾病的诊治工作,但是全国范围内不同医院、不同医生对同一疾病的诊治仍有差异,甲状腺疾病诊疗的"过度"与"不足"共存,随着自媒体等信息化媒介的兴起,人们逐渐"被科普",因此,甲状腺结节性疾病的规范化诊治仍需要推广。

　　伴随着生物医学向"生物-心理-社会"的综合健康医学模式的逐渐转变以及循证医学证据的更新,以甲状腺传统开放性手术为基础,各种颈外入路的腔镜甲状腺手术以及微创消融治疗越来越多地应用于甲状腺结节性疾病的治疗中,这种趋势也提醒我们更要重视其适应证以及规范化、同质化的开展。随着超技术的提高和细针穿刺细胞学检查的普及,术前明确诊断的比例得以提高,同时也减少了不必要的手术。甲状腺癌手术方式的选择直接决定了后期治疗方案和预后,全程化管理的思想尤为重要。不论是采用传统开放式入路还是远距离颈外腔镜入路,手术并发症都是外科医生不容忽视的问题。

　　甲状腺癌存在一定死亡率,并非许多人认为的"懒癌",甲状腺癌的规范化诊治有重要意义,同时需要关注疑难复杂的甲状腺疾病,推动晚期甲状腺肿瘤的治疗。我国甲状腺癌的生存率总体上有了长足的进步,但是与国外比还有差距,需要进一步努力。

　　殷德涛教授主编的这本《实用甲状腺疾病诊疗——甲状腺结节》,为其系列丛书的精华,联合了雷尚通、方静、章德广、刘志艳、张波等一批在全国活跃在一线的甲状腺外科、病理科以及超声科专家,延续了以往问答的形式,以简明生动的语言,图文并茂,介绍了甲状腺结节的流行病学及诊疗现状、甲状腺结节的评估及病理分类、甲状腺结节的治疗原则、外科手术及微创治疗、术后管理以及特殊人群的甲状腺结节性疾病等,体现了全程化、同质化以及 MDT 的思想,并对目前的诊疗争议客观阐述,实用性强,使读者更加容易接受。相信此书能为甲状腺疾病的诊疗事业添砖加瓦,也期望广大的同道对本书中的不当之处不吝赐教、批评指正!

中国医师协会外科分会甲状腺外科医师委员会主任委员

中国研究型医院学会甲状腺疾病专业委员会主任委员

中华医学会外科学分会疝与腹壁外科学组副组长

中国医师协会科学普及分会副会长

中国人民解放军总医院普外医学部甲状腺疝外科主任

2023 年 8 月

前 言

继《实用甲状腺疾病诊疗——甲状腺结节细针穿刺活检术》《实用甲状腺疾病诊疗——甲亢篇》之后，由活跃在全国一线的甲状腺外科、病理科以及超声科专家编写的《实用甲状腺疾病诊疗——甲状腺结节》与我们见面了。全书延续了前两本书的特点，围绕着甲状腺结节性疾病热点问题，针对甲状腺结节诊断与治疗的争议、诊断的陷阱、治疗的规范性以及多入路的腔镜甲状腺手术等，结合各位专家临床实践经验，从流行病学、超声检查、细胞学到组织病理学以及手术为主的综合治疗等方面进行阐述，相信此书成为这套丛书的核心部分。

世界卫生组织（WHO）公布了第 5 版内分泌与神经内分泌肿瘤分类，第 5 版 WHO 甲状腺肿瘤分类以细胞发生机制为新分类框架的基础，以组织学、分子和临床生物学特征来判定肿瘤分类和亚型。甲状腺滤泡起源的肿瘤为甲状腺内最常见的肿瘤，包括良性、低风险和恶性肿瘤。基于第 5 版 WHO 甲状腺肿瘤分类及命名的更新，第 3 版甲状腺细胞病理 Bethesda 报告系统（TBSRTC）于 2023 年 6 月也进行了修订再版。本书力争以病理分类作为框架，从病史到超声、后续治疗，将病理分型考虑在内，使得甲状腺结节性疾病的全程化管理得以体现。

外科手术是治疗甲状腺肿瘤的主要治疗手段，解剖是甲状腺手术的根本，万变不离其宗。丰富的解剖学、生理学、术中的策略、娴熟的技巧以及术后的护理是手术成功的必备条件。在推广甲状腺手术规范化的同时，严格把握适应证的颈外入路的腔镜甲状腺手术也在全国各地开展，这些技术经过多年循证医学的验证，具有彻底性、安全性、更好的功能保护以及微创美容手术的特点，得到广泛的认可，具有传统手术同质化的效果。

本书从临床实践出发，力求用简明的语言、以问答的形式，将新版的病理分类作为框架，将真实的病例、临床的思维和经验以及 MDT 的思想融合一体，联合国内有代表性的一线专家，介绍了甲状腺结节的流行病学及诊疗现状、甲状腺结节的评估及病理分类、甲状腺结节的治疗原则、外科手术及微创治疗以及特殊人群的甲状腺结节性疾病等，其中包括组织及细胞病理部分的刘志艳教授、超声诊断及介入治疗的张波教授、膜解剖及经腋后入路为代表的雷尚通教授、经胸经口及经锁骨下入路为代表的方静、章德广教授等，体现了全程化、同质化的思想，旨在解决临床工作中的常见问题，普及甲状腺结节性疾病的规范化诊治，客观认识了目前诊疗的争议。在此，由衷感谢各位教授及其团队的鼎力支持！相信本书会对甲状腺外科医师、头颈外科医生、内分泌及代谢医师、医学生等有所帮助，同时也衷心欢迎各位同道、读者多提宝贵意见。

殷德涛

2023 年 8 月于郑州

目 录

第一章

甲状腺结节的流行病学与诊疗现状

　　甲状腺结节的发病率持续升高,其中,甲状腺癌是内分泌系统最常见的肿瘤,也是危害女性健康的常见恶性肿瘤。近年来,世界卫生组织(WHO)甲状腺肿瘤分类和甲状腺细胞病理 Bethesda 报告系统对甲状腺肿瘤的定义、分类、组织学分级、分子分型等方面做了修订,对病理诊断和临床实践产生了系列影响。目前,国内外对于部分甲状腺结节的诊疗仍有争议。本章介绍了甲状腺结节尤其是甲状腺癌的流行现状、影响因素、诊疗现状等,与后续章节呼应。

第一节 甲状腺的解剖和生理功能

1. 什么是甲状腺？它有哪些生理功能？

甲状腺是人体重要的内分泌腺体,有丰富的血液供应,其分泌的甲状腺激素在人体的生长发育及物质代谢中起着重要作用,并对人体各器官、系统的功能均有影响。甲状腺的英文名字来源于拉丁语 glandula thyreoidea,意思是盾牌状的腺体,是由 Thomas Warton 在 1656 年命名的。甲状腺是胚胎发育过程中第一个发育的内分泌腺,从胎儿发育到生命死亡期间都发挥着重要的功能。其毗邻关系复杂,可罹患如甲状腺功能亢进症、甲状腺结节(包括甲状腺癌)等多种疾病,部分甲状腺疾病需要手术处理,因此掌握甲状腺的形态、血供和毗邻关系具有重要的临床意义。

人类甲状腺发生于胚胎期的鳃肠及原肠。在胚胎第 4 周,上皮细胞增生形成一伸向尾侧的盲管,即甲状腺原基,称甲状舌管。此盲管沿颈部正中线下伸至未来气管前方,末端向两侧膨大,形成左右两个甲状腺侧叶。甲状舌管的上段退化消失,其起始段的开口仍残留一浅凹,称盲孔。胚胎第 11 周时,甲状腺原基中出现滤泡。第 13 周初,甲状腺开始出现分泌活动。随着胚胎发育长大,腺泡数急剧增多、增大,甲状腺也随之增大,腺泡中央胞腔内胶质滴成为聚集的胶体。在胚胎发生期,除了上皮细胞和间质细胞外,甲状腺内还出现一些分泌降钙素的滤泡旁细胞。

结缔组织由包膜伸入腺体实质内做支架,将腺体分成许多大小不等的小叶,每个小叶由无数个滤泡和滤泡间组织构成。甲状腺滤泡是甲状腺的结构和功能单位,只有甲状腺滤泡才能产生机体不可缺少的甲状腺激素。滤泡大小不等,直径 0.02 ~ 0.90 mm,呈圆形、椭圆形或不规则形。滤泡由单层立方的滤泡上皮细胞围成,滤泡腔内充满透明的胶质。滤泡上皮细胞因功能状态而有形态变化。在功能活跃时,细胞增高呈低柱状,腔内胶质减少;反之,细胞变矮呈扁平状,腔内胶质增多。胶质是滤泡上皮细胞的分泌物,在切片上呈均质状,嗜酸性,它是一种糖蛋白,称为甲状腺球蛋白(thyroglobulin,Tg)。胶质的边缘常存在不着色的空泡,有人认为是滤泡上皮细胞吞饮胶质滴所致。甲状腺滤泡上皮细胞合成和分泌甲状腺激素:三碘甲腺原氨酸(triiodothyronine,T_3)和左旋甲状腺素(L-thyroxine,L-T_4),主要受下丘脑-垂体-甲状腺轴的激素调节。甲状腺滤泡间质的神经纤维数量不多,但有 3 种纤维,即交感、副交感及肽能纤维,神经调节不占主要地位。

滤泡旁细胞又称 C 细胞,成团积聚在滤泡之间,少量镶嵌在滤泡上皮细胞之间。其腔面被滤泡上皮覆盖,细胞体积较大,在苏木精-伊红染色(HE 染色)标本下,胞质稍淡。用镀银染色法可见基底部胞质内有嗜银颗粒,颗粒内含有降钙素,以胞吐的方式分泌。降钙素(calcitonin,CT)是一种多肽,通过促进成骨细胞分泌类骨质、钙盐沉着和抑制骨质内钙的溶解使血钙降低。

甲状腺滤泡间质存在于滤泡间的结缔组织中,其中含丰富的有孔毛细血管。由小动脉发出的毛细血管形成密网,紧密地围绕着滤泡上皮的底部。毛细淋巴管在间质内形成疏松的网,从甲状腺引流的淋巴液,其激素浓度百倍于静脉血,所以淋巴也是甲状腺输出激素的一个重要途径。甲状腺淋巴管网丰富,走行于叶间结缔组织内,常常围绕着其伴行动脉,并且与被膜的淋巴管交通。甲状腺的淋巴汇合流入沿颈内静脉排列的颈深淋巴结。气管前、甲状腺峡上的淋巴结和气管旁、喉返神经周围的淋巴结也收集来自甲状腺的淋巴液。颈部淋巴结是全身数目最多的区域,正常淋巴结具有皮质、髓质和淋巴结门。

甲状腺癌常伴有颈部淋巴结的转移。可疑淋巴结所在分区的描述对手术决策起着至关重要的作用。Ⅰ区包括颏下区及颌下区淋巴结;Ⅱ区为颈内静脉上组淋巴结,为颅底至舌骨水平或颈总动脉分叉水平;Ⅲ区为颈内静脉中组淋巴结,为舌骨至环状软骨水平或颈总动脉分叉处至肩胛舌骨肌与颈内静脉交叉处;Ⅳ区为颈内静脉下组淋巴结,为环状软骨水平或肩胛舌骨肌与颈内静脉交叉处至锁骨上水平;Ⅴ区为颈后三角区,包括锁骨上淋巴结;Ⅵ区为中央区,为舌骨水平至胸骨上窝;Ⅶ区为上纵隔淋巴结,为胸骨上窝至主动脉弓水平。

在出生后,正常人甲状腺位于颈前部正中,甲状软骨前下方,紧贴喉下部和气管前外侧,吞咽时甲状腺随喉而上下移动。与舌骨下肌群、甲状旁腺、气管颈部和食管颈部等位于肌三角内。甲状腺分为左、右两叶,中间由峡部相连,形状近似“H”形或蝴蝶形,侧叶位于喉与气管的两侧,下极多位于第5~6气管软骨环之间,峡部多位于第2~4气管软骨环前面。近半数甲状腺的峡部向上伸展,形成舌状突出的锥状叶,与副甲状腺(accessory thymoid gland)均为胚胎期甲状舌骨管衍化的甲状腺组织,与甲状腺主体相连,便形成锥状叶,出现率为61.5%;若未相连,而是孤立存在,则形成副甲状腺,出现率为17%。腺体位于胸骨舌骨肌和胸骨甲状腺肌(也称为带状肌)的后方,颈内静脉和颈动脉的内侧。由气管前筋膜来界定,包含在气管前筋膜内的结构有甲状腺、气管和食管。甲状腺毗邻关系较复杂,前方由浅入深依次为皮肤、皮下组织、浅筋膜、深筋膜、颈前肌肉及甲状腺被膜;后方与喉、气管、咽、食管以及喉返神经相邻;后外侧为颈动脉鞘及其内含物、颈交感干。甲状腺与舌骨之间有时借一肌性或纤维结缔组织束相连,若为肌性,则称为甲状腺提肌(levator glandulae thyreoideae),出现率约为16%。当甲状腺肿大时,可压迫气管和食管引起呼吸、吞咽困难,严重时可致气管软骨环软化;压迫喉返神经可引起声音嘶哑;颈总动脉有时因甲状腺肿瘤而受压向外移位,并压迫交感干出现霍纳综合征(Horner综合征)。

正常成人甲状腺质量为20~30 g,一般右叶略大于左叶,两叶高度为4~5 cm,宽为2.0~2.5 cm,面积为20~25 cm^2,两叶内侧较厚,边缘较薄,峡部最薄。成年女性由于月经和妊娠时甲状腺肿大,所以质量稍重一些。当甲状腺的前后或横向长度超过20 mm时或其实质延伸到颈动脉前部时,即定义为甲状腺肿大。

若在甲状腺原基发育过程中出现任何异常,即为甲状腺先天异常发育,包括异位甲状腺、Zuckerkandl结节(Zuckerkandl tubercle,ZT)、甲状腺不发育或发育不良、甲状舌管囊肿、甲状腺缺如和甲状舌管瘘。异位甲状腺是一种胚胎发育畸形,包括舌异位甲状腺、甲状腺胸腺束甲状腺残体(thyrothymic thyroid rests,TTR)及中线异位甲状腺,即甲状腺不在颈部正常位置而出现在甲状腺下降途中的任何其他部位,如咽部、喉前、胸骨上、舌等处,最常见的是舌异位甲状腺。其中,Zuckerkandl结节为甲状腺侧叶后面部分,邻近Berry悬韧带的区域延伸而形成一结节状突起,由Zuckerkandl(1902年)首先命名。Yalcin(2007年)指出,当此结节位于甲状腺侧叶后面的上1/3时,其在喉返神经入喉处的上方,故不可作为神经穿环咽肌的标志,占 3.8%;位于中 1/3 时,其完整越过或指向喉返神经的本干或其分支,占 88.5%;位于下 1/3 时,其越过喉返神经前支,占 7.7%。故 Zuckerkandl 结节可作为甲状腺手术中识别喉返神经及其分支的重要标志之一,此外还可作为识别和保护甲状旁腺的重要标志。

甲状腺侧叶的背面有甲状旁腺,内侧毗邻喉、咽、食管。甲状腺表面共有内、外两层被膜。腺体表面由结缔组织构成纤维囊包裹,称为甲状腺真被膜,纤维囊向腺体实质内伸入的纤维束将实质分隔为若干小叶。真被膜外有一层假被膜,由颈深筋膜的内脏筋膜脏层构成。假被膜在侧叶内侧和峡部后与甲状软骨、环状软骨和气管软骨环的软骨膜黏合并增厚,形成甲状腺蒂,又名甲状腺悬韧带,将甲状腺固定在环状软骨表面。两层被膜之间有疏松的结缔组织、甲状旁腺与喉返神经通过。此韧带主要分为 3 部:①前部,自甲状腺侧叶的上内侧连于甲状软骨和环状软骨,从而将甲状腺侧叶上端悬吊于喉上部。在手术中处理甲状腺上血管时,为防止损伤喉上神经外支,应紧贴腺体表面分离、打开悬韧带,进入内上间隙,此处甚少粘连;而靠近胸骨甲状肌在甲状软骨板斜线的附着处,悬韧带愈着牢固,操作时要细心。②后部,自侧叶的后内侧面连于环状软骨和第 1、2 气管软骨的侧方,亦称为 Berry 悬韧带或 Gruber 韧带。其呈不规则圆形,附着范围为 6~10 mm。喉返神经与侧叶关系密切,虽不会穿过甲状腺实质,但常穿过甲状腺韧带或行经其后方,喉返神经与 Berry 悬韧带的距离大多数在 3 mm 以内。故手术剥离甲状腺或翻转甲状腺侧叶时,牵拉腺体可能连带引起喉返神经移位、损伤。此部韧带还包含甲状腺下动脉终支,并在血管周围有时有少量的残存甲状腺组织。③峡部固定带,自甲状腺峡部连于气管上端,其纤维致密,但较 Berry 悬韧带稍薄弱。甲状腺悬韧带将甲状腺固定于喉和气管壁上,故甲状腺可随吞咽而上、下移动,可作为体格检查时判断甲状腺有无增大或肿块的依据之一。肿大的甲状腺长期压迫可造成气管软骨软化,而甲状腺的固定装置可牵拉气管不致塌陷;当肿块被切除后,反而可能因解除了牵拉,使气管萎陷而致通气不畅甚至引起窒息。

甲状腺血供非常丰富,主要源于甲状腺上动脉(颈外动脉分支)及甲状腺下动脉(甲状颈干分支——锁骨下动脉分支),偶有甲状腺最下动脉。甲状腺上动脉是颈外动脉在颈部的第一个分支,偶见发自颈内动脉或颈总动脉,沿喉侧下行,到达甲状腺上极时分成前、后分支,从前、后面进入腺体内。前支沿侧叶前缘下行,分布于侧叶前面,并有分支沿甲状腺峡部的上缘与对侧分支吻合;后支沿侧叶后缘下行,与甲状腺下动脉的分支吻合。甲状腺上动脉沿途的分支有喉上动脉、胸锁乳突肌支和环甲肌支。喉上动脉与喉上神经内支伴行,穿甲状舌骨膜分布于喉内。

甲状腺下动脉发自锁骨下动脉的甲状颈干,有时直接发自锁骨下动脉,呈弓形横过颈总动脉的后方,再分支进入腺体背面;甲状腺最下动脉发自无名动脉,偶有发自主动脉弓或颈总动脉。一侧甲状腺下动脉时有缺如(约 19.7%),且多见于左侧。此时可由同侧甲状腺上动脉或对侧甲状腺下动脉替代供血。甲状腺动脉的分支还与食管、喉、气管等部位血管分支相吻合。

甲状腺的静脉在腺体形成网状,它们在腺体的表面形成静脉丛,然后汇集成甲状腺上、中、下静脉干。上干伴行甲状腺上动脉汇入颈内静脉;中干常单行,横过颈总动脉前方汇入颈内静脉;在甲状腺外侧缘中部,可见甲状腺中静脉。该静脉壁薄短粗,横过颈总动脉前方,直接汇入颈内静脉是较危险的不可忽视的血管。在腺体下方,有起于主动脉弓的甲状腺最下动脉和注入左无名静脉的甲状腺奇静脉丛,是又一较危险的易被忽视的血管。下干数目较多,于气管前汇入无名静脉。

在甲状腺上极,甲状腺上动脉、甲状腺上静脉与喉上神经伴行,神经走行于动脉、静脉后内侧,至近腺体处逐渐分离。在甲状腺下极,甲状腺下动脉、甲状腺下静脉与喉返神经汇合后并行;血管由外向内近水平位走向腺体神经由下向上垂直位行向腺体,于腺体下极相交。

甲状腺神经有交感神经纤维和副交感神经纤维。交感神经主要是颈上和颈下交感神经节节后纤维,沿动脉而行,形成甲状腺上丛和下丛。自神经丛发出分支进入腺体实质后分布于毛细血管及滤泡周围。交感神经来自颈中节,伴甲状腺上动脉入腺体。副交感神经来自迷走神经,分为经喉上神经和喉返神经分布于腺体。

迷走神经颈段走行于颈动脉鞘内,在颈内静脉和颈总动脉之间后方下行至颈根部。喉上神经为其颈部一个分支,在咽侧下降,经颈内动脉后方,在舌骨大角处分为内、外两支。内支伴喉上动脉穿甲状舌骨膜入喉,分布于声门裂以上的喉黏膜。内支主要为感觉神经,在喉上动脉后方穿入甲状舌骨膜,分布于会厌、声门后部等黏膜。外支(运动支)与甲状腺上动脉贴近、同行,其经甲状腺上动脉后支的稍高部位,走行至环甲肌,是支配环甲肌运动的唯一神经,使声带紧张,损伤后引起声带松弛,音调降低。喉上神经外支在行程中与甲状腺上动脉相距很近且关系复杂,文献报道喉上神经外支多位于甲状腺上动脉内侧,占84.2%;部分位于动脉后方,占13.7%;偶见于上动脉分支之间,占1.9%。神经与<1.0 cm的占30%左右,而交叉点在上极水平以下的占约14%。喉上神经外支走行变异大,根据其与甲状腺上极及甲状腺血管的相对位置关系产生了诸多分类方法,例如 Cernea 分型、Kierner 分型、Friedman 分型。

喉返神经为迷走神经胸段分支,走行于气管食管沟,直径 1 mm,左侧勾绕主动脉弓,于主动脉弓前外侧紧靠动脉韧带远端离开迷走神经,右侧勾绕锁骨下动脉,在右锁骨下动脉第一段前方离开迷走神经。均绕至后方上行于气管与食管间沟。其后,两侧喉返神经行程近似,至咽下缩肌下缘水平延续为喉下神经。运动支支配除环甲肌以外的所有喉肌,感觉支分布于声门裂以下的喉黏膜。喉返神经与甲状腺下动脉在甲状腺侧叶下极的后方有复杂的交叉关系,多在甲状腺下动脉的分支间穿过。喉返神经属于混合性神经,其肌支支配除环甲肌以外的喉肌,其感觉纤维分布至声门裂以下喉黏膜。喉返神经支配除环甲肌以外的所有喉肌,一侧损伤引起声音嘶哑,双侧损伤可引起失音或严重的呼吸困难。

喉返神经分支多,变异大,变异的喉返神经一般出现于右侧,有如下几种情况:①近水平位行走至甲状软骨下角后方入喉;②自迷走神经颈段舌骨水平发出,由外上向内下走行至甲状软骨下角后方入喉;③从迷走神经主干分出后,直接横穿甲状腺,在环状骨下缘进入喉内;④可为双条甚至 3 条神经干;⑤不钩绕右锁骨下动脉,迷走神经分出后直接入喉,即所谓非返喉下神经或非返性喉返神经,又称喉不返神经。

交感神经节属于交感神经的周围部,支配内脏、心血管及腺体(皮脂腺、汗腺等)运动。交感神经兴奋能使心搏加快、加强,肢体血管收缩,胃肠蠕动减慢及出汗等;抑制时则相反。颈部交感神经损伤导致 Horner 综合征,其典型的临床特点为病侧眼球轻微下陷、瞳孔缩小、上睑下垂、同侧面部少汗等。颈部热消融时需要注意颈中、下交感神经节的辨认和保护。其在颈部有上、中、下 3 个神经节。颈上神经节是交感干神经节中最上位者,也是 3 个颈神经节中最大者,位于第 2、3 颈椎横突前面,长为 25~45 mm,多呈梭形或长扁平形;颈中神经节位于甲状腺水平;颈下神经节位于锁骨下动脉深部,其后方有颈长肌及其筋膜,神经节的前方覆有椎前筋膜。

第二节 甲状腺结节性疾病概况

2. 什么是甲状腺结节性疾病？

甲状腺结节是指甲状腺局部异常增生引起的散在性病变,是对大体或影像显示的与正常甲状腺实质有形态、质地、成分差别的局灶性立体结构的概括描述。甲状腺结节性疾病是甲状腺出现结节样形态学改变的甲状腺疾病的概称,是指由各种原因导致的甲状腺内一个或多个异常组织结构的病变。多种病理生理机制可导致甲状腺出现结节样改变,结节的形态特征、构成也各异。如果体查触及的结节在超声检查中未能证实,则不能诊断为甲状腺结节。以往甲状腺结节一般分为增生性结节、肿瘤性结节和炎症性结节3种。

增生性结节的病因包括碘摄入量过高或过低、促甲状腺素(thyroid stimulating hormone,TSH)受体分布不均匀、食用致甲状腺肿的物质、服用致甲状腺肿药物或甲状腺激素合成酶缺陷等;肿瘤性结节是指甲状腺良性腺瘤、甲状腺滤泡细胞和非滤泡细胞恶性肿瘤以及转移癌;炎症性结节是指急性化脓性甲状腺炎、亚急性甲状腺炎、慢性淋巴细胞性甲状腺炎均可以结节形式出现。极少数情况下甲状腺结节为结核或梅毒所致。需要注意的是,自身免疫性甲状腺炎可出现"假"结节,是由于滤泡结构破坏、淋巴细胞浸润和纤维化作用,局灶甲状腺组织在超声声像图上形成类似结节的区域,如桥本甲状腺炎的超表现多变,可以是腺体内弥漫性改变,亦可形成局灶性类结节区域,需要多切面、立体的扫查来进一步鉴别。另外,一些甲状腺恶性肿瘤的超声表现未必都显示为可测量的占位性病变,临床需要重视,以免漏诊,比如甲状腺淋巴瘤和弥漫性硬化型甲状腺癌。

WHO颁布的肿瘤分类是病理医生诊断的宝典,并且按其每一版对于肿瘤分类的更新来进行诊断。2022年第5版WHO甲状腺肿瘤分类的特点主要是依据细胞来源进行分类,再根据形态学和分子遗传学的特征进行下一步亚型的分类。这一版里面加入了一些先天性的发育异常。滤泡性来源的肿瘤分为良性肿瘤、低风险肿瘤、恶性肿瘤三大类。这一版里面主要的一些更新是甲状腺滤泡结节性病变,即结节性甲状腺肿,新版里建议给它一个新的名字,就是甲状腺滤泡结节性病变,回避它是增生还是肿瘤。而在滤泡性腺瘤里边,更新了一个伴乳头状结构的滤泡性腺瘤。在原来乳头状癌的亚型里面,进行了一些分类,像以前的滤泡亚型的乳头状癌,就分为了浸润性的滤泡亚型乳头状癌和浸润性包裹性滤泡亚型的乳头状癌,后者并列于滤泡癌和乳头状癌。增加了一个新的病种,甲状腺母细胞瘤,一般见于婴幼儿。它是基于 DICER1 基因突变的,和垂体母细胞瘤、胸膜肺母细胞瘤都是一大类 DICER1 基因突变基础上发生的母细胞瘤,会有一些胚胎性的成分和上皮样的成分混杂。

第5版WHO甲状腺肿瘤分类以"低风险肿瘤"取代第四版中的"交界性肿瘤",包括具有乳头状核特点的非浸润性甲状腺滤泡性肿瘤、恶性潜能未定的肿瘤和透明变梁状肿瘤,均为滤泡上皮细胞起源、有包膜/界限清楚、无淋巴结和远处转移的甲状腺肿瘤(EX0、N0、M0)。WHO 强调,"低风险肿瘤"扩散概率极低,该命名可保护病理医师遇到罕见特殊转移病例而免于医疗诉讼。

甲状腺结节十分常见,在不同检查方法中的表现不同,如触诊发现的甲状腺结节为甲状腺区域内扪及的肿块;甲状腺超声检查发现的甲状腺结节为局灶性回声异常的区域,还有 CT、MRI 等检查中发现的甲状腺异常信号灶等。甲状腺结节的触诊检出率为 3% ~7%;超声检查能同时提供病变的定位信息和定性倾向,可以明确患者是否存在甲状腺器质性病变,是甲状腺疾病患者首选的检查手段。高分辨超声检查发现甲状腺结节的患病率达 20% ~70%。甲状腺结节多为良性,恶性结节仅占甲状腺结节的 5% ~15%。良恶性甲状腺结节的临床处理不同,对患者生存质量的影响和涉及的医疗花费也有显著性差异。因此,甲状腺结节评估的要点是良恶性结节的鉴别。

相比于 CT、MR 等放射影像检查方法,超声检查依赖检查者实时动态的评估手段,超声报告是检查结果的唯一载体,直接影响病变评估的准确性以及诊治决策的制定,有些时候采集图片的指向性和临床医生与超声医生的沟通是必要的。另外,外科医生应当熟悉每一位检查者的报告习惯,这样才能对其所出具的超声报告有更深刻的理解,尽可能弱化个体主观性误差。有时候需要综合不同超声医生对同一患者的独立诊断意见,在条件允许的情况下,外科医生应亲自在超声下观察患者的甲状腺病变。

3.甲状腺结节与哪些因素有关?

人们对于近年来全球甲状腺癌发病率快速上升的原因意见尚不统一。有学者认为主要是由影像学筛查灵敏度的提高和检测范围扩大导致,依据是甲状腺癌发病率的增长主要归因于微小癌(癌肿直径<1 cm)(第 5 版 WHO 甲状腺肿瘤分类中已经剔除此概念)发病率的增加,而死亡率却长期稳定在较低水平;但也有学者认为,甲状腺癌发病相关环境危险因素的变化,如碘摄入量、肥胖等也有可能导致甲状腺癌发病率上升,其依据是癌肿直径>4 cm 的甲状腺癌发病率也在增加,而死亡率的相对稳定主要是由于甲状腺癌的死亡风险较低且观察时间相对不够。探讨甲状腺结节(包括甲状腺癌)的危险因素及其分布,对于降低发病风险、减少疾病负担有重要的公共卫生意义。

碘对于甲状腺激素的合成和调节至关重要。碘是人体合成甲状腺激素的原料,人体每天通过饮食摄入一定量的碘。WHO 推荐的碘摄入量:0 ~59 个月学龄前儿童为 90 μg/d,6 ~12 岁儿童为 120 μg/d,12 岁以上儿童和成人为 150 μg/d,妊娠期和哺乳期女性为 250 μg/d。碘摄入量和甲状腺疾病的发病风险呈 U 形曲线,摄入缺乏或过量均可影响甲状腺疾病的发生和发展。碘的长期过高或过低摄入可能导致脑垂体过度分泌 TSH,从而促使甲状腺滤泡上皮细胞增生,使甲状腺癌发病的可能性增加。

一些研究发现低碘摄入地区与碘充足地区相比,甲状腺肿的发生率更高,可能因为碘缺乏可以引起体细胞单克隆突变而导致甲状腺肿及结节形成,而补碘充足可以纠正甲状腺结节病变;相反,一旦碘摄入不足,甲状腺肿的发生率很快就会回到补碘前的水平。此外,碘摄入量还与甲状腺癌的病理分型有关:碘摄入过量则甲状腺乳头状癌(papillary thyroid cancer,PTC)发病率升高,而碘摄入不足可能导致甲状腺滤泡癌(follicular thyroid cancer,FTC)发病率升高。缺碘的甲状腺对放射性物质更加敏感,暴露于电离辐射环境更容易诱发甲状腺癌。食盐加碘减少了包括在中国的碘缺乏地区在内的整体甲状腺肿发生率,8~10岁的学龄儿童甲状腺肿的发生率从食盐加碘前的18%降到碘水平正常后的9%。

随着食盐碘化的普及,高碘与甲状腺癌发病率的关系受到关注,但目前国内外研究尚无定论。碘摄入量与甲状腺癌的关系复杂,碘缺乏和碘过量均可能与甲状腺癌的发生发展有关,以尿碘浓度(UIC)作为近期碘摄入量的指标,碘充足地区的甲状腺癌病例更常见在 UIC<300 μg/L 和 UIC>2500 μg/L的人群中分布。长期碘缺乏与滤泡性癌和间变性癌的发生尤其相关,与乳头状癌也有关联。在我国舟山进行的一项流行病生态学研究显示,尿碘浓度低的人群有较高的甲状腺癌发病率,这与其他研究结果相一致。Meta 分析表明,较高的碘摄入量(>300 pg/d)和食用海鱼及贝类可降低甲状腺癌的发生风险。我国学者研究发现,高碘地区甲状腺癌的发病率高,且多为PTC。在韩国人群中开展的研究显示,碘缺乏或过量摄入可能会引起 BRAF 基因突变。关于碘摄入与甲状腺癌发生的关系现有数据较有限,仍需要更多的研究。

我国于1996年开始实行全民食盐加碘(USI)法规。经过20多年的努力,我国在全球率先达到消除碘缺乏病的目标。2014年国家卫健委委托中华医学会内分泌学分会组织开展我国居民的碘营养和甲状腺疾病流行病学研究(简称"TIDE项目")。TIDE项目由中国医科大学附属第一医院和中国医科大学内分泌研究所滕卫平、单忠艳教授牵头,历时2年在全国31个省、自治区、直辖市(包括藏族、维吾尔族、壮族、回族4个少数民族),圆满完成对78 740人口的多阶段整群抽样调查,首次获得了我国实行20年USI后国人碘营养状况和甲状腺疾病的患病率数据。

本次研究说明目前我国居民碘营养(MUI 199.75 μg/L)已经属于碘充足状态。它是最佳的碘营养状态(MUI 100~300 μg/L)。现行的碘摄入剂量是合理和安全的。这个剂量既能够有效防治碘缺乏病,也能够避免碘过量的负面作用。本研究证明:作为一个碘缺乏病大国,为了防治碘缺乏病,我国实行USI的法规是必要的。特别值得称赞的是国家卫生行政部门认真听取内分泌专业医生和地方病防治部门的意见,分别于2002年和2011年两次调整食盐加碘的国家标准,下调食盐加碘浓度,及时克服了碘过量的倾向,体现了防治碘缺乏病工作的科学性和合理性。从2012年起,我国实行新的食盐加碘国家标准(GB 26878—2011),食盐加碘标准降低至20~30 mg/kg。新标准允许各省在上述剂量范围内浮动±30%。各省可以根据本地区碘资源的自然状况,决定本省的食盐加碘浓度,摈弃了全国"一刀切"的政策。

甲状腺疾病的患病率是衡量补碘政策有无效果的首要证据。国外学术界普遍认为碘超足量和碘过量与甲状腺功能亢进症(简称甲亢)、甲状腺功能减退症(简称甲减)、自身免疫甲状腺炎发病率升高显著相关。本课题组在实行USI法规的初期也发现这个现象,甲亢的发病率出现一过性的升高。但是随着USI政策的持续,特别是国家降低食盐加碘的浓度以后,主要甲状腺疾病的患病率逐渐下降,回落到实行USI前的水平。我们认为这是甲状腺自身适应调整所致。特别是在基线碘营养为轻度碘缺乏的地区,这种调整更快捷。补碘带来的一过性甲状腺异常都可以恢复。

需要说明的是:本次调查甲状腺结节的患病率呈现显著升高的趋势(20.43%),但是本研究并没有发现这种升高与碘摄入量之间的关系,反而发现碘摄入量增加是甲状腺结节的保护因素。本研究还发现,碘缺乏(MUI<100 μg/L)是大部分甲状腺疾病的危险因素。因此,补碘不仅能够治疗

碘缺乏病,也是降低各种甲状腺疾病发病率的必要措施。今天我国的适宜的碘营养是中华人民共和国成立以来多年防治碘缺乏病(包括20年的USI)的结果。我国碘缺乏的自然本底不可能在短期改变。所以我们必须坚持科学补碘的方针,继续坚持食盐加碘的国策,监测居民碘营养变化,既要防止碘缺乏病死灰复燃,也要避免碘过量的危害,为保护国民的甲状腺健康做出我们的贡献。

甲状腺对电离辐射高度敏感。射线暴露与甲状腺结节和癌的风险也是相关的,是一个比较明确的甲状腺癌的危险因素,核电站或者核武器产生的放射性物质,以及一些医疗设备检查是电离辐射的主要来源,如切尔诺贝利核电厂事故产生的核污染物、暴露于头颈部和胸背部上端的放射性检查等。儿童时期的电离辐射暴露史与甲状腺乳头状癌密切相关,可能与儿童对放射线较成人更加敏感有关。电离辐射暴露剂量和暴露年龄是诱发甲状腺癌的关键因素。暴露年龄越小,甲状腺癌发生风险越高,并在暴露后15~19年达到峰值,这种发病风险在暴露后40年仍然存在。

然而,一些研究表明可能存在更多的导致分子谱变化的病因,从而增加了甲状腺癌的发病率,同时也暗示环境中或治疗性电离辐射不太可能是致使甲状腺癌发病率快速增长的主要原因。从分子生物学层面看,电离辐射诱发的甲状腺乳头状癌中80%均存在RET/PTC重排。美国有一项关于甲状腺乳头状癌遗传变异的研究表明,从1974年到2009年乳头状癌组织中 *RAS* 突变急剧增加(由3%到25%),RET/PTC重排比例降低(由11%到2%),*BRAF* 突变的总体发生率稳定,但在经典型乳头状癌中出现的比例增加(由50%到77%)。

吸烟与甲状腺肿的关系因研究地域的不同而变化。在碘充足地区,吸烟并不影响甲状腺体积和甲状腺结节的形成;但在碘缺乏地区,吸烟者与戒烟者或从不吸烟者相比,会有更多的甲状腺体积肿大。当吸烟者改善了碘摄入量后,甲状腺肿的风险降低了。烟草中的硫氰酸盐是碘摄取的竞争性抑制剂,被认为是致甲状腺肿物质,并且硫氰酸盐也存在于污染的环境中,其抗甲状腺的作用具有浓度依赖的特点。各种天然的或人工合成的化合物均可能成为有遗传毒性或非遗传毒性的致癌物或促癌物。在西西里岛火山地区分化型甲状腺癌的发病率增高,这与早前其他火山地区的报道相一致,可能是含有某些微量元素或重金属的火山环境在甲状腺癌的发生发展中起作用。目前尚未建立环境污染物与甲状腺癌发生之间的因果关系,诸如溶剂、农药、塑料成分、重金属、阻燃剂等物质对人体激素稳态和甲状腺细胞增殖的影响仍有待进一步证实。

上述一些流行病学调查表明,甲状腺癌的发生很大程度上取决于可改变的风险因素,包括环境致癌物、饮食习惯、生活方式等。需要指出的是,目前多数关于这些可变风险因素的研究仅报告了其与甲状腺癌发生的相关关系,而非因果关系,具体的关联形式和作用机制仍需进一步探索。而与甲状腺癌发生相关的不可改变的风险因素包括年龄、性别、种族和遗传易感性等,了解甲状腺癌发生的风险因素有助于识别并管理高危人群、优化甲状腺癌的防治策略。

不同种族甲状腺癌生存率存在差异,提示遗传因素可能影响甲状腺癌的发病和预后。临床上5%~15%的患者存在甲状腺癌家族史。在调整了年龄、性别、收入、慢性基础疾病、肥胖和烟酒嗜好后,甲状腺癌家族史与甲状腺癌的发生显著相关。家族史是甲状腺癌可能的危险因素,约5%的患者有相同类型的甲状腺癌家族史,且部分研究显示家族性甲状腺癌比散在发生的甲状腺癌预后差。原癌基因突变、错配修复基因突变和抑癌基因失活等均可能导致甲状腺癌变。目前被普遍认可的与甲状腺癌发生、发展或预后有关的基因有 *RET*、*BRAF*、*RAS* 和 *p53* 等。支持对有甲状腺癌家族史的个人进行定期检查,以防疾病进展并确保早诊早治。

甲状腺癌的发病风险与性别和年龄相关。世界范围内女性的甲状腺癌发病率均显著高于男性,我国女性甲状腺癌发病率是男性的 3 倍左右。在分化型甲状腺癌中,虽然女性甲状腺癌的发病率高于男性,但女性的总体预后优于男性。这些现象提示女性生殖与生育相关因素可能是甲状腺癌的危险因素。多项研究结果显示甲状腺癌组织中有雌激素受体(estrogen receptor,ER)的表达,雌激素本身可能是促癌物,其代谢中 2-羟基化反应增强可能与甲状腺癌发生有关。美国 1973—2013 年白种人不同性别各年龄段甲状腺癌发病率数据显示,育龄期女性发病率高,60 岁以前女性甲状腺癌发病率随年龄增加而上升,60 岁以后逐渐下降。与女性不同,男性甲状腺癌发病率基本呈现随年龄增加而上升的趋势。仅在 80 岁以后发病率下降。

肥胖与多种肿瘤的关系已被证实,并且可能与早期转移、较差预后以及耐药性有关。许多研究均提示肥胖与甲状腺癌发生风险之间存在正相关关系,表现为体重指数(BMI)高的女性分化型甲状腺癌的发生风险上升。也有研究表明,肥胖对男性和女性人群的发病均产生影响。而且,无论儿童或成人,超重或肥胖均可能增加甲状腺癌的发病风险。此外,BMI 与甲状腺乳头状癌的临床病理特征如甲状腺腺外侵犯、TNM 分期较晚、术后局部复发等均呈正相关。超重和肥胖对甲状腺癌的影响与其病理分型有关:可能增加 PTC 和甲状腺未分化癌的风险,而降低 MTC 的发病风险。肥胖影响甲状腺癌的机制尚不明确。

不良情绪、压力、焦虑等精神因素可能增加甲状腺癌的发病风险。关于饮食因素与甲状腺癌关联性的研究提示,烟熏、高脂、高淀粉食品的过多摄入是否增加甲状腺癌的发病风险仍需进一步研究确证。

甲状腺癌患者大部分为分化型甲状腺癌,多数预后良好。甲状腺癌的发展和预后受多种因素综合影响,除了上述的生理因素和遗传因素外,还包括病理分型、临床分期等。甲状腺癌的病理分型是影响预后的重要因素。PTC 多见于 30~45 岁女性,较早出现颈部淋巴结转移,分化较好,恶性程度相对较低,预后良好;FTC 常见于 50 岁左右中年人,中度恶性、可侵犯血管,经血运转移至肺、肝、骨及中枢神经系统。FTC 较 PTC 预后差。也有学者认为两者的预后并不存在明显差异。MTC 较少见,恶性程度高,可有颈部淋巴结侵犯和血行转移。未分化型甲状腺癌(anaplastic thyroid cancer,ATC)最少见,但侵袭性强、发病迅速、恶性程度高、预后差,1 年生存率仅为 5%~15%。

美国癌症联合委员会(American Joint Committee on Cancer,AJCC)发布的甲状腺癌 TNM(tumor node metastasis)分期系统是目前公认的评估患者生存预后的参考标准。AJCC 于 2017 年发布了 TNM 分期系统的第 8 版。根据该分期方法,临床上把肿瘤大小、被膜侵犯、淋巴转移作为评定甲状腺癌分期及预后的重要指标。在分化型甲状腺癌中,肿瘤直径>4 cm、癌组织突破腺体、颈部淋巴结转移及远处转移者预后较差;TNM 中 Ⅰ、Ⅱ 期预后较好,Ⅲ、Ⅳ 期较差;多灶性甲状腺癌也被列为不良预后的危险因素。甲状腺癌确诊时的年龄也是影响甲状腺癌预后的重要因素:美国癌症联合会将年龄>45 岁作为 TNM 分期的危险因素,而 AJCC 2017 年更新的《甲状腺癌 TNM 分期系统》(第 8 版)将高危年龄由 45 岁升至 55 岁。

虽然甲状腺癌的病因尚不明确,但对已知的、明确的致病因素如电离辐射暴露可进行有效预防。服用碘化钾是在核事故中保护公众的医学应急措施之一,能够有效阻止甲状腺对放射性碘的吸收。美国食品药品监督管理局于 2010 年倡导减少不必要的医疗辐射暴露,以影像检查的合理性与暴露剂量的最优化为原则保护患者安全。及时干预肥胖等与生活方式密切相关的危险因素,可能对于甲状腺癌的预防有积极意义。同时,对于甲状腺髓样癌,特别是遗传性髓样癌,根据易感基因的检测结果有针对性地进行预防性治疗也可能起到预防癌症的效果。

4. 甲状腺结节性疾病的流行病学状况如何?

甲状腺结节很常见,文献报道甲状腺结节的患病率因调查人群与检查方法的不同而有所不同。人群中,绝大多数甲状腺结节是良性的,恶性占比在5%左右。在高分辨率超声应用之前,由触诊发现的甲状腺结节占人群的4%～7%。在甲状腺结节主要靠体格检查诊断的时代,Framingham研究报道了甲状腺结节的患病率为4.2%,其中女性为6.4%、男性为1.5%。触诊是甲状腺结节最不敏感的检查方法。然而在尸检和颈部超声检查中,甲状腺结节的患病率可高达67%。

自从应用了敏感的超声设备检查之后,甲状腺结节性疾病的发生率在普通人群中增加到50%～70%。甲状腺结节好发于女性,随着年龄增长,发病率随之增加,70岁时达到高峰。在比较甲状腺超声与病理检查的准确性时,超声的敏感度为89%,特异度为84%。高分辨率的超声设备可以探及触不到的结节,甚至可发现直径在1～3 mm的结节。甲状腺结节的发病率在世界各地比较相似,碘营养状态是导致发病率差异的主要因素。

近年来,CT、MRI、颈动脉多普勒超声和氟脱氧葡萄糖正电子断层扫描(FDG-PET)用于临床检查,但极少专门用来检查甲状腺,因此甲状腺病变常被认为是意外发现。影像学检查意外发现的甲状腺结节的发生率为20%～30%。由FDG-PET意外发现的伴有局部FDG摄取的甲状腺结节最受关注,因为其恶性风险高达35%。

尸检是鉴定甲状腺结节真实发生率的金标准。人群中甲状腺结节的检出率可达67%,这一数据与尸体解剖发现相当。1955年Mayo医院发表的一项研究,在触诊未发现异常的821具尸体中,发现12%的甲状腺有一个结节,38%有多个结节,36%的腺体里结节大于2 cm。另有研究报道在215具无甲状腺疾病的尸检中,33%可见甲状腺结节。希腊的一个对50例无甲状腺疾病的尸检研究中,发现27%有甲状腺结节,7.7%有甲状腺癌,5.6%为微小癌。从非结节性甲状腺肿流行地区的尸检报告汇总来看,甲状腺结节的发生率为每1000个尸检病例中有82～650人。这些尸检研究的结果提示甲状腺结节在普通人群中常见,甲状腺癌同样常见,只是后者部分处于生物学行为的休眠状态。

甲状腺癌是内分泌器官最常见的恶性肿瘤。近年来我国甲状腺癌发病率明显上升,但死亡率稳定在较低水平;东部沿海地区的发病率高于中、西部地区,女性发病率明显高于男性。

近年来甲状腺癌的发病率在全球范围内呈快速上升趋势。2015年,中国新发甲状腺癌病例为20.07万,占所有新发肿瘤的5.11%。2018年全球新发甲状腺癌病例数约为56万例,在所有癌症中列第9位。据美国癌症协会估计,2019年美国女性新发甲状腺癌占其全部新发恶性肿瘤的4%,发病率在女性人群中处于第6位。

在过去30年余中,除非洲外,全球范围内男性和女性人群甲状腺癌发病率均呈上升趋势;发病率增长在各国有所不同,通常在发达的高收入国家增长较快,均表现为在35～64岁女性人群中增长显著。在亚太地区,甲状腺癌在东亚和西亚收入高、医疗资源易获取的国家中发病率较高;而在中南亚发展中国家,如印度,其发病率明显偏低。世界范围内甲状腺癌发病率的上升,在时间轴上与

20 世纪 80 年代颈部超声检查在临床投入使用相吻合。1974—2013 年,美国甲状腺癌发病率以每年 3.6% 的速率增长;而韩国 2011 年甲状腺癌发病率较 1993 年提高了 15 倍,是迄今为止增幅最大的国家。韩国政府自 1999 年起制定了一项旨在筛查其他常见恶性肿瘤的国家计划,颈部超声以付费的形式被纳入该筛查框架,此后 10 年余观察到甲状腺癌发病率激增,且发病率增长的地区分布与实施筛查的区域高度相关。由于诊断方式改善、医疗监测普及可获取的健康体检服务的出现,一些观点将甲状腺癌的流行趋势归因于临床过度检测。甲状腺微小乳头状癌(papillary thyroid microcarcinoma, PTMC)发病率的上升代表甲状腺癌真正意义的发病率增加,还是代表由于诊断检查技术的改进和普及使原本潜在的亚临床甲状腺癌人群得以被发现而导致的明显增加,仍然有争论。许多非病因学因素被认为是导致这一现象的潜在原因。

从组织病理学来看,全球范围内甲状腺癌发病率的快速增长很大程度上来自乳头状癌新病例的增加。然而甲状腺癌发病率的增长不仅来自较小肿瘤的病例增加,更大的肿瘤病例数也在同期增长。甲状腺乳头状癌病灶大小与肿瘤分期呈正相关。美国国家癌症数据库(NCDB)的数据显示,各期别甲状腺癌的发病率均呈上升趋势。

《2018 中国肿瘤登记数据》显示,全部甲状腺癌病例中有明确组织学类型的病例占 84.25%,其中绝大多数为甲状腺乳头状癌(papillary thyroid cancer, PTC),占 92.38%;其次为甲状腺滤泡癌(follicular thyroid cancer, FTC)占 1.37%;甲状腺髓样癌(medullary thyroid cancer, MTC)占 0.30%。新发病例数为 42 249 例,占全部癌症发病的 4.58%;其中男性 10 178 例,女性 32 071 例。发病率为 13.17/10 万,以中国人口构成计算的标准化发病率(age-standardized incidence rates by Chinese standard population, ASIRC,简称中标发病率)为 11.05/10 万,以世界人口构成计算的标准化发病率(age-standardized incidence rates by world standard population, ASIRW,简称世标发病率)为 9.61/10 万;女性中标发病率是男性的 3.1 倍;74 岁的累积发病率为 0.92%。

在临床中诊治的 PTMC 的患者也迅速增加,不少医院 PTMC 年手术量已达到数千例,占全部甲状腺癌手术患者的 50% ~ 70%。面对数量众多、预后很好的 PTMC 患者,如何深入认识疾病、合理诊治,在取得满意疗效的同时,又能充分保证患者的生活质量,实现 PTMC 的精准诊治,是需要积极探索的问题。

临床实践的变化也导致了甲状腺癌诊断率的增加。例如,更广泛的手术切除范围用于治疗结节性甲状腺肿,这导致了更多的甲状腺组织接受组织学病理检查,促进了隐匿性 PTC 的发现。另外,一些研究者将甲状腺病诊断增加归因 1988 年 WHO 的组织学诊断标准的改变。然而,诊断标准改变应仅仅导致初期的诊断激增,然后趋于稳定。但是,在后来诊断标准没有进一步改变的情况下,甲状腺癌诊断率仍呈现继续上升趋势。

假如这种现象纯粹是由检查诊断技术的进步所致,那么也应该只是小的早期肿瘤增加,而较大的、较晚期的肿瘤应该减少。事实上,体积小的 PTC 虽然占了 PTC 新增诊断的大部分,但发现所有大小和分期的肿瘤也在增加。因此,检查诊断技术的提高并不是导致甲癌发病率上升的唯一原因。许多潜在的病因学的因素也被提出,试图解释真正意义上的甲状腺癌发病率明显上升的原因而不是仅表面上的增加。在此期间,已知的有与 TSH 水平升高有关的环境化学因素相应增加。此外,还包括诊断性电离辐射暴露量的增加,特别是计算机断层扫描(CT)的应用增加,以及其他危险因素,比如 BMI 的升高。未来,进一步调查这些因素以及其他潜在的病因学因素是十分必要的。

甲状腺结节性疾病的诊疗现状

5. 如何认识甲状腺结节性疾病的诊疗现状?

国内外专家对甲状腺结节管理中的观点大体一致,诸如甲状腺结节的流行病学,主要诊断评估项目及标准,以及手术治疗的方式和术后管理等方面。但由于社会发展水平不一,医疗制度、传统文化以及人种间的差异,导致小部分观点存在争议,如评估可疑甲状腺结节的大小、良性甲状腺结节的治疗、直径>1.0 cm甲状腺乳头状癌的手术方式以及甲状腺癌中央区淋巴结清扫的指征等,而且目前临床中存在一定现象或趋势,甲状腺结节患者的诊疗方案或手术方式、入路有时候是由"技术介导"的,而不是完全"以患者为中心",比如患者可能先入为主地想做消融治疗或颈外入路的腔镜手术,而并未考虑病情是否需要处理以及适合哪种方式。当然,患者的需求也是医生在临床中需要考虑的重要方面。这些观点很有可能在将来会被融合、修改或是出现新的分歧,医生仍需要及时地学习和总结、加强国际的交流,使我国甲状腺疾病的诊治水平得到不断提升。

对于良性甲状腺结节的治疗,ATA、NCCN等指南均只提到了良性甲状腺结节的评估,但并未给出明确的治疗建议。国内专家认为,如果超声检查考虑结节良性可能性较大,可建议3~6个月随访,无须特殊治疗。良性甲状腺结节的手术指征包括出现与结节明显相关的局部压迫症状、合并甲亢且内科治疗无效者、肿物位于胸骨后或纵隔内、结节进行性生长、临床考虑有恶变倾向或合并甲状腺癌高危因素、因外观或思想顾虑过重影响正常生活而强烈要求手术者。手术方式主要以完整去除病灶为主,有时可选择一侧甲状腺全/近全切除术,术中更要保护好喉返神经及甲状旁腺的功能,避免损伤。若术后甲状腺功能减退可予以左甲状腺素治疗,维持TSH水平在正常范围即可,不建议抑制TSH来预防结节再发。

甲状腺癌患者大部分为分化型甲状腺癌(differentiated thyroid cancer,DTC),多数预后良好,有10~30年生存期。我国国家癌症中心2019年最新发布的数据显示,甲状腺癌总发病率位居恶性肿瘤第7位,女性位于第4位。与2017年国家癌症中心发布数据相比,尽管甲状腺癌的发病位次没有变化,但是发病率仍有相对明显上升趋势。因此,我们必须清楚地认识到当前临床工作中对甲状腺癌早诊早治和规范化治疗的不足性,坚决摒弃甲状腺癌病死率相对较低不需要积极治疗及手术方式对疗效影响不大等错误观点,这些观点都将会导致肿瘤残留率和复发率增加,再次手术率升高,并发症风险倍增,甚至出现甲状腺癌失分化而丧失手术机会。

甲状腺癌的发展和预后受多种因素综合影响,了解这些相关因素,对于指导治疗、判断预后和健康管理有重要意义。约30%的DTC患者在病程中会出现复发或转移,其中2/3发生于手术后10年内,有术后复发并有远处转移者预后较差。甲状腺外科医生应该认识到,此类患者的生活质量及复发、死亡风险与临床管理水平密切相关甲状腺肿瘤的全程管理将改善患者的预后。

甲状腺癌的病理分型是影响预后的重要因素。PTC 多见于 30 ~ 45 岁女性,较早出现颈部淋巴结转移,分化较好,恶性程度相对较低,预后良好;FTC 常见于 50 岁左右中年人,中度恶性,可侵犯血管,经血运转移至肺、肝、骨及中枢神经系统。FTC 较 PTC 预后差。但目前的研究结论尚不一致,也有学者认为两者的预后并不存在明显差异。PTC 和 FTC 有时亦可共存。MTC 较少见,恶性程度高,可有颈部淋巴结侵犯和血行转移。未分化型甲状腺癌(anaplastic thyroid cancer,ATC)最少见,但侵袭性强,发病迅速,恶性程度高,预后差,1 年生存率仅为 5% ~ 15%。

AJCC 发布的甲状腺癌 TNM 分期系统是目前公认的评估患者生存预后的参考标准。AJCC 于 2017 年发布了 TNM 分期系统的第 8 版。根据该分期方法,临床上把肿瘤大小、被膜侵犯、淋巴转移作为评定甲状腺癌分期及预后的重要指标。在分化型甲状腺癌中,肿瘤直径>4 cm、癌组织突破腺体、颈部淋巴结转移及远处转移者预后较差;多灶性甲状腺癌也被列为不良预后的危险因素。

在分化型甲状腺癌中,虽然女性甲状腺癌的发病率高于男性,但女性的总体预后优于男性。甲状腺癌确诊时的年龄也是影响甲状腺癌预后的重要因素:AJCC 将年龄>45 岁作为 TNM 分期的危险因素,而 AJCC 2017 年更新的《甲状腺癌 TNN 分期系统》(第 8 版)将高危年龄由 45 岁升至 55 岁。

不同种族甲状腺癌生存率存在差异,提示遗传因素可能影响甲状腺癌的发病和预后。在基因层面,甲状腺癌发生的原癌基因和抑癌基因突变,也可能对甲状腺癌的发展和预后产生影响。然而根据单个基因作为临床预后的判断尚存在争议,可联合其他多个基因进行检测和风险评估。

肿瘤的全程管理是指以肿瘤发展的自然过程为基础,对肿瘤评估、诊断、综合治疗、随访监测、相关风险因素干预等临床诊治全过程进行长期、系统、规范管理。这种疾病管理模式,不以单次就诊事件为中心,而是关注肿瘤患者连续性的健康状况与生活质量;多学科之间的协调合作至关重要。肿瘤全程管理,既强调标准化、系统化的诊疗流程和操作方法,又要注重个体化的动态干预和管理策略。全程管理的目标在于更高效地整合医疗资源,在获得更好治疗结局的前提下,为患者提供有针对性的最小且有效的治疗和最低强度的随访。实时、动态的复发/死亡风险校正和精准的危险度分层是实现上述目标的关键。

甲状腺癌的治疗是以外科手术为主的综合治疗,长期临床实践和大量病例已经证实,合理规范的手术是决定疗效及预后的重要因素。甲状腺癌的外科评估围绕以下 3 个重要问题展开:是否有必要进行手术、如何选择手术方式、术前术后是否需要联合其他治疗。甲状腺癌外科治疗是甲状腺癌整体治疗的关键部分,包括原发肿瘤的切除及区域淋巴结处理。恰当的手术方式才能保证后续治疗顺利进行,降低肿瘤复发率,减少治疗并发症产生。术后管理部分包括综合治疗和随访监测两方面内容。甲状腺癌的死亡及复发危险度分层是指导术后个体化治疗和随访管理的主要依据。

在全程管理模式下,还应基于动态监测和实时评估结果,及时更新危险度分层,以修正后续治疗及随访方案。DTC 综合治疗方法包括手术、TSH 抑制治疗、^{131}I 治疗、近年来,将化疗联合其他治疗(尤其是靶向治疗)用于(局部)晚期甲状腺癌的新辅助治疗、辅助治疗,已有初步尝试。定期随访的目的包括监控肿瘤进展情况、评估疗效、评估治疗相关不良反应和生活质量。DTC 主要随访内容包括定期获取的血液学指标、超声及放射影像、核素显像(放射性碘扫描)等结果,是肿瘤生物学行为和治疗效果的综合反映。

甲状腺癌高发病率背景下相对较低的死亡率,以及疾病谱向 PTC 和微小癌转变,引发了学术界对甲状腺癌"过度诊疗"的争议,也为临床医生带来一些困惑。对于甲状腺结节性质的评估,国外的观点大多认为超过 1 cm 的甲状腺结节需要完善检查以明确良、恶性质,但国内专家认为,<1 cm 的甲状腺癌与>1 cm 的肿瘤相比,除腺外侵犯下降之外,在多灶癌、淋巴结转移等方面没有明显差别。同时,由于患者对疾病认知能力和医患沟通等原因的差异,国内专家普遍认为,如果存在下述情况之一,直径<1 cm 的甲状腺结节也建议行 FNAB。这些情况包括超声检查提示结节有恶性征象、伴颈部淋巴结超声影像异常、童年期有颈部放射线照射史或辐射污染接触史、有甲状腺癌家族史或甲状腺癌综合征病史、PET 显像阳性、伴血清降钙素水平异常升高。确因结节较小或其他原因不能行穿刺明确的,需告知患者恶性及转移的可能并建议密切观察。

2022 年美国国立综合癌症网络(NCCN)指南推荐:FNA 疑诊 PTC 患者,若肿瘤直径≤1.0 cm 且颈部超声未发现淋巴结转移(cN0),可以选择主动监测(active surveillance),也可选择甲状腺腺叶切除术。但时至今日,仅有低质量循证医学证据支持主动监测用于低危 PTMC。

分化型甲状腺癌的切除术式主要包括甲状腺全/近全切除术和甲状腺腺叶+峡部切除术,这与国外主流指南相一致。美国 ATA 的指南认为,直径 1～4 cm 的甲状腺乳头状癌可行患侧腺叶加峡部切除。韩国指南则认为直径 1～4 cm DTC 无淋巴结转移和腺外侵袭的情况非常少见,全切对于此类患者几乎是必需的;而且韩国外科医生的手术量普遍较高,手术并发症发生率低。其他国家对于直径<1.0 cm 的低危甲状腺微小乳头状癌,有研究认为多数患者无进展,可以长期观察而不行手术,但其研究同时发现,长期保守观察后"低危甲状腺微小癌"中有 15% 将出现病情进展,最终仍需手术治疗。可见"低危"并不是真正意义上的低危,其中仍有高危患者存在。结合我国国情,如果对"低危甲状腺微小癌"只观察而不手术,势必造成部分患者治疗延误而引起医疗纠纷。同时此观点未被主流的专家学者认可,也未被共识或指南所采用。因此,明确诊断为甲状腺癌的患者,无论肿瘤大小,均应建议积极手术治疗,术后进行相关的内分泌抑制治疗和随访。

美国 ATA、NCCN 及欧洲的 ETA 的指南均认为,如果术前影像学检查未发现颈部淋巴结肿大的患者(cN0),不主张行预防性中央区淋巴结清扫,但国内专家认为在有效保护喉返神经及甲状旁腺功能的基础上预防清扫病灶同侧的中央区淋巴结。超声和 CT 是目前评估中央区淋巴结转移的主要手段,其敏感度均较低,分别为 23.0%～53.2% 和 41.0%～66.7%,因此术前被判定为 cN0 的患者实际上有潜在的中央区淋巴结转移风险。中央区淋巴结转移是分化型甲状腺癌患者尤其是老年患者复发率增高和生存率降低的危险因素。有效地清除中央区潜在的转移淋巴结,有利于手术的彻底性,减少再次手术的概率,避免再次手术造成喉返神经和甲状旁腺的损伤风险,降低术后 Tg 水平,完善肿瘤分期,并对颈侧区淋巴结转移起到一定的预测作用。国内较多医院并未有甲状腺 B 超检查的专业团队,对于颈部淋巴结的术前判断准确性差异较大。预防性中央区淋巴结清扫,也有着充分的科学依据。

随着诊疗技术和规范性的提高,甲状腺癌的治疗效果有了长足进步,但这并不是甲状腺癌与生俱来的结局,不能据此否定甲状腺癌积极和规范诊疗的意义。迄今为止,由于我们对甲状腺癌的认识和精准区分亚型的能力还十分有限,加上世界各国和各地区的诊疗效果演进的历程各不相同,对经验教训的总结也不同。以史为鉴,甲状腺癌"过度诊疗"为时尚早。

参考文献

[1]林岩松.甲状腺癌全程管理[M].北京:人民卫生出版社,2023.

[2]王圣应.甲状腺肿瘤外科临床与病例精编[M].合肥:安徽科学技术出版社,2022.

[3]GHARIB H,PAPINI E,GARBER J R,et al. American Association of Clinical Endocrinologists, American College of Endocrinology,and Associazione Medici Endocrinologi Medical Guidelines for Clinical Practice for the Diagnosis and Management of Thyroid Nodules—2016 Update Appendix[J]. Endocr Pract,2016,22(5):622-635.

[4]约翰·B.汉克斯,威廉·B.伊纳内特三世.甲状腺外科领域的争议[M].田文,张浩,刘绍严, 主译.长沙:中南大学出版社,2020.

[5]韩卉,牛朝诗.临床解剖学 头颈部分册[M].2版.北京:人民卫生出版社,2014.

[6]车颖.甲状(旁)腺及颈部淋巴结热消融治疗[M].北京:人民卫生出版社,2022.

[7]徐栋,葛明华.甲状腺肿瘤消融治疗[M].北京:人民卫生出版社,2019.

[8]PACINI F,CASTAGNA M G,BRILLI L,et al. Thyroid cancer:ESMO Clinical Practice Guidelines for diagnosis,treatment and follow-up[J]. Ann Oncol,2012(Suppl 7):vii110-119.

[9]幕内雅敏.内分泌外科[M].董家鸿,译.北京:人民卫生出版社,2011.

[10]BARROWS C E,BELLE J M,FLEISHMAN A,et al. Financial burden of thyroid cancer in the United States:An estimate of economic and psychological hardship among thyroid cancer survivors[J]. Surgery,2020,167(2):378-384.

[11]CURTO L,GIOVINAZZO S,ALIBRANDI A,et al. Effects of GH replacement therapy on thyroid volume and nodule development in GH deficient adults:a retrospective cohort study[J]. Eur J Endocrinol,2015,172(5):543-552.

[12]KWONG N,MEDICI M,ANGELL T E,et al. The influence of patient age on thyroid nodule formation,multinodularity,and thyroid cancer risk[J]. J Clin Endocrinol Metab,2015,100(12): 4434-4440.

[13]JIANG H,TIAN Y,YAN W,et al. The prevalence of thyroid nodules and an analysis of related lifestyle factors in beijing communities[J]. Int J Environ Res Public Health,2016,13(4):442.

[14]GHARIB H. Thyroid nodules diagnosis and management [M].北京:新加坡伊诺科学出版社, 2020.

第二章

甲状腺结节的病史及体格检查

　　任何辅助检查都不能替代完善的病史采集和体格检查，其是最基本也是最容易被忽略的评估环节，是临床最基本的资料，对于病变的后续评估有重要提示作用。

第一节　甲状腺结节的病史采集

6.哪些病史有助于在后续的诊疗中确定其恶性风险和侵袭性?

临床常见的甲状腺疾病包括以下几类:甲状腺功能异常、单纯性甲状腺肿、甲状腺炎、甲状腺肿瘤。几种疾病可能同时存在,所以,临床工作中常常需要明确是否确为甲状腺疾病、是否确为甲状腺肿瘤、是否需要外科处理以及何时处理、采取何种方式处理等,争取达到从采集病史、评估彩超征象及化验室检查,到细针穿刺细胞病理、术后组织病理、基因检测等,从开始即考虑是不是肿瘤以及腺体的背景、肿瘤的具体分型等,尤其注意是不是少见的不典型的恶性分型,层层递进来获取信息。最终对这些资料综合分析,旨在提取病变的定位和定性信息,体现整体化、全程化的思想。除定性诊断外,还应确定病变数目及位置,包括甲状腺上、中、下极,深方、浅方,近中线或外侧缘,颈部及上纵隔淋巴结分区;确定病变与周围组织结构的关系,主要是与气管、食管、血管、神经、纵隔、肌肉及皮肤的关系等定位信息。

由于大多数甲状腺结节是通过体格检查或影像学检查偶然发现的,并且大多数结节是良性的,因此提出有针对性的病史问题有助于在后续的治疗中确定其恶性风险和侵袭性。完整的病史采集和体格检查是最基本也是最易被忽略的评估环节,对病变的定位、定性及进一步的评估需求均有提示作用。

绝大多数甲状腺结节并没有临床症状,但当合并甲状腺功能异常时,可出现相应的临床表现。在记录患者性别、年龄、生理状态(如妊娠期、产褥期、哺乳期等)、病程长短及病变缓急后,对甲状腺结节性疾病患者的评估,包括病史采集、是否存在甲亢或甲减症状、局部压迫症状、甲状腺癌的危险因素、甲状腺癌家族史和其他内分泌系统疾病。甲亢的症状包括体重下降、焦虑、脱发、心悸、不耐热和失眠。甲减的症状包括体重增加、疲劳、寒冷耐受不良、便秘。局部压迫症状包括可触及的颈部肿物和巨大甲状腺组织压迫局部组织结构,尤其消化道、呼吸道引起的吞咽困难、呼吸困难、声音嘶哑。甲状腺癌则由于肿瘤局部进展或侵犯周围脏器引发上述症状。若肿瘤侵犯喉返神经或迷走神经,可引起声音嘶哑。结节短期内迅速增大多提示恶性可能。甲状腺癌的高危因素包括颈部放射线照射史(尤其在儿童期或青少年期)、青春期持续的甲状腺疾病史、甲状腺癌家族史(如家族性髓样癌或乳头状癌)和肿瘤综合征家族史,例如多发性内分泌腺瘤病 2 型。

甲状腺癌和可疑结节是甲状腺手术的主要适应证。甲亢和存在甲状腺结节的压迫症状是甲状腺手术的其他两项常见适应证。从目前的研究结论来看,甲状腺癌的高危因素包括童年期头颈部放射线照射史或放射性尘埃接触史、全身放射治疗史、有分化型甲状腺癌既往史或家族史、男性、结节生长迅速、伴持续性声音嘶哑、发音困难、伴吞咽困难或呼吸困难、结节形状不规则与周围组织粘连固定、伴颈部淋巴结病理性肿大。系统性回顾也可以提供肿瘤侵袭性的重要信息,并可以了解患者是否需要立刻手术、放射治疗或化疗干预。吞咽困难、吞咽疼痛、声音嘶哑或误咽这几种症状提示喉返神经受累,而咳嗽、呼吸困难、咯血和喘鸣则提示气管受到侵犯。虽然非常严重的甲状腺恶性肿瘤很罕见,但是这些患者的预后通常很差,所以尽早识别非常重要。

家族史是甲状腺癌可能的危险因素,约5%的患者有相同类型的甲状腺癌家族史。家族遗传史中与甲状腺恶性肿瘤相关的疾病包括家族性非髓性甲状腺癌(familial nonmedullary thyroid cancer,FNMTC)、多发性内分泌腺瘤病 2 型(multiple endocrine neoplasia 2,MEN 2)、考登综合征(PTEN,多发性错构瘤综合征)、加德纳综合征和家族性瘤性息肉病(familial adeno-matous polyposis,FAP)。根据患者自身的风险询问,在病史采集时应着重注意家族史中的细节,酌情考虑以上遗传相关情况。

体格检查的重点在于甲状腺和颈部淋巴结,结节固定或形态不规则提示恶性可能,增大的颈部淋巴结需考虑转移,结节固定伴有多发淋巴结肿大提示肿瘤局部进展。同时也需要评估患者是否存在甲亢的症状和体征,包括焦虑、震颤、不耐热、心动过速、心悸、体重下降、瞬目延迟、眼球突出、眼睑水肿和胫前黏液性水肿。2015 年由 ATA 发布的《成人甲状腺结节和分化型甲状腺癌的诊治指南》推荐所有甲状腺结节患者均应检测 TSH 水平以评估甲状腺功能。如果 TSH 被抑制,建议行甲状腺显像来评估是否为高功能结节。若 TSH 正常或升高则不推荐行甲状腺显像。对高功能结节也不推荐行细针穿刺检查,其为恶性的可能性很小。测定血钙水平以评估是否存在甲状旁腺功能亢进症。如果同时罹患甲状旁腺功能亢进症,行甲状腺手术同时应行甲状旁腺切除术。甲状腺髓样癌患者或可疑髓样癌患者术前应检测血清降钙素和癌胚抗原水平,其与疾病的严重程度或预后相关。若患者血清降钙素水平>500 pg/mL,则提示远处转移风险,应行颈胸部 CT、肝脏 MRI 和骨扫描检查以评估远处转移情况。所有首次诊断的甲状腺髓样癌患者均应行基因检测。*RET* 基因突变阳性患者或可疑患者需在术前排除嗜铬细胞瘤和原发性甲状旁腺功能亢进症。如果同时患有嗜铬细胞瘤,则应先行肾上腺肿瘤切除术,然后再行甲状腺切除手术。

第二节　甲状腺结节的体格检查

7. 甲状腺相关的解剖及体表投影有哪些? 如何成功地完成甲状腺的体格检查?

甲状腺相关的体表投影可见图2-2-1及图2-2-2,包括以下几种。

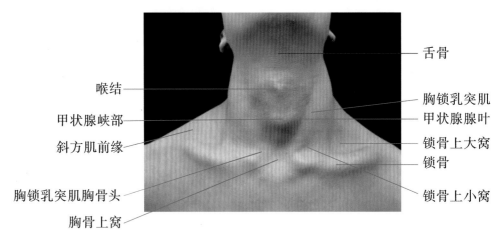

喉结　　　　　　　　　　　　　　　　　　　　　舌骨

甲状腺峡部　　　　　　　　　　　　　　　胸锁乳突肌
斜方肌前缘　　　　　　　　　　　　　　　甲状腺腺叶
　　　　　　　　　　　　　　　　　　　　锁骨上大窝
　　　　　　　　　　　　　　　　　　　　锁骨
胸锁乳突肌胸骨头　　　　　　　　　　　　锁骨上小窝
胸骨上窝

图2-2-1　颈部的体表标志(正)

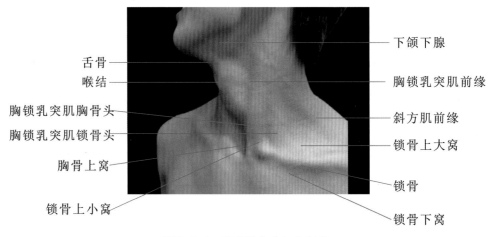

　　　　　　　　　　　　　　　　　　　　下颌下腺
舌骨
喉结　　　　　　　　　　　　　　　　　　胸锁乳突肌前缘
胸锁乳突肌胸骨头　　　　　　　　　　　　斜方肌前缘
胸锁乳突肌锁骨头　　　　　　　　　　　　锁骨上大窝
胸骨上窝　　　　　　　　　　　　　　　　锁骨
锁骨上小窝　　　　　　　　　　　　　　　锁骨下窝

图2-2-2　颈部的体表标志(侧)

（1）颈总动脉和颈外动脉　自下颌角与乳突尖端连线的中点至锁骨上小窝（左侧）或胸锁关节（右侧）作一连线，该线在甲状软骨上缘以下的一段为颈总动脉的投影，在甲状软骨上缘以上的一段为颈外动脉的投影。

（2）锁骨下动脉　体表投影在自锁骨上小（左侧）或胸锁关节（右侧）向上外侧至锁骨上缘中点的弧线上，线的最高点距锁骨上缘约 2 cm。

（3）颈外静脉　自下颌角至锁骨上缘中点的连线为其体表投影。

（4）副神经　上段位于胸锁乳突肌的深面，自下颌角与乳突尖端连线的中点至胸锁乳突肌后缘上中 1/3 交点的连线上；下段的体表投影位于胸锁乳突肌后缘上、中 1/3 交点斜向后下至斜方肌前缘中、下 1/3 交点的连线上，此段位置表浅，受损伤的概率大。

（5）臂丛　位于由胸锁乳突肌后缘中、下 1/3 交点至锁骨中、外 1/3 交点连线的稍内侧。臂丛在锁骨上大窝的位置表浅，常作为臂丛阻滞麻醉的部位。

（6）胸膜顶和肺尖　经胸廓上口突入颈根部，位于锁骨内侧 1/3 段的上方，相当于胸锁乳突肌胸骨头与锁骨头之间、即锁骨上小窝的深面。胸膜顶和肺尖的最高处通常高出锁骨上缘 2～3 cm。在颈根部施行臂丛阻滞麻醉或针灸治疗时，不应在锁骨内侧 1/3 的上方进针，以避免发生气胸。

甲状腺视诊通常对较大的腺体更有用处，因此受检者会被告知稍微向上倾斜头部，以更好地暴露颈部和可能存在的胸骨后腺体。检查者应观察并记录甲状腺的大小、形状、质地、活动性和是否存在可见结节。胸骨切迹上方的瘢痕称为项链瘢痕，表明受检者以前做过甲状腺或甲状旁腺手术。检查者应该从患者的正面和侧面观察其腺体，避免灯光投射的阴影夸大和模糊甲状腺的边界和质地。受检者小口喝水会使腺体向头侧运动，从而有助于检查者确认其结构。

甲状腺触诊检查包含两种方法，即从患者面部进行或从患者背后进行。检查者在检查前应该告知受检者，在触诊时可能会感觉到窒息。如果受检者不能忍受，可以用超声检查替代。

甲状腺峡部除非肿大，通常是不可触及的，但是用手指的掌侧面触诊，通过初步定位甲状软骨上的喉结，可以首先确定峡部的位置。检查者的手指应当向下滑动找到环状软骨，标记出甲状腺峡部上缘的通常位置。受检者小口喝水会使其峡部向头侧移动，从而确定其结构。如果感觉不到，说明甲状腺可能在更低的位置或者其峡部可能触摸不到。一旦确认，检查者手指应当沿着峡部向胸锁乳突肌（stemo cleidomastoid muscle，SCM）的方向滑去，沿着气管的轮廓，插入位于 SCM 后方的手指的背部，此时甲状腺应该被夹在手指掌侧面和气管之间。受检者小口喝水还会使其甲状腺向上移动，从而确认所触摸到的结构是甲状腺。如果触摸到的结构没有移动，可能是淋巴结、固定的甲状腺恶性肿瘤突出的颈部肌肉或其他颈部结构。检查者一旦触诊甲状腺并记录结果后，也应该沿着颈链进行中线检查，以触诊颈部是否有淋巴结病变。大约 7% 的人存在续存性甲状舌管这种情况，可以由此被检查出来。

检查者应当记录下甲状腺两叶的不对称性、大小和任何分离的肿块。一些患者由于左旋甲状腺素治疗后引起甲状腺萎缩、甲状腺手术切除、甲状腺位于胸骨后方或甲状腺先天性小腺体等情况，导致其甲状腺无法触及。

参考文献

［1］王圣应.甲状腺肿瘤外科临床与病例精编［M］.合肥:安徽科学技术出版社,2022.

［2］韩卉,牛朝诗.临床解剖学　头颈部分册［M］.2 版.北京:人民卫生出版社,2014.

［3］LYDIATT D D,BUCHER G S. Historical vignettes of the thyroid gland［J］. Clin Anat,2011,24 (1):1-9.

［4］KIM D W,JUNG S L,BAEK J H,et al. The prevalence and features of thyroid pyramidal lobe, accessory thyroid, and ectopic thyroid as assessed by computed tomography:a multicenter study［J］. Thyroid,2013,23(1):84-91.

［5］RUSS G,LEBOULLEUX S,LEENHARDT L,et al. Thyroid incidentalomas:epidemiology, risk stratification with ultrasound and workup［J］. Eur Thyroid J,2014,3(3):154-163.

［6］HONE R W,TIKKA T,KALEVA A I,et al. Analysis of the incidence and factors predictive of inadvertent parathyroidectomy during thyroid surgery［J］. J Laryngol Otol,2016,130 (10):975.

［7］FALLAH M,PUKKALA E,TRYGGVADOTTIR L,et al. Risk of thyroid cancer in first-degree relatives of patients with non-medullary thyroid cancer by histology type and age at diagnosis:a joint study from five Nordic countries［J］. J Med Genet,2013,50(6):373-382.

［8］林岩松.甲状腺癌全程管理［M］.北京:人民卫生出版社,2023.

［9］GHARIB H. Thyroid nodules diagnosis and management ［M］.北京:新加坡伊诺科学出版社, 2020.

第三章

甲状腺结节的评估

　　对于甲状腺结节良恶性的甄别是甲状腺结节性疾病诊断和治疗的重要工作。目前,高频超声仍然是甲状腺成像检查的主力军,在评估结节良恶性方面起着重要作用。如今,甲状腺结节的超声模式识别以及甲状腺影像报告与数据系统种类繁多,而超声征象不典型的甲状腺肿瘤临床中也时常见到。甲状腺相关的实验室检查既可以评价甲状腺功能,甲状腺不同细胞系产生的激素对于甲状腺结节性疾病也有着一定鉴别诊断的作用。甲状腺结节鉴别诊断的思想应该贯穿诊疗的始终,从彩超、实验室检查,到细胞病理、基因检测、组织病理等。基于第 5 版世界卫生组织(WHO)甲状腺肿瘤的分类及命名的更新,第三版甲状腺细胞病理 Bethesda 报告系统(TBSRTC)于 2023 年 6 月修订再版,为甲状腺结节的规范化诊疗提供依据。本章旨在建立从超声、细胞病理、手术、组织病理、术后管理等全程化的思想,从甲状腺结节的影像学检查入手,结合最新的 WHO 甲状腺肿瘤分类以及 TBS 细胞病理分类,讨论了彩超和其他相关实验室检查的应用及研究进展、病理诊断及其陷阱。

第一节 甲状腺结节的影像学

8.甲状腺手术相关的重要解剖结构的超声表现有哪些?

超声的组织分辨率较高,可以生动地展示甲状腺及其周围组织结构。甲状腺外形如字母H,分为左右两个侧叶,中间以峡部相连,侧叶贴附在喉下部和气管上部的外侧,上达甲状软骨的中部,下抵第6气管软骨环。峡部多位于第2~4气管软骨的前方,10%~30%的成人具有第三叶(锥状叶),从峡部发出,沿中线或稍左上行达甲状软骨。外覆被膜,即纤维囊,深入腺体组织,将腺体分为大小不等的小叶。甲状旁腺一般有上下两对,位于甲状腺左叶的背面,甲状腺被膜外,有时也可埋藏于甲状腺组织中,上一对甲状旁腺一般位于甲状腺双侧叶中部背侧附近,下一对则在甲状腺下极后方附近。甲状腺前方为皮肤、浅筋膜、深筋膜浅层和中层及舌骨下肌群。舌骨下肌群共4块肌肉,浅层为内侧的胸骨舌骨肌和外侧的肩胛舌骨肌。深层分为上份的甲状舌骨肌和下份的胸骨甲状肌。外侧为颈动脉鞘(颈总动脉、颈内静脉、迷走神经);后方为颈交感干、喉与气管、咽与食管(图3-1-1)。

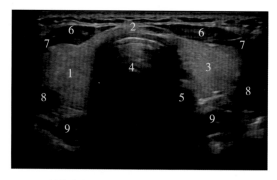

1.甲状腺右叶;2.甲状腺峡部;3.甲状腺左叶;4.气管;5.食管;6.胸骨舌骨肌;7.胸骨甲状肌;8.颈总动脉;9.颈长肌。

图3-1-1 甲状腺及周围结构超声图像

甲状腺的供血动脉为甲状腺上、下动脉及最下动脉(10%)(图3-1-2)。甲状腺上动脉发自颈部外动脉起始部,偶尔发自颈总动脉,伴喉上神经的外支;甲状腺下动脉,从甲状颈干发出后上行,继而转向内,横过颈动脉鞘的深面进入甲状腺侧叶,和喉返神经关系密切;甲状腺最下动脉,较小,多发自头臂干,也可发自主动脉弓,甲状腺的回流静脉分别为甲状腺上、中、下静脉,甲状腺上、中静脉汇入颈内静脉,甲状腺下静脉汇入无名静脉(图3-1-3)。

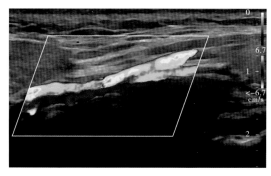
图 3-1-2 甲状腺上动、静脉

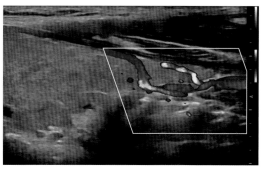
图 3-1-3 甲状腺下动、静脉

颈部神经在超声横切面多显示为筛网状结构,纵切面多为束状低回声,周围可见高回声包膜回声,超声查找神经应与其解剖位置相对应,追根溯源,动态全程扫查,观察神经有无回声改变,增粗或连续性中断,周围有无瘢痕或血肿粘连等。迷走神经颈段走行于颈动脉鞘内,在颈内静脉和颈总动脉之间后方下行至颈根部(图 3-1-4)。喉上神经为其颈部一个分支,在舌骨大角处分为内、外支。内支(感觉支)分布在喉黏膜上,手术损伤会出现饮水呛咳。外支(运动支)与甲状腺上动脉贴近、同行,支配环甲肌,使声带紧张,损伤后引起声带松弛,音调降低。喉返神经为迷走神经胸段分支,位于气管食管之间,直径 1 mm,左侧钩绕主动脉弓,右侧钩绕锁骨下动脉,喉返神经与甲状腺下动脉在甲状腺侧叶下极的后方有复杂的交叉关系(图 3-1-5)。喉返神经支配除环甲肌以外的所有喉肌,一侧损伤可引起声音嘶哑,双侧损伤可引起失音或严重的呼吸困难。如要结扎甲状腺下动脉,要尽量离开腺体背面,靠近颈总动脉结扎其主干。

颈丛及臂丛由 C1~C8 及 T1 神经根发出(图 3-1-6),颈丛由 C1~C4 神经的前支(腹侧支)组成,位于胸锁乳突肌上部深处,中斜角肌和肩胛提肌起始端的前方。颈丛分为浅丛和深丛。浅丛由胸锁乳突肌后缘中点附近穿出,位置表浅,终末分支有:枕小神经、耳大神经、颈横神经、锁骨上神经,支配枕部、耳廓、颈部、肩部和胸部上部的皮肤感觉(图 3-1-7A)。深丛主要支配颈深部肌、肩胛提肌、舌骨下肌群和膈(图 3-1-7B),最重要的分支为膈神经,发自 C3~C5,其运动纤维支配膈肌,感觉纤维分布于胸腹心包,还发出分支至膈下面的部分腹膜。

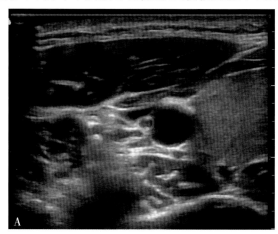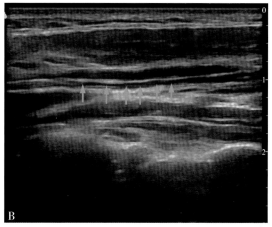
A.迷走神经横切面;B.迷走神经纵切面。
图 3-1-4 迷走神经切面

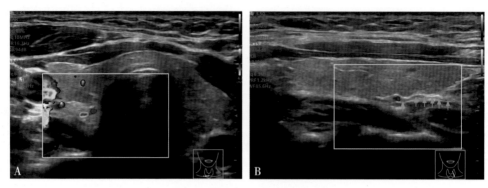

A.喉返神经横切面；B.喉返神经纵切面。

图 3-1-5　喉返神经切面

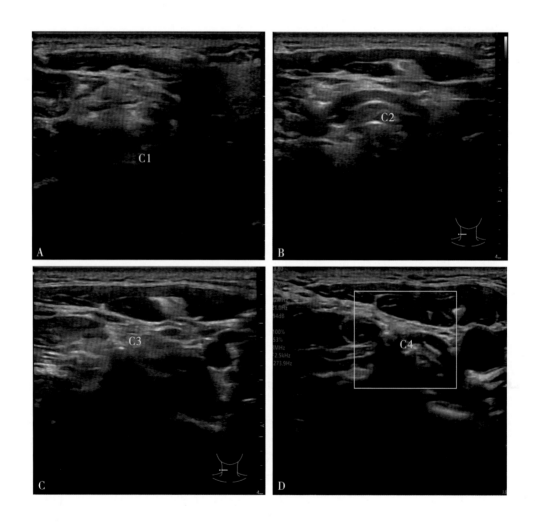

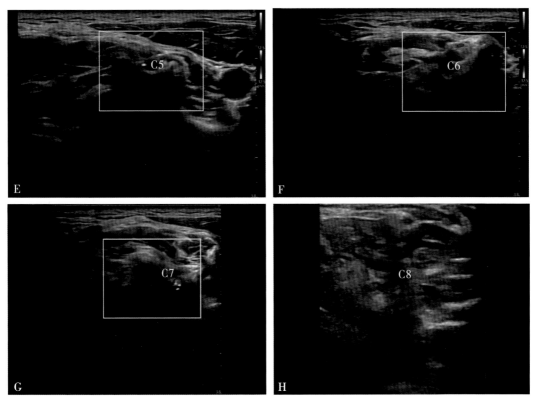

A. C1 神经根超声图像；B. C2 神经根超声图像；C. C3 神经根超声图像；D. C4 神经根超声图像；E. C5 神经根超声图像；F. C6 神经根超声图像；G. C7 神经根超声图像；H. C8 神经根超声图像。

图 3-1-6　C1～C8 神经根超声图像

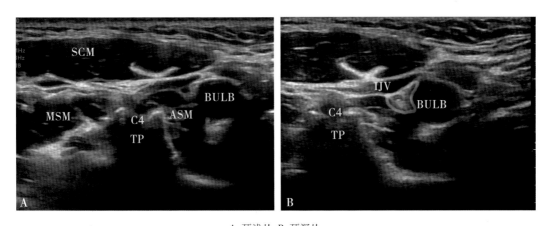

A. 颈浅丛；B. 颈深丛。

图 3-1-7　颈丛超声图像

　　臂丛神经是由 C5～C8 神经前支、T1 神经前支组成（图 3-1-8），其中上干为 C5 和 C6，中干由 C7 单独延续，下干为 C8 和 T1 组成下干，下干位于小斜角肌的表面。而各干又分别分为前后两股，其中外侧束由上干和中干的前股组成，内侧束由下干前股直接延续，后侧束由三个干的后股组成。

在此基础上,各束再分成上肢的主要神经:正中神经、腋神经、尺神经、桡神经等,并与锁骨下动脉及分支动脉伴行。在椎体长轴的轴线上做上下横切扫查,显示椎体横突及神经根发出处的位置,横断面斜切的基础上显示前、中斜角肌间隙,内四个串珠状排列的圆形低回声为臂丛神经的根部,在此基础上旋转探头,沿臂丛神经根部行长轴扫查。

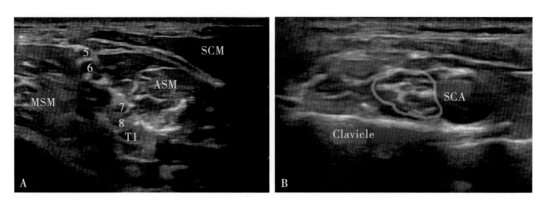

A.臂丛神经近段;B.臂丛中段。

MSM:中斜角肌。ASM:前斜角肌。SCM:胸锁乳突肌。SCA:锁骨下动脉。Clavicle:锁骨。

图 3-1-8 臂丛神经

副神经是十二对颅神经中的一对,由特殊内脏运动纤维及躯体运动纤维组成。前者起自疑核,支配咽喉肌,后者起自副神经核,支配胸锁乳突肌和斜方肌(图 3-1-9)。当一侧副神经损伤时,会导致该侧胸锁乳突肌瘫痪,头无力转向对侧,斜方肌瘫痪肩部下垂,抬肩无力。

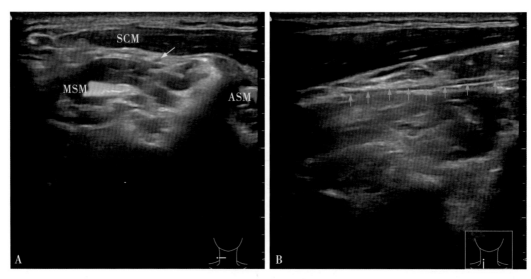

A.副神经横切面;B.副神经纵切面。

图 3-1-9 副神经

9. 如何认识各种甲状腺结节风险超声评估标准?

(一)甲状腺结节风险的超声评估发展历程

随着超声成像理论和计算机技术的发展,人们对甲状腺结节超声图像的认识经历了从简单到复杂、从局部到整体、从肤浅到深刻的演变过程。超声对甲状腺结节的诊断逐渐标准化、规范化,诊断准确性得到提升,成为甲状腺结节首选的影像学检查。首先对甲状腺结节进行风险评估,然后决定是否进行细针抽吸活检(fine-needle aspiration,FNA),制订个体化诊疗方案以及随访策略,可以说超声在甲状腺结节诊治的全过程中发挥重要的、不可或缺的作用。基于真实世界的甲状腺结节超声风险评估的研究大约经历了如下 4 个阶段,特别需要注意的是,由于这 4 个阶段时期很难精准划分,部分时间段重叠。

第一阶段:超声单一特征定性分级模式。从 2002 年起,Kim、美国甲状腺学会(American Thyroid Association,ATA)指南及 Moon 等依次提出了微钙化、纵向生长、不规则边缘、极低回声、实性和粗大钙化等超声特征作为预测甲状腺恶性结节的相关超声特征,并作为推荐 FNA 的指征。尽管以上研究大多数为单中心、小样本的研究,但是为后期的工作奠定了基础。

第二阶段:超声多特征联合定性分级模式。2005—2007 年,Reading 及 Ito 等提出各种超声特征组合的模式或对不同征象赋予不同分值,综合评估甲状腺结节风险。Reading 和 Ito 等所提出的多种超声指标联合评估风险分层系统较单一超声指标风险分层系统有了质的飞跃。然而,这些评估系统都是以描述性的方式来分析超声指标,从本质上来说,仍然是定性的风险评估方法。

第三阶段:超声多特征定量分级模式。2009—2021 年,Horvath、Park、Kwak、Russ、Shin、Choi 等提出了各种简单或复杂的相关 TI-RADS 及定量风险分层标准。这些标准都有自己的优势与不足,并不存在绝对完美的风险分层标准,目前并没有广泛统一的标准,而国内应用较多的标准为 ACR 版以及中国版。

第四阶段:甲状腺结节相关指南。随着基于多特征的甲状腺结节超声风险评估系统的日渐成熟,各相关指南将其作为甲状腺结节管理的重要组成。其中 2015 年 ATA 发布的《2015 年成人甲状腺结节与分化型甲状腺癌治疗指南》提出了从良性到高度可疑恶性 5 个超声分级,并依据超声分级结果提出了甲状腺结节和甲状腺癌的全程管理建议,但此版指南的分类标准不能对少部分结节进行分类;2017 年美国放射协会(American College of Radiology,ACR)综合了美国国家癌症研究所数据、专家意见以及既往 TI-RADS 的信息,推出了全新的甲状腺影像报告与数据系统——ACR TI-RADS,该系统通过对超声特征按其恶性风险的高低赋予不同的分值,相加所得总分作为最后分类的依据,但其分类计分较为复杂,且特异度及阳性预测值偏低,未能于临床广泛使用。2017 年中华医学会超声医学分会浅表器官和血管学组提出了建立适于中国国情和医疗状况的 C-TIRADS(Chinese-TIRADS)的设想,并成立了指南起草专家委员会,进行了相关的前期准备工作,并于 2021 年发表 C-TIRADS。C-TIRADS 指南从我国实际国情出发,旨在适应我国甲状腺结节的实际诊疗流程,确保临床实用性的同时兼顾结节分类的准确性和全面性,尽可能减少对甲状腺良性结节和 PTMC 过度治疗为原则进行制定。C-TIRADS 指南简单易行,但分类标准中将边缘模糊这一特征作为了计分的恶性特征,而目前不同报道对边缘模糊的意义有分歧。

不同国家、不同专业的医生运用的甲状腺风险分级版本不尽相同,具体选择哪一个版本,没有统一规定,目前我国应用较多的是 2015 年 ATA 指南风险分级、ACR 版及中国版 TI-RADS。医生应结合本中心的实际情况,按照熟悉、实用的原则取舍。

(二)甲状腺结节风险超声评估标准

本书就目前国内应用较多的 2015 年 ATA 指南甲状腺结节超声风险分级、ACR 版及中国版 TI-RADS 分级做出详细介绍。

1.2015 年 ATA 指南

(1)2015 年 ATA 指南甲状腺结节风险分级、FNA 指征及随访见表 3-1-1。

表 3-1-1　2015 年 ATA 指南甲状腺结节风险分级、FNA 指征及随访

超声风险分层	超声特征	恶性率/%	FNA 指征（结节最大径/cm）	随访周期
高度可疑恶性	实性低回声或囊实性结节中的实性成分为低回声,同时具有以下一项或多项超声特征:①不规则边缘(小分叶、毛刺、浸润性);②微钙化;③纵横比>1;④边缘钙化中断,低回声突出钙化外;⑤甲状腺被膜外侵犯	70～90	≥1.0	<1.0 cm,6～12 个月
中度可疑恶性	实性低回声结节,边缘光滑、规则,无微钙化、纵横比>1 及腺体外侵犯	10～20	≥1.0	<1.0 cm,12～24 个月;<0.5 cm,无须超声随访
低度可疑恶性	等回声或高回声的实性结节或囊实性结节的实性部分偏心,无微钙化、边缘不规则、纵横比>1 及腺体外侵犯	5～10	≥1.5	<1.5 cm,12～24 个月;<0.5 cm,无须超声随访
极低度可疑恶性	①"海绵"样的结节;②囊实性结节实性部分不偏心,无微钙化、边缘不规则、纵横比>1 及被膜外侵犯	<3	≥2.0	1.0～2.0 cm,24 个月;<1.0 cm,无须超声随访
良性	囊性结节	<1	无需 FNA	无须超声随访

(2)多发结节恶性风险的 FNA 建议

1)患者为多发结节,且最大径大于 1 cm 时,评估方法同单发结节。如果每个结节的恶性风险不同,则多个结节需要行 FNA。

2)当多个结节最大径大于 1 cm 时,具有高风险的结节应该优先穿刺。FNA 应该根据结节的恶性风险级别和结节的大小进行。

3)如果没有结节为高或中等可疑超声表现,多个结节均为相似的极低或低度恶性风险,只穿刺最大结节(大于 2 cm)或持续超声监测,不推荐 FNA。

4)TSH 低值或正常时,则提示多个结节中的某些结节为自主功能性。这些患者应根据核素扫描的结果与超声图像相比较,判断大于 1 cm 的结节哪个为高功能性。FNA 仅对功能正常或无功能的结节进行穿刺,尤其对那些具有恶性超声特征的结节应优先进行穿刺。多发结节与单发结节具有相同的恶性风险。尽管有研究认为,单发结节的恶性风险要略高于多发结节,但是,如果 FNA 只选择了大的或主要的结节,则可能遗漏恶性病变。因此,2015 年 ATA 指南推荐宜对各个结节的超声特征分别评估,根据每个结节的超声特征及各自的大小界值来决定是否进行 FNA。

2. ACR TI-RADS 分级、FNA 指征及随访(图 3-1-10)

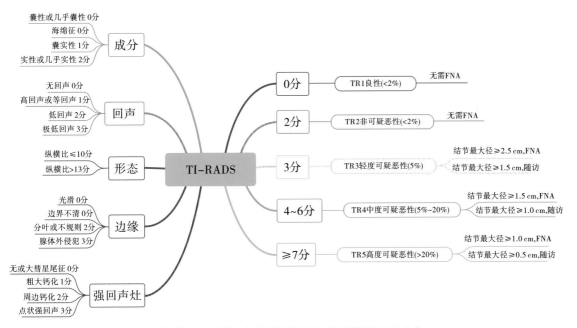

分值计算:1 个结节内出现多种强回声灶,其分值累加计入总分。

图 3-1-10 ACR TI-RADS 分级、FNA 指征及随访

3. 中国版 TIRADS(C-TIRADS)(表 3-1-2)

表 3-1-2 C-TIRADS 及其 FNA 指征

分级	含义	分值	恶性率/%	FNA
TIRADS 1	无结节	无分值	0	无需处理结节相关问题
TIRADS 2	良性	-1	0	无需 FNA
TIRADS 3	良性可能	0	<2	无需 FNA
TIRADS 4				

续表 3-1-2

分级	含义	分值	恶性率/%	FNA
TIRADS 4A	低度可疑恶性	1	2 ~ 10	>1.5 cm。如果多灶,或紧邻被膜、气管、喉返神经,则>1.0 cm 建议 FNA
TIRADS 4B	中等可疑恶性	2	10 ~ 50	>1.0 cm。如果多灶,或紧邻被膜、气管、喉返神经,则>0.5 cm 建议 FNA
TIRADS 4C	高度可疑恶性	3 ~ 4	50 ~ 90	同 4b 类结节
TIRADS 5	高度提示恶性	5	>90	同 4b 类结节
TIRADS 6	活检证实的恶性			

注:垂直位、实性、极低回声、点状强回声、边缘模糊/不规则或腺体外侵犯各+1 分,点状强回声(彗星尾)–1 分。

10. 什么是甲状腺超声报告词典?

甲状腺超声报告词典收集了所有用于甲状腺结节超声表现的术语,目前有两套此类词典,分别针对 ACR 及中国版 TI-RADS 使用。两套词典的术语部分重合,也有部分细微差异,详细内容如下。

(一)ACR 版甲状腺结节超声报告词典

1. 成分

描述结节的内部结构,即软组织及液体的组成比例。

(1)实性　结节完全或几乎完全由软组织组成,仅有极少的囊性成分。

(2)实性为主　软组织占结节体积的 50% 以上。

(3)囊性为主　软组织占结节体积的 50% 以下。

(4)囊性　完全为液性成分。

(5)海绵征　主要由微小囊性成分组成,占结节体积的 50% 以上。

任何一个结节均符合 5 种分类中的一类,不易判断内部为出血还是实性成分时,采用彩色多普勒血流成像有助于鉴别。15% ~ 27% 的实性结节为恶性结节,囊实性结节无论囊性为主还是实性为主,其恶性比例较低,前者约 6.1%,后者约 5.7%。评估囊实性结节,最重要的是评估实性部分。纯囊性或海绵征结节恶性风险极低。

2. 回声

结节内实性部分(非钙化)的回声水平,参照物为周围甲状腺组织。

(1)高回声　回声水平高于甲状腺组织。

(2)等回声　回声水平与甲状腺组织相近。

(3)低回声　回声水平低于甲状腺组织。

(4)极低回声　回声水平低于邻近颈部肌肉。

当甲状腺组织背景回声异常时,如桥本甲状腺炎,甲状腺结节实性成分的回声仍应以邻近甲状腺组织为参照,但需注明甲状腺组织背景回声改变情况。如果结节为混合回声,可以描述为以高回声、等回声或低回声为主。

3. 形态

即结节纵横比,纵横比>1 定义为横切面上前后径与横径之比>1。

纵横比>1 是可疑恶性结节的重要超声特征。研究表明横切面和纵切面测量的纵横比差异无统计学意义。为了测量简便一致,ACR 委员会选择横切面上测量的纵横比>1 作为标准。

4. 大小

纵切面测量最大长径、横切面测量前后径及横径。

结节大小不是 PTC 的独立预测因子。大结节更趋向系 PTC 以外的其他类型恶性结节,如滤泡癌、Hurthle 或者其他类型癌。目前多数学者认为对<1 cm 的结节穿刺活检应当更保守。

5. 边缘

结节与甲状腺腺体组织或邻近腺体外结构的边界或界面。

(1)光滑　完整,规则的圆形或椭圆形。

(2)边缘不规则　结节边缘有毛刺、锯齿或成锐角,伴或不伴周围组织浸润。

(3)分叶　边缘局限性圆形软组织突入邻近腺体组织,单发或多发,大小不一。

(4)边界不清　结节与甲状腺腺体组织边界难以辨认;无边缘不规则或分叶。

(5)晕　由环绕结节周围的低回声形成的边界。完全或不完全环绕结节。可分为均匀细晕、均匀粗晕或不规则晕。

(6)腺体外侵犯　结节延伸突破甲状腺被膜。

边界光滑常见于良性结节,不规则或分叶状提示可疑恶性。边界不清不是恶性结节的特征,良性增生结节和甲状腺炎亦非常常见。晕可能为结节周边的纤维包膜或假包膜。均匀的晕提示为良性结节,大部分恶性结节没有包膜。然而,10%～24% 的恶性结节有完整或不完整晕。甲状腺结节突破甲状腺被膜累及周围软组织提示侵袭性病变。

6. 强回声灶

相对于周围组织回声显著增加的局部病灶,大小、形态不一,单发或簇状分布,后可伴声影。

(1)点状强回声　无后方声影,直径<1 mm。

(2)粗大钙化　后伴声影,可形态不规则。

(3)周边钙化　钙化完全、部分环绕或占据结节的大部分边缘,常遮挡结节内部成分。

(4)彗星尾征　彗星尾征是一种混响伪像,随深度增加回声衰减,宽度逐渐变窄,呈三角形。大彗星尾征:>1 mm,0 分。小彗星尾征:≤1 mm。

强回声可以出现在良性、恶性结节。点状强回声除了 PTC 的微钙化,还可以为一些不容易分辨的细小囊的后壁,这种现象在其他器官如卵巢和肾脏也很常见。尽管如此,点状强回声诊断恶性结节具有很高的特异性。粗大钙化结节的恶性风险增加,略高于原结节风险的 2 倍。边缘钙化目前的研究结果不一致,一些研究表明恶性风险增加,而其他研究则相反。最近有作者将彗尾征分为大小两种,15% 的具有小彗尾的结节为恶性,相反,在囊性或囊实性结节内发现大彗尾则良性可能性大。对结节内的强回声,也应该描述类型。如同一结节内有多种类型的强回声,均分别列举。如未出现强回声灶,无须描述。

(二)中国版甲状腺结节超声报告词典

1.位置

指结节在甲状腺的空间分布。将甲状腺每侧叶分为上、中、下3个区域及峡部,整个甲状腺共7个区域。

结节的位置会对结节的超声特征产生影响,例如峡部的乳头状癌常呈水平位,具有光滑的边缘。乳头状癌的位置也和淋巴结转移的位置和转移的方式有关,会影响外科手术策略,也是确定乳头状微小癌能否采用积极监测处置策略的重要依据。结节位置和恶性风险的关系尚不确定,不同的研究分别显示峡部结节、上极结节和中部结节是恶性危险因素。

2.方位

方位等同于形态,指结节的长轴与皮肤回声带的关系。建议在准确测量的基础上判断,但目测评估也可接受。

(1)垂直位　指在横切面或纵切面评估时,结节长轴与皮肤倾向于垂直,结节的前后径大于左右径或上下径。

(2)水平位　指在横切面或纵切面评估时,结节长轴与皮肤倾向于平行,结节的前后径小于/等于左右径或上下径。

垂直位一般代表恶性的特征,水平位则良性可能更大。但水平位也可见于恶性结节,特别是滤泡型癌或乳头状癌的滤泡亚型。

3.边缘

指结节的边界或界限。根据清晰程度和规则程度来评估结节的边缘。

(1)光整　边缘呈境界清晰、光滑完整的曲线状。

(2)不规则　边缘呈毛刺状、成角或微小分叶状。

(3)模糊　结节的边界难以与周围甲状腺实质相区分。

(4)甲状腺外侵犯　结节累及甲状腺包膜,导致甲状腺包膜破坏,严重时侵犯毗邻软组织和(或)血管。

一般认为,边缘光整是良性特征,不规则和(或)甲状腺外侵犯是恶性表现,而不同报道对边缘模糊的意义有分歧。

4.声晕

指结节周围环绕的低回声或无回声区。

(1)有声晕　按照声晕的厚度,可将声晕分为薄声晕和厚声晕;按照声晕厚度的均匀性,可将声晕分为厚度均匀声晕和厚度不均匀声晕。

(2)无声晕。

关于厚声晕和薄声晕的具体厚度阈值,目前尚没有统一标准,有文献采用 2 mm 作为阈值,也有文献采用 1 mm 作为阈值。有研究认为薄声晕是良性肿瘤的重要征象,恶性结节常声晕缺失或出现厚声晕。PTC 的声晕常表现为厚度不均匀。对声晕的诊断意义目前存在不同看法。

5.结构

指结节内实性成分和囊性成分的构成状况。

（1）实性　结节完全由实性组织构成,不含任何囊性成分。

（2）实性为主　实性成分占结节的50%以上。

（3）囊性为主　实性成分占结节的50%以下。

（4）囊性　结节完全或几乎完全呈囊性,囊壁薄,内部可出现纤细分隔,可出现沉积物。

（5）海绵状　结节由大量微小囊腔构成,但无实性组织。

实性属于可疑恶性超声特征,囊实性结节的恶性可能低于实性结节,囊性或海绵状结节一般为良性。

6. 回声

指结节的实性成分相对于甲状腺实质及颈部带状肌的回声水平。

（1）高回声　回声高于周围甲状腺实质。

（2）等回声　回声和周围甲状腺实质相似。

（3）低回声　回声低于周围甲状腺实质。

（4）极低回声　回声低于颈部带状肌。

（5）无回声　见于囊性结节。

在桥本甲状腺炎等导致甲状腺实质回声质地改变的情况下,仍使用甲状腺实质作为结节回声水平的参考,但应该在报告中描写甲状腺实质回声的改变情况。一般认为低回声或极低回声属于可疑恶性超声特征。

7. 回声质地

指结节实性区域回声的一致性和多样性。

（1）均匀　结节实性区域回声表现一致。

（2）不均匀　结节实性区域回声表现多样化。

回声质地对结节良恶性的诊断价值有限。

8. 局灶性强回声

同一结节可出现以下局灶性强回声中的一种或几种。

（1）微钙化　小于1 mm的点状强回声,后方可不出现声影,也可出现声影。

（2）彗星尾伪像　出现在结节囊性或实性区域的点状或短线状强回声,后方出现逐渐减弱的多条平行强回声,属于混响伪像的一种类型,大多由浓缩胶质所致。

（3）意义不明确的点状强回声　小于1 mm的点状强回声,后方无声影,也无彗星尾征,难以判断是微钙化还是浓缩胶质或其他成分。

（4）粗钙化　大于1 mm的强回声,通常伴有声影。

（5）周边钙化　钙化位于结节的边缘区域,可以呈连续或断续的环形或弧形,占据结节边缘的1/3以上。

（6）无局灶性强回声。

文献报道指出超声显示的各种类型钙化都有恶性的概率。彗星尾征可能代表了浓缩胶质、碎屑、微钙化等结构,其出现在囊性结节内高度提示良性,如果出现在实性结构内,也不能用来排除恶性可能。需要注意的是点状强回声并不一定代表乳头状癌出现的砂粒体,还可能是营养不良性钙化或浓缩胶质。尽管超声医生可以凭经验判断部分点状强回声是否为微钙化,但必须承认这种判断的主观性较强。也有部分点状强回声难以判断是微钙化还是浓缩胶质或其他成分。

9. 后方回声特征

指结节后方回声水平的改变,反映了结节的声衰减特征。

(1)增强　结节后方的回声高于同一深度周围组织的回声。

(2)衰减　结节后方的回声低于同一深度周围组织的回声。

(3)无改变　结节后方的回声类同于同一深度周围组织的回声。

(4)混合性改变　结节后方的回声呈上述回声类型的混合。

涉及结节后方回声特征的文献较少。与良性结节相比较,恶性结节后方出现声衰减的比例更高。淋巴瘤常出现后方回声增强。

10. 大小

分别测量结节的前后径、左右径和上下径。测量值应精确至0.1 mm。如果结节出现声晕,结节测量时应该包括声晕。应沿结节的长轴测量其最大径,然后测量与其相垂直的另一个径线。

结节大小的测量准确度受仪器和探头的影响。而且,超声测量结节大小的观察者间和观察者内差异都较为明显。一般认为结节的大小无助于预测或排除恶性病变。结节大小是决定结节是否行穿刺活检的重要依据,也是随访过程中的重要评估指标。随访过程中,结节增大定义为实性结节或囊实性结节的实性部分至少两个径线增加20%以上或体积增加50%以上。

11. 彩色/能量多普勒超声成像

(1)无血管型　结节内未见血流信号。

(2)边缘血管型　只显示边缘血管,中央血管不显示。

(3)边缘血管为主型　主要显示边缘血管,中央血管稀少。

(4)中央血管为主型　主要显示中央血管,边缘血管稀少。

(5)混合血管型　边缘血管和中央血管丰富程度相似。

有关结节多普勒超声血供特点的研究很多,结论不一,所以血流显像对于结节良恶性鉴别的意义存在争议。

12. 超声弹性成像超声弹性成像

根据结节硬度,可分为3型:质软、质中及质硬。对于甲状腺结节的评估必须与结节的形态学特性相结合进行综合判断。恶性结节倾向于质硬,良性结节倾向于质软。

13. 超声造影

(1)无增强　结节的全部或大部分区域无增强。

(2)稀疏点-线状增强　结节的全部或大部分区域出现稀疏点-线状增强。

(3)低增强　结节的增强低于甲状腺实质。

(4)中等增强　结节的增强等同于甲状腺实质。

(5)高增强　结节的增强高于甲状腺实质。

超声造影对于甲状腺囊性或囊性为主结节囊液吸收后改变的诊断意义较大,但需与病史相结合进行综合判断。甲状腺囊性或囊性为主结节的囊液吸收后,常出现类似乳头状癌的灰阶超声特征。超声造影如果显示结节的全部或大部分区域无增强或稀疏点-线状增强,对于诊断这类良性结节具有良好的特异度,但灵敏度相对较低。

11. 如何鉴别超声征象不典型的甲状腺结节？

（一）常见甲状腺癌超声表现

1. 甲状腺乳头状癌

包括经典型、滤泡型及柱状亚型等，其中经典型最常见，也是恶性程度最低的甲状腺癌。超声多具有低回声、纵横比>1、边缘不规则、微钙化、腺体外侵犯等恶性特征，但滤泡型PTC的超声表现变化较大，部分表现类似典型的乳头状癌，部分结节缺少恶性声像图特征，部分表现为边界清晰，形态规则，等/高回声（图3-1-11）。

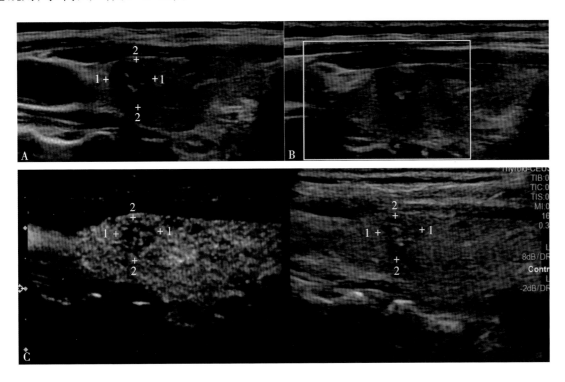

A. 甲状腺右叶纵切面显示结节为低回声，大小约0.8 cm×0.7 cm×0.7 cm，纵横比>1，形态不规则，边界欠清，内见点状及短条状强回声；B. 彩色多普勒超声显示结节内未见明显血流信号；C. 超声造影提示不均匀低增强。ATA指南分级为高风险；ACR TIRADS 5类；C-TIRADS 4C类。

图3-1-11　甲状腺乳头状癌超声图像

2. 甲状腺滤泡癌

表现为单发实性结节，低或等回声，少数为高回声，边界清晰，可以为规则的圆形和椭圆形，也可形态不规则，大多数结节周边可见低回声晕，极少发生囊性变，可伴有粗大钙化或微钙化（图3-1-12）。

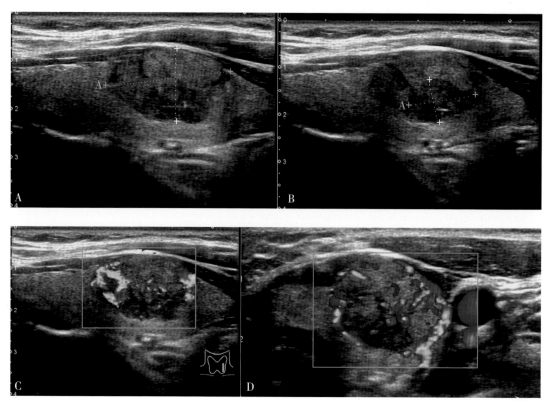

A、B. 甲状腺左叶中下部纵切面见一结节,大小约2.7 cm×1.5 cm,以等回声为主,内可见局部低回声区,范围约1.5 cm×0.9 cm,结节边界清,形态尚规则,内可见点状及条状强回声;C、D. 彩色多普勒超声纵切面及横切面显示结节周边血流环绕,内部穿入较丰富杂乱血流信号。ATA指南分级为高风险;ACR TI-RADS 5 类;C-TIRADS 4B 类。

图 3-1-12　甲状腺滤泡癌超声图像

3. 甲状腺髓样癌

超声表现多样,多表现为体积较大的椭圆形或类圆形,纵横比多<1,边界多清晰,内部以低回声为主,可有部分囊性成分,约有半数的MTC存在微小钙化,大多数MTC病灶内血流信号丰富。且大多数MTC患者降钙素和癌胚抗原升高(图3-1-13)。

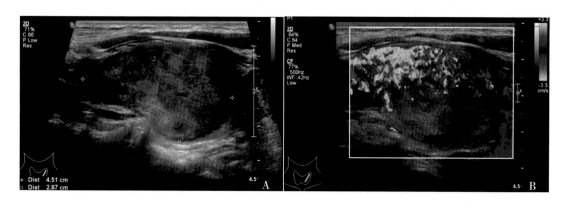

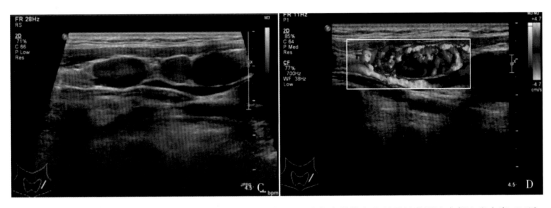

A.超声见边界清、形态规则、内部回声不均的低回声结节;B.彩色多普勒超声显示结节周边内部血流丰富;C.颈侧区肿大淋巴结超声图像;D.颈侧区肿大淋巴结彩色多普勒超声血流信号。

图 3-1-13　甲状腺髓样癌超声图像

　　病例:男性,64 岁,体检发现甲状腺结节伴癌胚抗原(CEA)升高 5 年余,CEA 137.70 ng/mL,降钙素(CT)>1535 pg/mL。图 3-1-13A:甲状腺左叶纵切面见一低回声结节,大小约 4.5 cm×2.9 cm,边界清,形态规则,内部回声不均。图 3-1-13B:彩色多普勒超声显示结节周边内部较丰富血流。图 3-1-13C:左侧颈部纵切面显示多个肿大淋巴结,皮髓质分界不清,较大者 1.9 cm×0.9 cm。图 3-1-13D:彩色多普勒超声显示淋巴结周边及内部可见丰富血流信号。ATA 指南分级为中等风险;ACR TI-RADS 4 类;C-TIRADS 4A 类。

(二)超声表现不典型甲状腺结节的鉴别诊断

1.囊实性结节

　　甲状腺癌可形成囊腔,同时,可伴有出血、坏死等症状,而结节性甲状腺肿在演变期间亦会发生出血、坏死及囊性变。而囊实性结节无论囊性为主还是实性为主,其恶性比例较低,前者约 6.1%,后者约 5.7%。评估囊实性结节,最重要的是评估实性部分:如实性部分呈低回声,偏心,边缘不规则(分叶状、锐角、毛刺),微钙化或有血流信号,其恶性风险增加;如实性部分为等回声或高回声,不偏心、边缘光滑、海绵征或彗星尾征,良性可能性大。但部分囊实性甲状腺癌超声特征不典型,难以鉴别,需要结合结节生长情况及 FNA(图 3-1-14)。

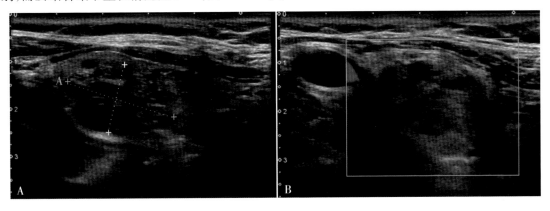

图 3-1-14　不典型囊实性甲状腺乳头状癌

病例：女性，57 岁，20 年前因"甲状腺肿物"行甲状腺肿物切除术，术后病理提示甲状腺良性肿瘤。图 3-1-14A：甲状腺左叶纵切面显示多发囊实性结节，大者约 2.4 cm×1.5 cm，形态规则，边界清晰，内可见点状强回声，部分后伴小彗星尾征。图 3-1-14B：横切面彩色多普勒显示结节内可见点状血流信号。ATA 指南分级为极低风险；ACR TI-RADS 4 类；C-TIRADS 3 类。

病理：（甲状腺左叶结节）甲状腺微小乳头状癌，直径 0.6 cm，其余呈结节性甲状腺肿。

2."木乃伊结节"

结节性甲状腺肿结节常出现囊性变或出血，部分囊性或囊实性结节随着病程的发展和时间的推移，囊壁塌陷，其内囊液被腺体吸收，囊实性结节塌陷皱缩，纤维化，形成一个实性结节。常表现为形态不规则、低回声、部分结节纵横比≥1 或合并条状或点状强回声，其中点状强回声常为内浓缩胶质强回声，易误诊为微钙化。此时与甲状腺乳头状癌声像图超声表现相重合，应用 TI-RADS 分类和常规诊断思维易误诊。此类结节被称为"木乃伊结节"或"僵尸结节"。除上述特征外，纤维化的甲状腺结节的"双边征"或"洋葱皮征"可作为此类结节的特异性征象，表现为高回声环之外有一圈低回声环，或高回声与低回声交替分布（图 3-1-15 和图 3-1-16）。此外，超声造影对于分辨此类结节亦具有重要意义，由于这类结节无或极少血供，故较甲状腺癌，超声造影显示结节内部无增强或仅少许微泡进入，而甲状腺乳头状癌常显示为不均匀低增强。

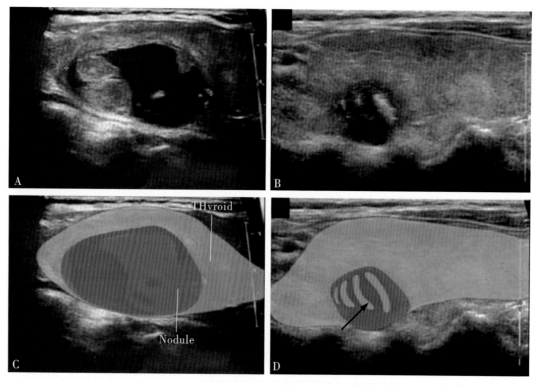

图 3-1-15 "洋葱皮"征

病例：女性，55 岁，甲状腺右叶结节纵切面超声图像。图 3-1-15A：结节开始观察时为囊实性，大小为 3.7 cm×2.1 cm。图 3-1-15B：38 个月后为实性，囊性部分消失，大小为 1.5 cm×1.2 cm，实性部分呈层状结构，低回声与高回声交替分布。图 3-1-15C 和图 3-1-15D 分别为图 3-1-15A 和

图3-1-15B的示意图,可见图3-1-15 D中如"洋葱皮样的结构"。

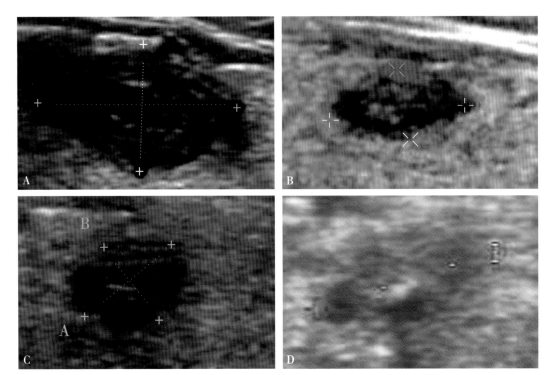

A.2016年7月,结节大小:1.1 cm×0.7 cm,囊实性。B.2018年2月,结节大小:0.8 cm×0.5 cm,实性为主,点状强回声,"双边征"/"洋葱皮"征。C.2018年9月,结节大小:0.6 cm×0.5 cm,实性,点状及短条状强回声。"双边征"/"洋葱皮"征。D.2023年4月,结节大小:0.6 cm×0.5 cm,实性,点状及短条状强回声,边界不清,形态不规则。

图3-1-16 囊实性结节性甲状腺肿演变过程

3.超声表现相互重叠的滤泡细胞源性肿瘤

在滤泡细胞源性肿瘤中,滤泡性腺瘤、结节性甲状腺肿伴腺瘤样变、滤泡癌及滤泡型乳头状癌超声表现常相互重叠,大多表现为腺体内边界清晰、形态规则的实性或实性为主结节,多单发,少数多发,可呈高、等或低回声,血流信号较丰富。滤泡性腺瘤较滤泡癌更容易发生囊性变,周边低回声晕通常为规则的细晕,低回声者更少见。结节性甲状腺肿伴腺瘤样变的结节内部回声常与周围甲状腺回声类似,内部血流信号也可较丰富,但分布规则。一些滤泡型乳头状癌超声表现与经典型乳头状癌不同,而更类似于滤泡癌的表现,超声鉴别困难。这部分甲状腺滤泡细胞源性肿瘤的超声表现相似,单纯依靠超声诊断FTC较困难,有时病理诊断也存在一定的困难。FNA诊断甲状腺肿瘤中,15%~20%的病例不能明确诊断,其中大部分为这类滤泡细胞源性肿瘤。术中冰冻病理敏感性很低,约43%。研究表明,与良性滤泡细胞源性肿瘤相比,一些超声特征在滤泡癌中更常见,例如形态不规则、无晕或不规则晕、低回声、钙化等。弹性成像作为评估组织硬度的超声新技术,对滤泡癌的诊断价值有限,因肿瘤内含有丰富的滤泡结构,通常质地较软,与良性病变难以区分。超声造影的不均匀增强或不完整环状结构对诊断滤泡癌具有较高的特异度(图3-1-17),但敏感度偏低。

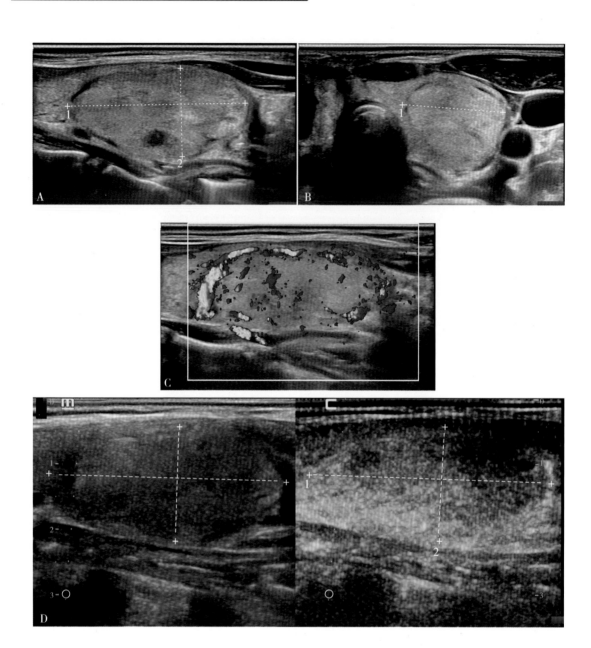

A、B. 结节纵切面及横切面显示甲状腺左叶中、下部可见中等回声,大小约 3.6 cm×2.0 cm×1.9 cm,周边细晕,内回声不均,边界清,形态规则;C. 结节纵切面彩色多普勒显示周边血流部分环绕,内部穿入规则较丰富;D. 超声造影显示结节呈不均匀增强。ATA 指南分级为低风险;ACR TI-RADS 3 类;C-TIRADS 4A 类。

图 3-1-17　甲状腺滤泡癌

4. 炎性结节

局部亚甲炎及桥本甲状腺炎超声表现常与典型 PTC 相重合(图 3-1-18),表现为低回声/极低回声,形态不规则,边界不清,纵横比>1,此时需要多切面观察结节是否具有占位感,同时结合患者上呼吸道感染、颈部疼痛等病史、实验室检查、甲状腺超声检查历史记录等进行综合判断,并建议复查结节变化情况。

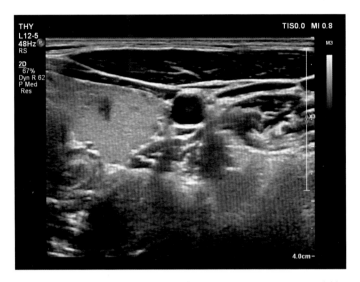

甲状腺左叶中部低回声结节,大小约0.4 cm×0.4 cm×0.5 cm,边界不清,形态不规则,纵横比>1。ATA指南分级为高风险;ACR TI-RADS 5类;C-TIRADS 4C类。FNA:良性病变,考虑淋巴细胞性甲状腺炎。基因检测*BRAF/TERT/KRAS/NRAS/HRAS*均阴性。

图3-1-18 桥本甲状腺炎

12.超声如何评估转移性淋巴结?

(一)正常颈部淋巴结

1.正常颈部淋巴结超声表现

淋巴结的实质分为皮质和髓质,皮质位于被膜下方,由浅层皮质、副皮质区及皮质淋巴窦等构成,超声表现低回声;髓质位于淋巴结的中央,由淋巴索、髓质淋巴窦构成,超声表现为高回声(图3-1-19)。正常颈部淋巴结一般长径(L)/横径(T)≥2(除外正常下颌下及腮腺淋巴结趋圆形,L/T可<2),95%的正常淋巴结短径(T)<0.5 cm。

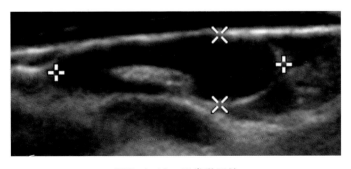

图3-1-19 正常淋巴结

2.颈部淋巴结分区(图3-1-20)

(1)Ⅰ区包括颏下区及颌下区淋巴结。ⅠA区:颏下淋巴结,为两侧二腹肌前腹与舌骨体围成的三角。ⅠB区:颌下淋巴结,为下颌骨体、同侧二腹肌前后腹围成的三角。

(2)Ⅱ区为颈内静脉淋巴结上组,前界为胸骨舌骨肌外侧缘,后界为胸锁乳突肌后缘,上界为颅底,下界为舌骨水平或颈总动脉分叉水平。

(3)Ⅲ区为颈内静脉淋巴结中组,相当于舌骨水平至环状软骨水平。界限:前界为颈总动脉鞘,后界与Ⅱ区相同,上界为Ⅱ区的下界,下界为环状软骨水平或肩胛舌骨肌与颈内静脉交叉处。

(4)Ⅳ区为颈内静脉淋巴结下组,前后界与Ⅱ区同,上界为环状软骨水平或肩胛舌骨肌与颈内静脉交叉处,下界为锁骨上水平。

(5)Ⅴ区为颈后三角区,包括锁骨上淋巴结。前界为胸锁乳突肌后缘,后界为斜方肌前缘,下界为锁骨水平。ⅤA区:颅底至环状软骨下缘之间的淋巴结,沿副神经走行。ⅤB区:环状软骨下缘至锁骨水平之间的淋巴。

(6)Ⅵ区为内脏周围淋巴结,或称中央区。包括咽后淋巴结、甲状腺周围淋巴结、气管周围淋巴结。两侧界为颈总动脉,上界为舌骨,下界为胸骨上窝。

(7)Ⅶ区为上纵隔淋巴结。两侧为颈总动脉,上界为胸骨上窝,下界为主动脉弓水平。

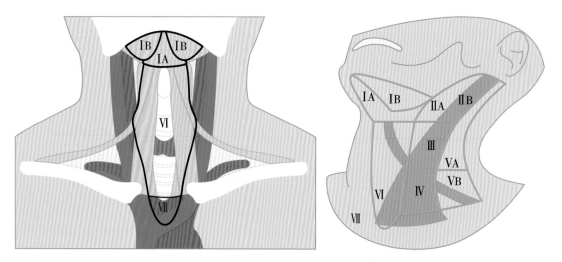

图3-1-20　颈部淋巴结分区示意

(二)异常颈部淋巴结(图3-1-21)

1.可疑转移淋巴结(至少具备以下一个征象)

皮质内微钙化,钙化灶≤1 mm;皮质内部分囊性变,超声显示为无回声,皮质高回声组织(类似甲状腺腺体回声),周围或弥漫性血流信号增多。

2.不能确定性质的淋巴结

髓质结构消失(图3-1-21F),且至少具备以下特征之一:圆形;短轴增大(Ⅱ区≥8 mm,Ⅲ和Ⅳ区≥5 mm);中心性血流信号增多。

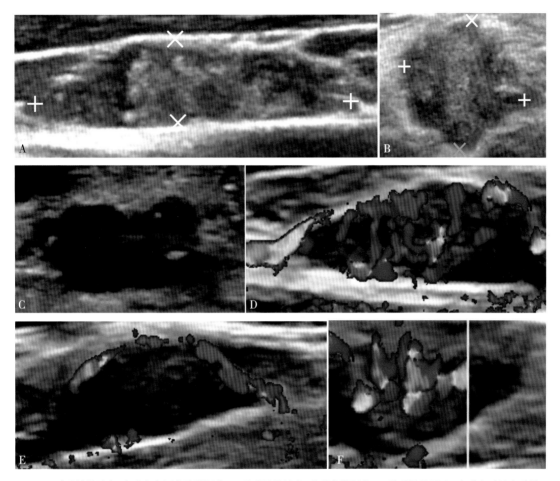

A.髓质结构消失,皮质内高回声及微钙化;B.髓质结构消失,皮质内微钙化;C.髓质结构消失,皮质内无回声及微钙化;D.弥漫性血流信号增多;E.周围血流增多;F.中心血流信号增多。

图3-1-21 转移性淋巴结

（三）鉴别诊断

颈部常见的肿物有先天性病变、肿瘤及转移、感染性淋巴结、相关腺体病变等,肿物的位置及超声表现有助于其来源的鉴别。

1. 先天性病变

甲状腺舌骨囊肿主要位于颈前正中,随吞咽活动;鳃裂囊肿位于侧颈部,多位于下颌角后方,下颌下腺和胸锁乳突肌前缘之间,外口多位于颈侧胸锁乳突肌前缘中下1/3交界处,不随吞咽活动;表皮样囊肿好发于头颈部、头皮、腮腺附近,尤以颌下区多见,多为单发,且前两者超声多表现为无回声,透声好/差,后者超声表现多为不均质低回声。异位甲状腺多位于舌根部,超声表现为近似甲状腺腺体回声。

2. 肿瘤及转移

（1）良性肿瘤 颈部常见良性肿瘤为神经鞘瘤、脂肪瘤、颈动脉体瘤等。神经鞘瘤好发于青壮年,以迷走神经及交感神经常见,一般位于颈动脉鞘周围,可伴神经功能症状,超声可显示肿物长轴沿神经干方向,两端与周围神经相连,呈"鼠尾征",常伴囊性变,血流信号不丰富。颈动脉体瘤位于颈动脉分叉部或包绕颈动脉生长,无包膜,血流信号丰富,血供主要来源于颈外动脉。脂肪瘤超声表现典型,多呈脂肪样低回声或高回声,内部可见条索状高回声,无血流或少许血流信号。

(2)恶性肿瘤　除甲状腺肿瘤外,常见颈部恶性肿瘤为转移性淋巴结、恶性淋巴瘤。转移性淋巴结超声表现为结构异常(如上所述),鼻咽癌及口咽癌多转移至Ⅱ区及咽后淋巴结,常为单侧性,也可双侧同时受累;喉癌颈淋巴结转移多转移至Ⅱ、Ⅲ区,晚期可转移至Ⅰ区、Ⅳ区;下咽癌常转移至Ⅱ、Ⅲ、Ⅳ区。鼻腔、鼻窦癌的淋巴结转移常发生于同侧Ⅰ区。肺癌、食管癌、胃癌等病变,可发生同侧Ⅳ区淋巴结转移。恶性淋巴瘤超声表现为淋巴结异常肿大,内部回声减低,有时类似无回声,皮质增厚,髓质偏心、变细、变形或消失,典型淋巴瘤内部成网格样表现,血供丰富,淋巴门样血流明显。其中部分淋巴瘤与转移性淋巴结超声表现重叠,需穿刺活检以明确性质及来源。

3.感染性淋巴结

颈部常见感染性淋巴结为淋巴结炎、淋巴结结核及传染性单核细胞增多症。颈部淋巴结炎多伴上呼吸道感染或头颈部炎症病史,超声表现为淋巴结肿大,皮质增厚,皮髓质结构清晰,门型放射状较丰富血流信号。颈部淋巴结结核,临床症状常有低热、盗汗、乏力等症状,超声表现为淋巴结内部回声不均,多伴液化坏死及钙化。传染性单核细胞增多症多好发于3～10岁儿童,伴发热、咽喉肿痛,超声表现为淋巴结变圆,皮髓质分界不清或消失。

13. 目前有哪些先进的超声技术?

1.超声造影

超声造影是指通过外周静脉注射超声造影剂,清楚显示微细血管和组织血流灌注,观察目标与周围组织造影灌注特征(即增强特征)的差别,以此提高病变的检出率以及诊断的准确性。

甲状腺恶性结节多数呈向心性或弥漫性、分布不均匀的低增强,不完整环状增强(图3-1-22),造影剂多呈慢进快出,但也有少部分呈等增强或高增强。良性病变多呈弥漫性等或高增强,快进慢出,环状增强。此外,超声造影还可用于识别出血囊性变后囊液吸收结节,多表现为内部无增强或少许条索状增强,对于鉴别结节性甲状腺肿纤维化与甲状腺癌具有一定价值;监测甲状腺结节射频消融术后治疗效果,消融后的结节多呈无增强;在FNA中,对超声造影显示病变内的增强区域进行细针抽吸活检,有助于提高甲状腺病变活检阳性率。但超声造影能否提高甲状腺良恶性结节鉴别诊断的准确率尚不明确,其结果的最终判断应建立在常规超声基础上。且对于甲状腺的微小病灶,特别是小于0.5 cm的病灶,由于受到空间分辨力的制约及呼吸、脉搏波动的影响,超声造影很难提供有利信息。

2.超声弹性成像

超声弹性成像能够评估组织的硬度。与良性结节比较,恶性结节通常质地较硬(图3-1-22D)。对于内部囊性成分>20%、具有粗大钙化、小于8 mm或者相互融合的结节,不适合超声弹性成像。此外,超声弹性成像对于诊断颈部淋巴结转移具有一定意义,恶性转移性淋巴结硬度明显高于周围软组织。

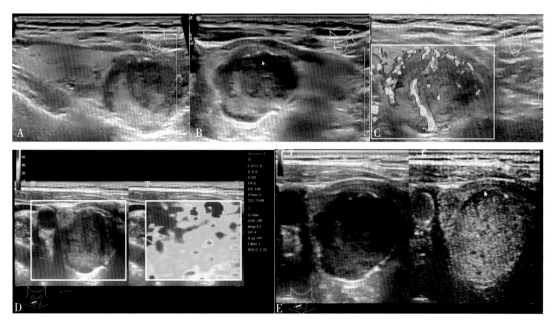

　　A、B.甲状腺右叶下极低回声结节,回声不均,可见条形强回声,形态规则,边界清晰;C.彩色多普勒显示周围部分环绕,内部粗大穿支血流信号;D.弹性成像显示结节质地硬;E.超声造影显示结节环状增强结构局部中断。ATA 指南分级为中等风险;ACR TI-RADS 4 类;C-TIRADS 4A 类。FNA:可疑滤泡性肿瘤。基因检测:NRAS 检测到外显子 3 突变。组织学病理:微小包膜浸润性滤泡癌。

图 3-1-22　甲状腺结节弹性成像及超声造影

3. 三维超声成像

　　三维超声成像能够多角度、多切面、多方位观察病灶特征,可在横、纵及冠状切面中实时定位同一感兴趣点,并进行动态观察。三维超声能够全面评估甲状腺结节内部结构及甲状腺结节与周边组织的关系,尤其是对甲状腺结节腺体外侵犯的评估(图 3-1-23)。

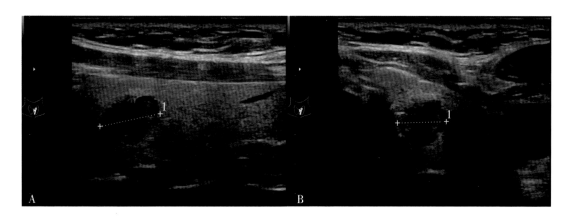

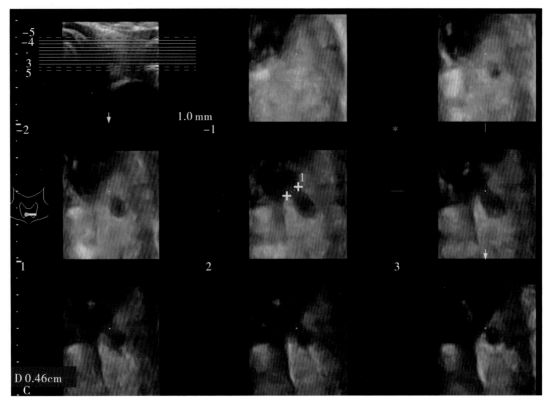

A、B.甲状腺左叶结节纵切面及横切面显示结节紧邻气管;C.三维断层超声成像结节冠状面显示气管侧甲状腺被膜连续性中断。组织学病理:甲状腺乳头状癌(经典型),侵及甲状腺被膜。

图3-1-23　甲状腺结节三维超声

4.人工智能

近年来,随着人工智能(artificial intelligence,AI)深度学习算法的不断成熟,其诊断效率不断提高。目前各种学术机构或公司关于甲状腺结节 AI 识别、测量、分级及定性诊断产品层出不穷(图3-1-24),一些研究表明 AI 辅助诊断甲状腺结节具有一定的准确性,其诊断准确性可优于初学超声医师,但低于高年资超声医师。超声影像同时结合 AI 具有更高诊断价值。

5.超声分子成像技术

超声分子成像是指超声造影剂通过血管途径进入靶组织,应用超声造影技术来观察靶区在组织、细胞及亚细胞水平的成像,借以反映病变区组织在分子基础方面的变化。超声分子成像技术在甲状腺癌诊断与治疗中的运用正处于探索阶段,由于超声造影剂微泡具有携带靶向标记物或药物、促进局部药物吸收、改善肿瘤内部乏氧状态等作用。在甲状腺方面,目前有各种研究利用超声及各种造影剂微泡或纳米泡对难治性甲状腺癌、低分化甲状腺癌及甲状腺未分化癌等的化疗、靶向治疗方面的作用进行了探索研究,发现超声与造影剂的协同作用下,能够对肿瘤组织进行靶向定位及诊断,增强药物抗肿瘤作用,减少药物的用量,减轻其不良反应。相信不久的将来,随着分子生物学的发展、各种兼具诊断及治疗双重作用的超声探头、靶向超声微泡的研制和对超声生物学效应的深入研究,超声分子成像技术定会取得突破性进展,必将为人类疾病诊断和治疗带来新的希望。

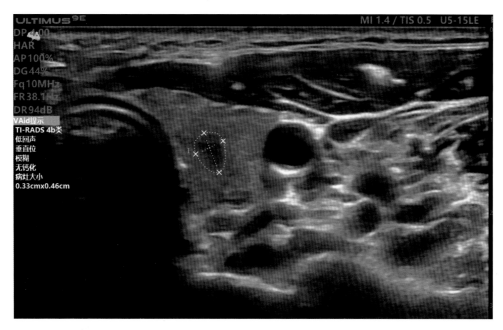

图 3-1-24 AI 自动测量、评估结节超声特征及分级

14. 甲状腺结节超声评估与基因检测有何关系？

1. 甲状腺结节基因检测的意义

明确诊断是肿瘤治疗的前提,超声及 FNA 是甲状腺结节良恶性诊断的首选方法和"金标准"。但由于 FNA 结果也具有一定的局限性,其标本中有 10% ～30% 的标本不能明确甲状腺结节的性质,有 25% ～40% 的标本无法准确辨别滤泡性质,此种情况下,进行甲状腺癌基因检测,就能对甲状腺癌的确诊起到辅助诊断的作用。同时基因检测结果有利于医生评估结节的复发转移风险,进而有助于下一步诊疗方案的制订:是否观察、是否适合消融、制定手术切除范围和淋巴结清扫范围方案等。

根据《甲状腺癌基因检测与临床应用广东专家共识(2020 版)》,可以通过基因检测(分子检测)辅助诊断甲状腺癌(表 3-1-3),以及推荐相应个体化治疗方案(图 3-1-25)。

表 3-1-3 基因检测在甲状腺癌诊断中的意义

基因名称	重排、突变位点	相应病理类型	提示结果
BRAF	V600E 点突变	PTC 为 80% FTC 中少见	高度怀疑 PTC
RAS	*RAS* 突变	FTC 为 40% ～50% PTC 为 10% ～20%（其中 FVPTC 最高） NIFIP 为 20% ～40% 良性结节中也有发现	怀疑 FVPTC、FVPTC、NIFIP、良性结节

续表 3-1-3

基因名称	重排、突变位点	相应病理类型	提示结果
RET	*RET/PTC* 重排	PTC 为 15%~20% 电离辐射和儿童 PTC 中常见,以 RET/PTC1 重排最常见,占 68%~80%	高度怀疑 PTC(标志物)
	*RET*918 点突变	MTC 为 50%	
	PET 胚系突变	MEN Ⅱa 为 98%	标志物
TERT	C228T、C250T 点突变	DTC 为 10%~15% PDTC 和 ATC 为 40%~45%	是甲状腺癌诊断和侵袭性评估的重要标志物
	和 BRAF 共存	PTC 侵袭性和复发风险显著增加	
TP53	5~9 号外显子基因突变	侵袭性较强的 FVPTC(如 PTC 柱状细胞-高细胞等) PDTC、ATC	与甲状腺癌去分化有关,提示预后不良

PTC:甲状腺乳头状癌(papillary thyroid cancer);FTC:甲状腺滤泡癌(follicular thyroid cancer);FVPTC:滤泡亚型乳头状甲状腺癌(follicular variant papillary thyroid carcinoma);NIFTP:带乳头状细胞核特征的非侵袭性滤泡型甲状腺肿瘤(non-invasive follicular thyroid neoplasm with papillary like nuclear features);MTC:甲状腺髓样癌(medullary thyroid cancer);MEN Ⅱa:多发性内分泌腺瘤Ⅱa型(multiple endocrine neoplasia-Ⅱa);DTC:分化型甲状腺癌(differentiated thyroid cancer);PDTC:低分化甲状腺癌(poorly differentiated thyroid cancer);ATC:甲状腺未分化癌(anaplastic thyroid cancer)。

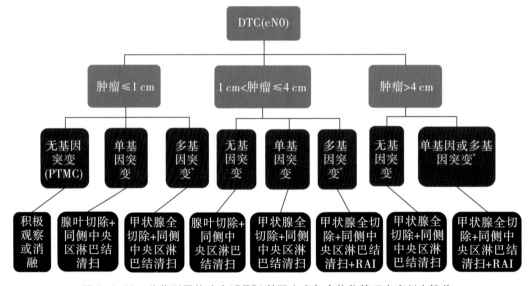

图 3-1-25 分化型甲状腺癌(DTC)基因突变与个体化管理方案制定推荐

具体手术方案的制定应根据影像学和细胞学等临床资料综合考虑;a 多基因突变特指 *BRAF/RAS* 合并 *TERT*、*PIK3CA*、*TP53* 等突变;分化型甲状腺癌(DTC);甲状腺微小乳头状癌(PTMC);放射性碘(radioiodine,RAI)。

2. 什么样的结节推荐基因检测？

基因检测应秉承患者利益至上原则，考虑对患者诊治意义时同时应兼顾经济费用，制定适合个体的最优化检测方案。对于超声表现较典型的恶性结节，考虑其经济费用，可不行基因检测，如 TI-RADS 5 类结节；对于超声表现上难以明确良恶性倾向的结节，如可疑滤泡肿瘤，TI-RADS 4A 类结节等，推荐基因检测，有助于判断结节性质，避免 FNA 假阴性；同时应结合甲状腺结节大小、遗传史等，对于可疑微小癌，FNA 同时进行基因检测，更有利于临床决策；对于可疑遗传性 MTC，RET 基因点突变，以及其他突变位点的检测，对于手术范围、时机和术后随访都会发挥重要作用（图 3-1-26）。

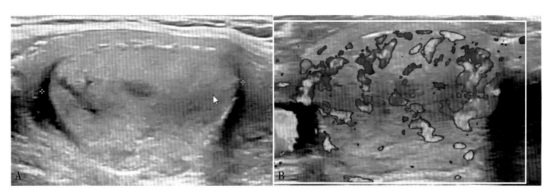

ATA 指南分级为低风险；ACR TI-RADS 4 类；C-TIRADS 4A 类。FNA 提示 Bethesda V 类，可疑恶性肿瘤；可疑甲状腺乳头状癌。基因检测提示 *TERT/NRAS* 融合突变。组织病理学：甲状腺滤泡癌伴局部包膜浸润。

图 3-1-26 甲状腺超声及基因检测评估

15. 除超声外，还有哪些医学成像技术应用于甲状腺结节性疾病的诊断？

1. CT

相对于超声检查及和核素显像，CT 检查能清晰显示甲状腺原发病灶内的各种形态、大小的钙化灶，但对于最大径≤5 mm 结节及弥漫性病变合并结节的情况显示欠佳。CT 检查在显示病变整体、局部侵犯、区域淋巴结转移情况及病变与大血管的关系等方面有不可取代的作用。由于甲状腺病变可侵入上纵隔或出现纵隔淋巴结肿大，故扫描范围应常规包括上纵隔，临床常行颈胸部 CT 检查。如果病变超声提示良性病变，对于较大且位置较低的病变，应进一步行胸部 CT 平扫，明确病变范围，对于恶性病变，且无碘对比剂使用禁忌证，应行增强 CT 检查，但有甲亢症状或同位素扫描为"热结节"时，则不宜行增强扫描。如无碘对比剂使用禁忌证，对于甲状腺病变应常规行增强扫描。但在临床怀疑甲状腺肿瘤时，需认真评估增强 CT 的必要性，因为分化型甲状腺癌可摄取碘对比剂，若不推迟使用[131]I 治疗开始的时间，碘对比剂会明显影响[131]I 治疗的效果。

2. MRI

磁共振（MRI）检查无辐射，可以提示甲状腺结节位置、形态及对邻近组织结构的侵犯，对结节内出血、囊变敏感，对体积较小的结节及钙化不敏感。其中磁共振弥散加权成像（DWI）能够反映水分子在体内的扩散运动，能够通过测量表观弥散系数（ADC），鉴别肿瘤良恶性，研究表明甲状腺恶性结节及转移性淋巴结具有更低的 ADC,且高侵袭性 PTC 较低侵袭性 PTC 具有更低的 ADC 值。总之,MRI 在甲状腺结节良恶性鉴别、甲状腺癌外侵和淋巴结转移评估等方面具有一定临床意义和应用前景。但由于甲状腺本身体积较小,MRI 时间较长,且图像不可避免地受到运动伪影的干扰,MRI 技术在甲状腺结节诊断中应用仍处于初步探索阶段。

3. 核医学显像

核医学显像在甲状腺功能、代谢等情况的评估具有无法替代的作用。一般不作为甲状腺结节性质评估首选检查,但对一些特殊类型甲状腺肿瘤具有特异性评估效果,如髓样癌、未分化癌等,且对寻找转移性病灶具有较高的敏感性和特异性。具体显像方式及适应证如表 3-1-4。

表 3-1-4　常用核医学显像方法及适应证

	显像名称	适应证
单光子显像	^{131}I 全身显像	^{131}I 治疗前评估、^{131}I 治疗后评估、寻找摄碘转移灶
	^{99m}Tc-MIBI 亲肿瘤显像	甲状腺结节良恶性鉴别诊断;甲状腺癌治疗后随访
	^{99m}Tc-生长抑素受体显像	甲状腺髓样癌等神经内分泌肿瘤诊断及疗效观察
	^{111}In-喷曲肽	用于放射性碘难治性分化型甲状腺癌患者寻找转移灶
	^{99m}TcO$_4^-$静态显像	甲状腺结节功能的判定;分化性甲状腺癌术后残余甲状腺、颈部淋巴结转移、远处转移评估
正电子显像	^{18}F-FDG 全身显像	DxWBS 阴性患者转移灶的寻找;髓样癌和未分化癌的诊断、分期和疗效评估
	^{68}Ga-PMSA 受体显像	用于放射性碘难治性分化型甲状腺癌患者寻找转移灶;髓样癌患者寻找原发灶及转移灶
	^{68}Ga-DOTATATE 受体显像	髓样癌有效的评估手段;用于放射性碘难治性分化型甲状腺癌患者寻找转移灶(尤其是肺外转移灶)
	^{64}Cu-TETA-Octreotide 受体显像	仅用于 SSTR2 阳性的神经内分泌肿瘤患者寻找原发灶及转移灶

16. 局部晚期甲状腺癌的影像学评估有哪些?

如前所述,超声作为甲状腺疾病的首选检查方式,对于局部晚期甲状腺癌除进行定性诊断外,还可对腺体外侵犯位置及范围进行评估,且对于转移性颈部淋巴结评估具有较高的特异性。颈部增强 CT 或 MRI 有助于评估超声可能无法完全探及的部位,如纵隔和Ⅱ区淋巴结,有利于评估病灶或淋巴结与周围结构及器官的相对关系,如气管、食管、颈动脉鞘的关系,为手术范围提供帮助。但 CT 检查难以准确鉴别反应性淋巴结增生和转移性淋巴结,需要进一步检查或随诊观察确定。

17. 甲状腺癌远处转移的影像学评估有哪些?

1. 超声检查

甲状腺术后超声评估是甲状腺癌患者长期随访管理的一部分重要内容,主要是监测复发或持续存在的癌灶(表3-1-5)。颈部超声评估内容包括颈部淋巴结、甲状腺床、颈部软组织、血管、气管及食管。此外超声可用于远处转移检测及筛查,包括肝、肾、卵巢等。

表3-1-5 甲状腺癌复发转移病灶超声特点

部位	超声特点
甲状腺床复发	①低回声;②纵横比>1;③微钙化;④囊性变;⑤边缘不规则;⑥血流信号增加
静脉、皮下脂肪组织或肌肉组织复发	实性结节,边界不规则,部分可以显示血流信号增多
静脉瘤栓	颈部静脉内出现瘤栓回声,部分内部可见血流信号
气管、食管受侵	气管、食管管壁连续性中断

2. CT/MRI

当甲状腺全切除术后 Tg 阳性而超声检查阴性时,颈部增强 CT 或 MRI 有利于评估复发病灶或淋巴结与周围结构及器官的相对关系。同时,CT 检查对于肺部转移具有较高的诊断价值。MRI 是探索肿瘤脑转移的影像常规检查项目。

3. 核医学显像

如前所述,各种核医学成像模式对于甲状腺癌远处转移和术后复发转移灶的发现和诊断具有无法替代的作用,具有较高的特异性。^{131}I-WBS 用于评估甲状腺残留、复发和转移病灶、判定治疗的效果。对摄碘部位进行 SPECT/CT 显像,判断摄碘部位的性质,排除假阳性摄取。怀疑肺转移,首选 CT,对可能存在的 CT 不能发现的微小病灶(直径<1 mm),^{131}I-WBS 表现为弥漫放射性浓聚。对于复发和转移的高危患者,如有条件可以考虑 PET/CT,特别是当 Tg 升高或 TgAb 经 ^{131}I 清甲治疗后持续升高或不降,而 ^{131}I-WBS 全身显像阴性,US、CT 或 MRI 普通影像学也无阳性发现时。

病例:患者自述 17 年前发现颈部肿物,6 年前于一家医院就诊,考虑结节性甲状腺肿,行手术治疗,术中探查肿物与颈部血管粘连严重,肿物广泛侵及气管壁,术中仅切取部分峡部组织,病理报:甲状腺乳头状癌。同年于另一家医院行甲状腺探查,甲状腺全切、功能性颈部淋巴结清扫术,术后病理回报:(甲状腺右叶及肿物)甲状腺乳头状癌,侵犯周围组织及甲状旁腺。Ⅲ~Ⅵ区及前上纵隔淋巴结均可见癌转移,胸腺组织及右侧胸锁乳突肌可见癌侵及。3 个月前颈部再次发现肿物,行超声、增强 CT 及 MRI 检查(图3-1-27~图3-1-32)。

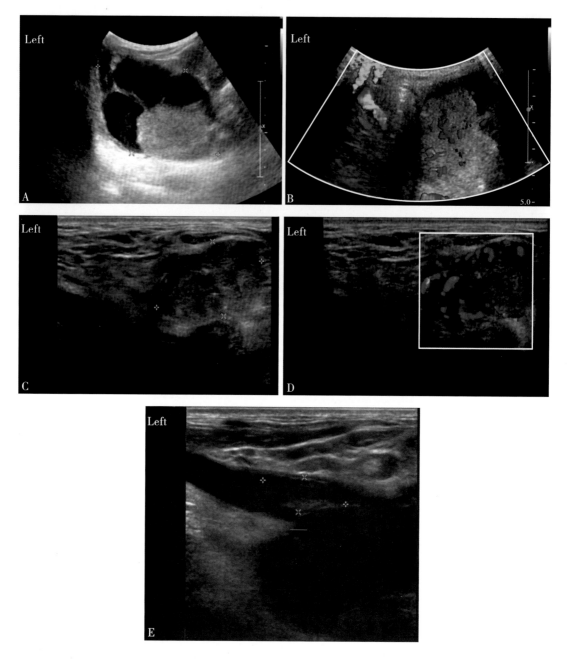

A.左侧颈部囊实性包块,大小约8.9 cm×5.8 cm,实性部分大小约5.6 cm×3.2 cm,形态不规则,与气管分界不清; B.彩色多普勒显示内可见较丰富血流信号;C.双侧颈部可见多发异常肿大淋巴结,右侧Ⅲ～Ⅳ区,左侧Ⅱ～Ⅳ区,大者 2.7 cm×1.7 cm;D.彩色多普勒超声显示淋巴结内可见周围血流信号增多;E.左侧颈部肿物旁颈内静脉内可见瘤栓,范围 约1.9 cm×0.7 cm,与肿物关系密切。

图3-1-27 颈部超声

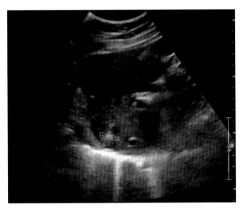

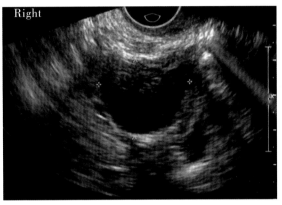

肝右前叶上段见高回声结节,大小约 1.9 cm ×1.5 cm,边界清,形态规则,边缘可见少许无回声,未见明显血流信号。——性质待定,转移性?

图 3-1-28 腹部超声

右附件见低回声,大小约 2.7 cm×2.2 cm,边界清晰,形态规则,内未见明显血流信号,边缘可见少许血流信号。——性质待定,转移性?

图 3-1-29 经阴道子宫附件超声

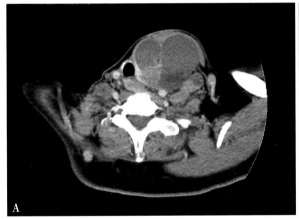

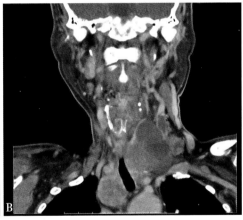

A.颈部肿物及肿大淋巴结横断面;B.颈部肿物、肿大淋巴结及颈静脉瘤栓冠状面。左侧颈部可见软组织密度结节,大小约 5.8 cm×6.0 cm×6.3 cm,分叶状,边缘不清,密度不均匀,增强扫描成不均匀明显强化,部分成分隔样机多囊状强化。双侧颈部及右侧纵隔可见多个肿大淋巴结,最大者 3.8 cm。左侧颈静脉可见约 0.9 cm×2.4 cm 大小瘤栓。——左侧甲状腺转移伴颈部、纵隔多发转移瘤,左侧颈静脉瘤栓。

图 3-1-30 颈部增强 CT

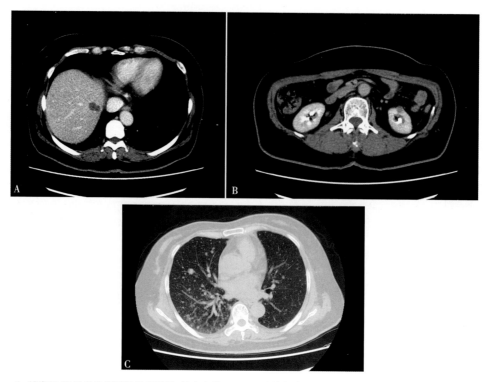

A.肝脏 S8 段见多发类圆形低密度灶,较大直径 1.6 cm,边缘欠清,增强后见轻度环形强化;B.左肾上下极皮质内见两枚稍低密度灶,增强后见轻度强化,较大一枚 1 cm;C.双肺见弥漫分布多发大小不等结节。——肝 S8 段低密度灶,考虑转移;左肾低密度灶,考虑占位,转移? 乳头状细胞癌?

图 3-1-31 上腹部增强 CT

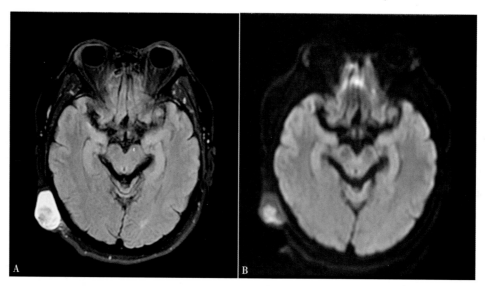

A.MRI FLAIR 序列;B.MRI DWI 序列。右侧颞部颅板外头皮处可见类圆形囊实性占位,边界清楚,大小约 2.0 cm×3.1 cm×3.6 cm,囊性成分呈等 T1 长 T2 信号,实性成分呈混杂稍长 T1 及稍长 T2 信号,DWI 呈高信号。——考虑恶性转移。

图 3-1-32 头颅 MRI 平扫

18.甲状腺拥有哪几种细胞系？它们分泌的激素分别有何作用？

熟悉甲状腺新陈代谢的生理机制可以帮助我们直接应用实验室检查来评价甲状腺结节。虽然多数甲状腺结节患者的甲状腺功能是正常的，但是早期确定甲状腺功能非常重要，因为甲状腺功能的改变会影响进一步的诊疗方案。

甲状腺拥有两种不同的细胞系，甲状腺滤泡细胞产生三碘甲腺原氨酸（triiodothyronine,T_3）和甲状腺素（thyroxine,T_4），而滤泡旁细胞（C细胞）产生降钙素。T_3和T_4对于许多身体功能至关重要，包括心血管系统、生长发育、体温调节、营养和肝代谢以及体液平衡。甲状腺滤泡细胞主要的功能是合成和分泌甲状腺激素，调控人体各种组织细胞的新陈代谢、分化、生长、发育和功能维持，维持神经系统的兴奋性。

甲状腺由无数个柱状上皮细胞围成的滤泡构成，滤泡腔内充满胶质，胶质的主要成分是滤泡上皮细胞合成的甲状腺球蛋白（thyroglobulin,Tg）。滤泡上皮细胞腔侧膜的甲状腺过氧化物酶（thyroid peroxidase,TPO）催化分子碘与Tg分子上的酪氨酸残基结合，形成3-碘酪氨酸（MIT）或3,5-二碘酪氨酸（DIT），并促进MIT、DIT偶联缩合形成T_3和T_4。甲状腺激素（主要为T_4）合成后，随Tg储存于甲状腺滤泡腔中。甲状腺激素释放时，在细胞内形成胶体小滴，内涵体酶和溶酶体酶将Tg分子上的T_3和T_4解离下来并释放入血。T_4占甲状腺激素的90%以上，在外周经脱碘转化为T_3，作用于靶器官发挥生物学效应。血清Tg水平能反映正常甲状腺及分化型甲状腺癌的组织量、甲状腺组织的炎症及损伤、甲状腺组织对TSH、HCG、TRAb等刺激的反应。Tg测定的影响因素较多，对分化型甲状腺癌的诊断价值不高。但对分化型甲状腺癌患者，行甲状腺全切除术后Tg可作为监测肿瘤残留或复发的标志物。

另外，在甲状腺滤泡间质组织中，散在分布着滤泡旁细胞，其分泌的降钙素（calcitonin,CT）是一种由32个氨基酸组成的肽类激素，生理作用是抑制骨、肠道、肾脏钙重吸收，降低血钙，拮抗甲状旁腺素（PTH），调节机体的骨代谢，不受下丘脑-垂体调控。降钙素通过直接抑制破骨细胞的骨吸收来帮助降低循环血中的钙水平，并抑制肠内钙的吸收和肾小管钙的重吸收。CT的测定并非常规，但对有甲状腺髓样癌家族史者，有必要完善CT、CEA以及PTH和血钙水平的测定。

通过测定血中甲状腺激素浓度，即可直接判断甲状腺激素过多、不足。由于简便、迅速、正确、敏感，在日常诊疗中被广泛采用。常用的甲状腺相关实验室检查包括甲状腺相关激素测定（TSH/TT_4/FT_4、TT_3/FT_3、CT）、甲状腺球蛋白（Tg）测定、甲状腺自身抗体测定（ATG/TgAb、TMA/TPOAb）。没有任何一项上述检验指标可以独立预测甲状腺病变，脱离患者生理状态、用药情况及甲状腺形态学评估的实验室检查同样没有意义。有些情况需要注意：①甲状腺激素测定的局限。功能和测定值背离甲状腺功能最重要的指标是血中的甲状腺激素浓度。但功能和功能指标有时并不一致。例如，外源性甲状腺激素应用或无痛性甲状腺炎表现为破坏性甲状腺毒症，通过 FT_4 和 TSH 不能与甲亢鉴别，此时甲状腺不是亢进反而是受到抑制。这类疾病甲状腺激素过多，但甲状腺功能并不亢进，治疗方法不同于甲亢。血中激素测定值和甲状腺功能背离务必引起注意。②甲状腺激素测定包括 TT_4、FT_4、TT_3、FT_3。血中 T_4、T_3 99% 以上与蛋白结合，进入细胞内发挥作用的是占总激素不到 1% 的游离激素。妊娠、肝功能损害等导致结合蛋白浓度改变对总激素浓度测定产生很大影响。而游离激素的浓度基本不受影响，因此游离激素可判断甲状腺激素的过多、不足。③与受体结合发挥作用的是 T_3，T_4 为没有活性的激素前体。但并非通过 FT_3 测定判断甲状腺状态。通常，血中 T_4 全部来源于甲状腺，而 T_3 20% 以下来自甲状腺，80% 在肝、肾等组织自 T_4 脱碘生成。如禁食 24 h，T_4 基本上没有变化，但是 T_3 出现减半。另外，甲状腺功能减退早期，T_4 低下但是 T_3 正常。换言之，甲状腺提供激素前体 T_4，根据全身代谢状态，肝、肾等组织控制活化 T_3 的生成。因此，判断甲状腺功能，不是根据易受营养状态影响的 FT_3，而是必须测定 FT_4，当然对 T_3 型甲亢，T_3 的测定是必需的。④TSH 是甲状腺激素过多、不足的特异、敏感指标。甲状腺激素的生成和分泌受 TSH 调节，而 TSH 受下丘脑促甲状腺激素释放激素（TSH-releasing hormone TRH）调节。甲状腺激素受下丘脑垂体的负反馈调节。相对于 T_4、T_3 的变化，TSH 较晚出现变化。甲状腺激素补充剂量改变时，TSH 需 2 个月才能稳定，故频繁测定 TSH 没有意义。另外 TSH 的抑制、上升也可能反映前一段时间内一过性甲状腺激素的过多或不足，此时，观察 FT_4 与 TSH 的动态变化就很有意义。

总体来说，男性和女性甲状腺激素水平差异不大，成人男性和女性可以使用相同的甲状腺激素参考区间。TSH 随着年龄的增长而增加，特别 60 岁以上老年人群，可能是 65 岁以上老年人的正常代偿现象。进食对甲状腺激素结果的影响不大，通常情况下，采血测定甲状腺激素及 TSH 时，不需要空腹。成人血清中的 TSH 具有明显的昼夜变化节律性。血清中 TSH 通常在凌晨后达到顶峰，然后开始逐渐下降，至下午 3 时左右达到最低值，之后开始缓慢升高，于晚上 9 时开始快速上升至凌晨后再次达到峰值。目前，TSH 的参考区间多来自采集表观健康人早晨至上午 10 时之间的静脉血标本测定的 TSH 结果统计而来。使用 TSH 监测患者甲状腺激素替代治疗效果时，应尽量嘱患者清晨 8 时左右采血，避免 10 时以后特别是午饭后采血检测 TSH。总之，在分析 TSH 结果时，需要关注采血时间对结果的影响。

19. 甲状腺激素是如何调节的？评估甲状腺功能对甲状腺结节性疾病的诊治有何作用？

甲状腺功能受大脑皮质-下丘脑-垂体前叶系统的控制和调节。在大脑皮质调控下，下丘脑分泌 TRH，刺激垂体前叶细胞分泌 TSH。TSH 是调节甲状腺生理功能的最重要激素。TSH 通过 TSH 受体（TSHR）发挥作用。TSHR 位于甲状腺细胞基底膜，属于 G 蛋白偶联受体家族成员。TSH 与 TSHR 结合后，刺激腺苷酸环化酶催化单磷酸腺苷（AMP）生成环化单磷酸腺苷（cAMP），通过一系列信号通路促进 Tg 的降解和甲状腺激素的释放，并通过刺激钠/碘协同转运体（sodium/iodine symporter NIS）、Tg 和 TPO 等合成或活性增加，提高甲状腺上皮细胞摄碘和激素合成能力，在 TSH 刺激下甲状腺激素的合成和释放增加。而 TRH 和 TSH 的分泌又同时受循环中 T_3 和 T_4 水平的反馈抑制。在下丘脑(TRH)-垂体前叶(TSH)-甲状腺(T_3、T_4)这个负反馈调节轴中,任何一个环节出现病理改变,都会导致甲状腺的形态或功能异常。因此,对于甲状腺相关疾病,不能仅仅关注甲状腺本身,需要根据病理因素、病变部位加以诊断和治疗。

　　TSH 正常限值也是一个有争议的话题。尽管许多实验室给出的参考范围为 0.5 ~ 5.0 mU/L,但人口研究表明,种族、碘摄入量、性别和体重指数可能会影响 TSH 水平。美国人口调查研究《美国国家健康与营养检查调查(NHANES)》显示,非裔美国人(3.6 mU/L)的血清 TSH 正常上限低于墨西哥裔美国人(4.2 mU/L),而 20 ~ 29 岁的正常人的上限(3.5 mU/L)低于 80 岁以上的人(7.5 mU/L)。NHANES 研究还表明美国 95% 的无自身病史或甲状腺疾病家族史的人的血清 ISH 浓度在 0.45 ~ 4.12 mU/L。尽管基于年龄的 TSH 参考是理想的,但在没有该参考的情况下,美国甲状腺协会 (American Thyroid Association, ATA) 和美国临床内分泌协会(American Association of Clinical Endocrinologists, AACE)建议将 0.4 ~ 4.0 mU/L 设为 TSH 参考范围。

　　对甲状腺结节性疾病患者有必要筛查测定血清 TSH 水平。TSH 在参考范围内的患者不需要进一步的实验室检查,但需要超声检查,必要时可进行 FNA 检查以进一步确诊结节的良恶性。绝大多数甲状腺结节患者的甲状腺功能是正常的,不需要进一步检查甲状腺功能。对于 TSH 降低的甲状腺结节患者,要测定其 FT_4 和 FT_3,为方便诊断也可同步检测。

　　多种甲状腺疾病均可引起血清 Tg 水平升高,包括分化型甲状腺癌、甲状腺肿、甲状腺组织炎症或损伤、甲亢等,因此血清 Tg 不能鉴别甲状腺结节的良恶性。

　　CT 由甲状腺 C 细胞合成与分泌,其结构和生理作用与甲状腺素完全不一样,并不归属于下丘脑-腺垂体-甲状腺轴。CT 与 PTH、1,25(OH)维生素 D_3 一起构成钙调节激素,共同维持正常骨代谢和血钙浓度,其分泌受血钙浓度调节。CT 由甲状腺泡旁细胞(C 细胞)分泌,当血清 CT>100 pg/mL 提示甲状腺髓样癌可能。CEA 与部分甲状腺髓样癌患者的诊断及临床进展存在相关性,可与 CT 一同应用于甲状腺髓样癌的检测,如考虑甲状腺髓样癌,应同时检测血清 CT 和 CEA 基础值。需要重视的是,虽然甲状腺滤泡旁 C 细胞是循环 CT 主要来源,但某些甲状腺以外神经内分泌细胞也可分泌 CT。因此,发现血清 CT 水平升高,需要鉴别甲状腺髓样癌以外疾病:①神经内分泌肿瘤,如小细胞肺癌、支气管和肠道类癌及所有神经内分泌肿瘤;②良性 C 细胞增生(HCC),见于自身免疫性甲状腺疾病(桥本甲状腺炎或格雷夫斯病)及分化型甲状腺癌;③其他疾病,如肾病(严重肾功能不全)、高胃酸血症、高钙血症、急性肺炎、局部或全身性脓毒血症等。

20. 甲状腺相关实验室检查在甲状腺结节鉴别诊断中有哪些作用?

　　桥本甲状腺炎 (Hashimoto thyroiditis, HT) 与甲状腺乳头状癌(papillary thyroid cancer, PTC)之间的联系一直是争论不休的话题。HT 和 PTC 并发的患者是否表现出侵袭性或局部淋巴结转移尚未统一。一些报道表明,在缺乏自身免疫病的情况下,较高的 TSH 水平与甲状腺结节的恶性风险增加有关。血清 TSH 通常会随着年龄的增长而增加,而年轻甲状腺结节患者中,TSH 升高对恶性肿瘤有一定的提示作用。美国的一项人口研究显示,80 岁以上且无甲状腺疾病的人其正常 TSH 上限为 7.

5 mU/L。因此，老年人中，在评估恶性肿瘤风险和活检的必要性时，需要将其考虑在内。应当强调的是，TSH 升高会增加儿童甲状腺结节的恶性风险，因此伴有 TSH 升高的儿童结节性甲状腺患者需要重视。甲状腺过氧化物酶抗体（thyroperoxidase antibody，TPOAb）是一种针对在甲状腺细胞顶端表面表达的甲状腺过氧化物酶的球蛋白免疫反应区域的自身抗体。TPOAb 有助于识别自身免疫介导的疾病，很少与甲状腺恶性肿瘤相关。因此，应在怀疑自身免疫性甲状腺疾病的受试者中测试 TPOAb，不是为了帮助确定恶性肿瘤风险。

尽管在分化型甲状腺癌甲状腺全切除术后的患者中，Tg 是有用的标记物，但在评估结节性甲状腺的恶性风险时没有诊断价值，因此在常规评估甲状腺结节时不应进行测量。昼夜节律和季节变化不影响血清 Tg 结果，但是，生理、碘摄入、某些药物和指标会影响 Tg 结果。研究显示甲状腺的体积与血清 Tg 呈明显的正相关，女性血清 Tg 水平明显高于男性；碘缺乏和碘过量均可以导致血清 Tg 的升高；过高的 TSH 水平会导致血清 Tg 水平升高；人绒毛膜促性腺激素（HCG）导致血清 Tg 水平增高；TSH 受体抗体导致血清 Tg 水平增高；左甲状腺素（levo-thyroxine，L-T_4）或应用重组人促甲状腺素（recombinant human thyrotropin，rhTSH）也会影响 Tg 结果。此外，甲状腺疾病家族史，甲状腺损害如活检、外伤、出血、放射性损伤、炎症等可引起 Tg 水平变化。

临床上，通过触诊或超声等影像学检查，一旦发现甲状腺结节，须采集完整的病史（包括症状、体征、治疗史等）、个人史和家族史等，再结合实验室检测、影像学检查和病理学检查，明确诊断。

非毒性结节性甲状腺肿是临床上最常见的甲状腺结节性疾病，可分为单结节或多结节；结节构成可分为实性、囊性、混合性、出血性和胶性结节等。临床特征包括临床进展缓慢（出血性囊性结节除外）、除外观改变外，无明显临床症状、甲状腺功能正常、CT 正常、Tg 可升高或正常、甲状腺自身免疫指标 TPO-Ab/TgAb 可正常或异常。可行细针/粗针穿刺细胞/组织学检查与甲状腺癌鉴别。

毒性结节性甲状腺肿的临床特征与非毒性结节性甲状腺肿相似，也可分为单结节（甲状腺高功能腺瘤，TA）或多结节（多结节性毒性甲状腺肿，TMNG），结节构成多为实性或囊实性。主要特征是甲状腺功能表现为原发性亢进或亚临床甲亢。特异性诊断是核医学甲状腺功能显像，其表现为结节呈高摄取、结节外甲状腺组织摄取显著受抑制。甲状腺结节合并 TSH 异常，除检测甲状腺自身免疫指标外，可做甲状腺 ECT 扫描。极少数高功能甲状腺结节为恶性 DTC，结节细针细胞学或粗针组织学检查有助鉴别。治疗上，外科手术和同位素治疗为首选，热消融治疗也有效（须先排除恶性）。

亚急性甲状腺炎是一种与病毒感染有关的甲状腺炎，是最常见的痛性结节性甲状腺疾病。有季节发病趋势，具有自限性，可自行缓解。少数可反复加重、复发或迁延。典型临床特征：近期病毒感染史、急性起病、全身炎症反应症状、发热；甲状腺结节样肿大，伴自发性疼痛和/或明显触痛；炎症指标如 ESR 等显著升高；甲状腺功能呈三相改变（早期轻度甲状腺毒症、中期轻度甲减，最后多数恢复正常）；ECT 扫描甲状腺摄取功能弥漫性低下，与血清 T_3、T_4 水平升高呈分离现象，TPOAb/TgAb 可正常或异常。治疗上，以对症治疗为主，疼痛明显者可用非甾体解热镇痛药或糖皮质激素，甲状腺毒症一般较轻，症状明显时，可使用 β 受体拮抗剂。亚急性甲状腺炎的甲状腺结节可自行缩小甚至消失，无须手术或消融治疗。

21. 甲状腺癌术后监测标记物有哪些?

甲状腺癌患者需要定期检测相关实验室指标,以进行终生的定期治疗监测,以帮助及时发现肿瘤的复发或转移,并根据这些结果合理调整治疗方案。因此临床医师了解上述实验室指标的检测和相关影响因素,对于结果的解读具有重要的意义。与甲状腺癌相关的实验室指标主要包括:①甲状腺滤泡分泌的甲状腺素(thyroxine,T_4)和三碘甲腺原氨酸(triiodothyronine,T_3)以及垂体分泌的促甲状腺激素(thyroid stimulating hormone,TSH),主要用于分化型甲状腺癌(differentiated thyroid carcinoma,DTC)患者手术后激素替代治疗时甲状腺功能的监测;②肿瘤相关的标志物,包括甲状腺球蛋白(thyroglobulin,Tg)、甲状腺球蛋白抗体(thyroglobulin antibodies,TgAb)、降钙素(calcitonin,CT)和癌胚抗原(carcinoembryonic antigen,CEA),主要用于甲状腺癌患者的治疗监测和预后判断;③其他指标,包括碘代谢和钙磷代谢的相关指标,主要用于甲状腺癌患者的管理。

Tg是甲状腺产生的特异性蛋白,由甲状腺滤泡上皮细胞分泌。多种甲状腺疾病均可引起血清Tg水平升高。在甲状腺全切除后,排除干扰因素后,使得血清Tg(特别在放射性碘清甲治疗后)可成为分化型甲状腺癌的肿瘤标志物,其水平高低与患者体内肿瘤负荷存在正相关,可作为评估肿瘤复发转移的临床标志物。尽管在分化型甲状腺癌甲状腺全切除术后的患者中,Tg是有用的标记物,但在评估结节性甲状腺的恶性风险时没有诊断价值,因此在常规评估甲状腺结节时不应进行测量。在甲状腺全切除后,无TgAb干扰下,低血清Tg水平具有较高的阴性预测价值,如TSH抑制状态下Tg检测不到(<0.2 ng/mL)或刺激性Tg<1 ng/mL,预示疾病很可能达到完全缓解;Tg水平增高(>1 ng/mL)则提示存在疾病持续/复发的可能;Tg处于5～10 ng/mL,提示治疗后碘扫描发现并确认局部或远处转移灶的概率增高;Tg>10 ng/mL很可能需要其他评估及治疗。而与[131]I-全身显像(whole body scan,WBS)显示残余甲状腺不匹配的可疑增高刺激性Tg(preablative stimulated Tg,ps-Tg)水平可能提示远处转移的存在,由于受到残余甲状腺组织、血清TSH及TgAb水平等因素的影响,目前尚无明确的最佳[131]I治疗前ps-Tg界值点用以指导[131]I治疗决策,国内有关ps-Tg预测成人远处转移的最佳界值为52.75 ng/mL,儿童为156 ng/mL,这将有助于为及时修正患者的[131]I治疗剂量、避免治疗不足提供证据。在手术、[131]I等治疗后动态监测Tg的变化,有助于判断[131]I治疗疗效,对于远处转移性DTC患者Tg动态监测还有助于预测碘难治性DTC(RAIrefractory-DTC,RAIR-DTC)的出现。

血清Tg水平升高与以下因素有关:①TSH、HCG或TR-Ab刺激甲状腺上皮细胞增生或肿大;②甲状腺组织炎症和损伤破坏,滤泡腔中Tg释放入血增加;③分化型甲状腺癌(PTC和FTC)细胞具有合成与分泌Tg的功能。因此,Tg是DTC治疗后的重要的肿瘤标记指标,比放射性碘扫描更加敏感、简便。DTC手术切除或放射性碘治疗后,如果Tg在血中持续存在,提示体内可能仍有残存的甲状腺癌组织。在对血清Tg水平做临床评价时,须同时结合TgAb水平。目前血清Tg检测技术受TgAb水平的影响,TgAb的存在可使Tg结果过高或过低。另外,Tg检测存在"hook"现象,即血清Tg浓度很高时(如超过1000 μg/L),由于抗原量过多,远超过抗体结合能力,可使Tg测定结果假性偏低。此外,淋巴结细针穿刺洗脱液Tg测定,可用于DTC淋巴结转移的判断。

TPO-Ab和TgAb都是自身免疫性甲状腺疾病的标志性抗体,往往同时出现。TPOAb几乎存在于所有的桥本甲状腺炎(HT)及 70% ~ 80% 的格雷夫斯病(Graves 病)中,是诊断桥本甲状腺炎的金标准。甲状腺癌根治术后检测 TgAb 的意义越来越受到重视,是肿瘤复发的第一个指征。TgAb 是自身免疫性甲状腺疾病患者血清中的一种常见自身抗体。TgAb 的存在会降低通过化学发光免疫分析方法检测血清 Tg 的测定值,从而影响通过 Tg 监测病情的准确性,故须同时监测 Tg 和 TgAb 水平的变化,并动态分析。血清 TgAb 水平持续下降,提示该患者疾病缓解。与此相反,血清 TgAb 水平持续上升应怀疑可能疾病复发。对治疗后 TgAb 持续不降或下降后再次升高者,应进行相关影像学检查。

CT 是由甲状腺滤泡旁细胞(C 细胞)分泌的一种多肽激素,是 MTC 的肿瘤标志物。与原发肿瘤和转移灶的负荷正相关。行全甲状腺切除术后,如患者术后基础血清 CT 如果超过正常范围并持续增高特别是 CT≥150 pg/mL 时,应高度怀疑病情有进展或复发。即便血清 CT<150 pg/mL,也存在淋巴结或病灶的残留或者复发风险,此时可配合颈部超声和可疑部位 CT 的检查。有研究表明,当 CT>500 pg/mL 时,远处转移的可能性增加。

CEA 是一种肿瘤相关性抗原,早期常作为结直肠癌的特异性肿瘤标志物。但由于甲状腺滤泡旁细胞也可以分泌 CEA,因此可作为 MTC 的肿瘤标志物,虽不能帮助 MTC 的诊断,但术后 CEA 的持续升高能提示病情的进展。

人体内钙、磷以无机盐形式存在,依赖于肠道吸收、骨质的沉积和吸收、肾脏排泄等进行调节,调控这些过程的主要激素是甲状旁腺素(PTH)、维生素 D 和 CT 等。其中 PTH 具有升高血钙、降低血磷等作用,$1,25(OH)_2D$ 可升高血钙和血磷,而 CT 则抑制破骨作用,抑制钙、磷的重吸收,降低血钙和血磷。低钙主要由于甲状旁腺功能受损或缺失、维生素 D 合成减少、摄入过少、吸收障碍等。钙测定包括游离钙及总钙的测定,在反映激素调节功能上,游离钙优于总钙,但总钙更能反映体内钙总体代谢状况。不同检测系统测定出的钙、磷可能会有轻微的差异,但整体来看一致性良好。

第三节　甲状腺结节细针穿刺细胞病理与 WHO 甲状腺肿瘤分类

22. 什么是甲状腺结节细针穿刺细胞学活检技术？

细针穿刺术（fine-needle aspiration，FNA）是指利用孔径较细的空心针（22～23G）扎入病变内，通过反复抽吸取样，获取含有细胞混悬液的方法。穿刺获取的样本经细胞学制片和染色后在显微镜下观察，可做出细胞病理学诊断。

超声引导下细针穿刺（ultrasound-guided fine-needle aspiration，UG-FNA）细胞学诊断是评估甲状腺结节良恶性的重要方法。FNA 细胞学诊断的目的不是明确甲状腺结节的最终病理诊断，而是通过细胞学诊断分类为病变提供恶性预估值，筛选真正需要手术干预的病例，避免不必要的手术。FNA 细胞学诊断适用于首诊可疑恶性的甲状腺结节、考虑复发、转移性甲状腺癌的术前诊断，亦可联合穿刺液 PTH 检测用于鉴别甲状旁腺组织来源的病变。

UG-FNA 取样可由甲状腺疾病诊治相关科室医师进行操作，如超声科、甲状腺外科、内分泌科、肿瘤科或病理科。取样过程可分解为以下步骤：①皮肤表面无菌消毒处理；②超声引导下定位病变部位；③穿刺针穿入病灶内部；④针头在病变内快速反复抽提数秒，利用针头切割作用获取病变处细胞；⑤拔出穿刺针并按压针孔止血。

成功的穿刺样本要求含有足够量可供显微镜下观察的病变细胞和细胞外成分。对于大多数病例，需要对病变部位进行 2～3 次穿刺以获得满意的样本。FNA 样本满意度受如下多种因素影响。

（1）穿刺操作方面　①操作医师是否经过规范化培训，是否使用了正确孔径的穿刺器械，穿刺过程中负压是否合适；②进针路径上是否有环状或粗大钙化导致进针或运针困难；③针头是否在病变部位进行了有效的切割；④为避免过多的血液和囊液成分冲散细胞，FNA 操作是否有效避开了大血管和出血囊性变的区域。

（2）病变结节固有特征方面　①病变本身是否富于细胞，如病灶含有显著纤维化或密集钙化的成分，而肿瘤细胞成分相对较少或分布较分散，则穿刺获取细胞量偏少；②病灶内血供丰富，即便使用孔径较细的穿刺针也不可避免造成出血；③病变结节体积较小，最大径<0.5 cm 的结节穿刺难度大，样本满意度低。

（3）细胞学制片方面　①制片过程中操作不佳可导致细胞机械性损伤或者细胞成分丢失；②制片后若血液覆盖在细胞上，会影响显微镜下判读；③手工涂片后未及时固定导致细胞肿胀和退变，影响显微镜下观察。

（4）患者配合度方面　穿刺过程中患者过分紧张、无法控制的吞咽及呛咳等都会导致穿刺失败。

FNA 标本的采集和制片是实现精准细胞学诊断的基础。操作者应与细胞病理工作人员达成良好的合作关系,不断磨合,共同实现规范化、标准化的采集、送检和制片流程。

23. 液基细胞学技术带来了哪些改变?

规范化、标准化的细胞学制片和染色流程是实现甲状腺 FNA 精准细胞学诊断的保障。《甲状腺细针穿刺细胞病理学诊断专家共识(2023 版)》中推荐的制片方法包括 2 种,分别为传统手工涂片法和液基细胞学制片法(liquid-based cytology,LBC)。两种细胞学制片方法的最终目的都是将 FNA 获取到的细胞均匀铺置于载玻片上,并最大限度保持细胞原始形态以供显微镜下观察与判读。

传统手工涂片法指的是将针吸获取物滴于载玻片的前中 1/3 处,液滴直径控制在 0.5 cm,取另一张载玻片与其平行反向拉开,操作时应避免大力推拉或挤压,以免造成细胞机械性损伤和变形。涂片后立即将载玻片置于 95% 乙醇内固定,固定 5 min 后即可进行染色。传统手工涂片形状为长椭圆形,推片操作手法和力度不同,以及样本液滴大小不同均可造成涂片形状差异和涂片内细胞成分分布不均(图 3-3-1)。

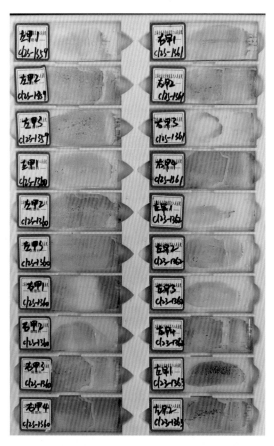

图 3-3-1　传统手工涂片,涂片占据载玻片后 2/3 范围,涂片内细胞成分常分布不均匀

液基细胞学制片法是在FNA操作完成后立即将针吸获取物注入液基细胞保存液内,按照膜式或沉降式液基细胞相关制片流程进行制片。制片后细胞被聚集在载玻片中央的圆形区域内,细胞成分通常分布均匀(图3-3-2和图3-3-3)。

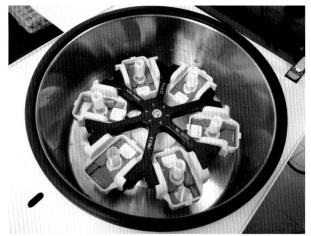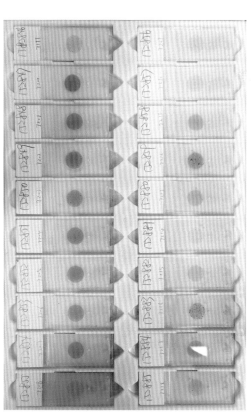

图3-3-2　沉降式液基细胞制片甩片机,细胞成分被收　　图3-3-3　液基细胞学涂片,涂片内细胞成分
　　　　　集在载玻片中央的圆形细胞仓中　　　　　　　　　　　均匀分布于载玻片中央

液基细胞学制片法现已被广泛应用于各类脱落细胞学样本中,包括妇科宫颈细胞学样本、痰液、尿液、浆膜腔积液、纤维支气管镜刷检以及肺泡灌洗液等样本。随着液基细胞学制片技术的不断改良,以及制片流程规范化的质控管理,FNA样本的液基细胞学涂片也能够提供与优秀手工传统涂片同样的形态学观察参数,从而得出一致的细胞病理学诊断。同时更具有以下优势。

(1)采样后针头在液基保存液中反复涮洗,可最大限度收集针吸获取细胞。

(2)液基细胞学制片法可使细胞尽量富集,避免传统手工涂片内因细胞分布过于分散而造成阅片漏诊。

(3)液基细胞学制片过程中通过对样本的离心和清洗等处理,可充分展示细胞的形态学细节,避免其被血液、甲状腺胶质或其他非诊断性成分覆盖。

(4)针吸成分直接注入液基保存液内,第一时间保证了细胞形态的固定。

(5)液基细胞学涂片还可直接进行免疫组化染色,以判断病变细胞来源,用于鉴别低分化癌、未分化癌、髓样癌、淋巴瘤、间叶源性肿瘤、其他转移性肿瘤及甲状旁腺来源病变。

(6)液基细胞学制片后的剩余样本可用于流式细胞学检测及分子检测,制作成细胞蜡块后切片可行免疫组化染色。

(7)液基细胞学样本采用统一的保存容器,利于运输和贮存,尤其对异地送检有方便和安全的优势。

由此可见,液基细胞学的应用,除了保证 FNA 细胞形态学观察之外,更为其辅助检测手段提供了素材和技术支持。

液基细胞学较之传统手工涂片的确存在一定的优势,但其前提是以良好的制片技术为基础。液基细胞学制片过程包括离心、去上清、清洗等多个步骤,其间涉及多次细胞转移、吸附或沉降,制片过程中难免会造成一部分诊断成分的丢失。同时,由于制片旨在最大限度保存细胞成分的形态特点,具有鉴别诊断价值的细胞外基质(如甲状腺胶质、淀粉样物质)及其与细胞之间的相对关系也会受到一定程度破坏。此外,各实验室液基细胞学制片水准参差不齐,尚不能保证每个实验室制片效果均能令人满意。液基细胞学制片周期长于传统手工涂片,也无法应用于快速现场评价(rapid on-site evaluation,ROSE)等需要快速判读的场景。

综上所述,液基细胞学制片技术与传统手工涂片相比各有其优缺点,各甲状腺疾病诊断中心和实验室可根据自身具体情况,合理分配针吸细胞样本,选择最优的样本分配方式,为 FNA 细胞病理学精准诊断提供有力的支撑。

24. 需要从哪些方面对甲状腺 FNA 进行质控?

近年来超声引导下细针穿刺(ultrasound-guided fine-needle aspiration,UG-FNA)在全国各甲状腺疾病诊治中心被广泛推广和应用。然而,目前我国不同地区、不同医院之间在 FNA 样本制片、诊断标准和报告格式等方面仍存在较大差异。为此中华医学会病理学分会细胞病理学组、甲状腺细针穿刺细胞病理学诊断专家共识编写组共同撰写了《甲状腺细针穿刺细胞病理学诊断专家共识(2023 版)》(简称《中国共识》),针对"标本的采集与制片""细胞学诊断""细胞蜡块""分子检测""细胞学诊断报告格式与内容"均予以详细说明,以期更好地指导和规范甲状腺 FNA 的应用,更好地服务于甲状腺疾病临床诊治需求。

我国暂未出台对甲状腺 FNA 质控的具体细则,参照《中国共识》内容,建议各甲状腺诊治中心进行室内质控时可包含以下内容。

1.细胞学样本采集:是否获取足够诊断的细胞及细胞外基质成分。

2.细胞学制片。

(1)细胞成分是否均匀铺置于载玻片上。

(2)细胞形态有否被破坏。

(3)诊断性细胞成分是否被血液及其他杂质成分覆盖(图3-3-4)。

(4)染色后涂片是否清晰展示了各类细胞形态学细节,以及细胞外基质的特征(图3-3-5 和图3-3-6)。

3.诊断术语:是否使用了《中国共识》推荐的报告体系。

4.判读及细胞学分类的准确性。

5. 是否合理使用了辅助诊断的各类检测方法。

6. 诊断报告是否涵盖了《中国共识》要求的各项基本内容。

7. 报告周期是否符合《中国共识》要求。

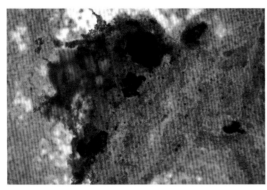

图 3-3-4　诊断性细胞成分被血液覆盖,影响镜　图 3-3-5　诊断性细胞成分形态保持良好,细胞
下观察　　　　　　　　　　　　　　　　　　核细节显示清楚

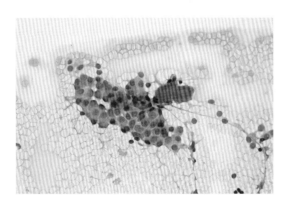

图 3-3-6　涂片固定不佳,细胞退变,细胞核细
节展示不清

25. 甲状腺 FNA 细胞学诊断有哪些陷阱?

尽管甲状腺 FNA 细胞学 Bethesda 报告分类和《中国共识》对各个诊断类别均提出了较明确的注释和诊断标准,然而,由于良恶性病变中细胞学特征的重叠,往往仍不可避免会出现假阳性或者假阴性误判。FNA 操作和细胞学制片不当则易造成假阴性。

1. 假阳性

某些良性病变,可出现一些轻微的提示恶性的细胞形态学特征,例如:伴有囊性变的良性滤泡性结节、桥本甲状腺炎(图 3-3-7)、滤泡性腺瘤均可出现不同程度的细胞核增大、核染色质淡染、核沟形成,偶尔可查见核内包涵体。细胞学诊断时可能过诊为可疑乳头状癌。而甲状腺低危型肿瘤,伴乳头状核特征的非浸润性甲状腺滤泡性肿瘤(non - invasive follicular thyroid neoplasm with papillary-like nuclear features, NIFTP)和透明变梁状肿瘤(hyalinizing trabecular tumour, HTT)可表现为典型的乳头状癌细胞核特征,容易过诊为乳头状癌。甲状腺滤泡结节性病变、滤泡性腺瘤中出现的缺血性或自发性梗死,在细胞涂片中若被判读为坏死成分,会导致将良性病变误诊为高级别滤泡来源的癌(HGFDTC)。

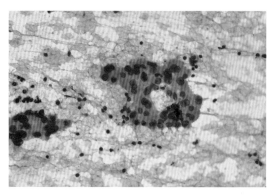

图 3-3-7　桥本甲状腺炎中的嗜酸细胞巢,细胞
核增大、核淡染伴有核沟形成

异物肉芽肿/缝线肉芽肿伴感染时,涂片内可查见大量中性粒细胞背景,而类上皮细胞成分形态与上皮细胞相似,可显示细胞核增大、核深染及核分裂,此时容易误诊为低分化癌(PDTC)或间变性癌(ATC)。病变部位的手术病史对于鉴别诊断有提示作用。涂片内类上皮细胞常成巢团状排列,且缺失黏附现象,亦可提示病变并非为高度恶性(图 3-3-8,图 3-3-9)。

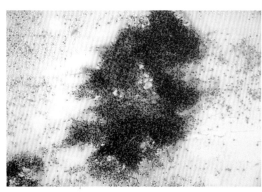 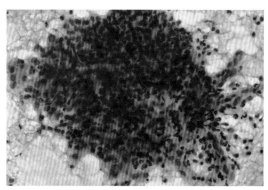

图 3-3-8　异物肉芽肿中的类上皮细胞巢,伴有
大量中性粒细胞浸润

图 3-3-9　异物肉芽肿中的类上皮细胞巢,类上
皮细胞核增大、核深染、核膜不规则

甲状腺内的甲状旁腺组织(图 3-3-10),在细胞涂片内表现为拥挤的细胞巢团或微滤泡结构,且缺乏甲状腺胶质,容易误判为甲状腺滤泡性肿瘤,导致不必要的手术。FNA 穿刺液的 PTH 检测可辅助诊断。

异位甲状腺组织常沿头颈部中线分布,形成大小不等的结节,其超声表现与淋巴结类似,穿刺液 Tg 检测阳性,细胞学涂片内可见甲状腺滤泡上皮,容易误诊为转移性淋巴结。因此,中央区淋巴结穿刺涂片判读时尤其需要严格把握恶性细胞学形态特征,避免将异位甲状腺游离结节误诊为转移的淋巴结。

淋巴结内的肿胀血管内皮细胞和组织细胞常呈小的巢团状排列,细胞核呈圆形或卵圆形,常与滤泡上皮难以鉴别,易误诊为转移性癌。穿刺液 Tg 检测阴性和仔细的细胞核形态镜下观察有助于避免误诊(图 3-3-11)。

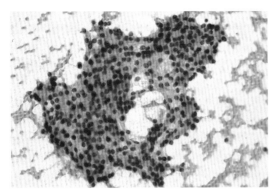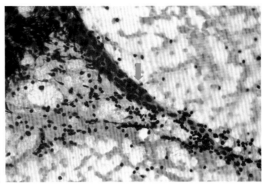

图 3-3-10　甲状旁腺组织,形态与甲状腺滤泡　　图 3-3-11　淋巴结穿刺涂片中肿胀的血管内皮
　　　　　　性肿瘤难以区分　　　　　　　　　　　　　　　细胞,形态类似上皮细胞巢

此外,一些直径≤0.5 cm、超声表现边缘模糊的结节,在 FNA 过程中可能已将大部分肿瘤细胞抽吸取出,手术标本中难以定位到原先的病变部位,或病变范围内残留的肿瘤细胞过少,导致所谓的"假阳性"。

大多数假阳性诊断的甲状腺结节在超声上不表现出提示恶性的声像学特征,因此超声特征在避免假阳性诊断方面有一定的帮助。临床上对于超声判断为良性但细胞学判读为可疑恶性或恶性的结节,可采用多学科联合会诊、对细胞学进行再次判读、进行分子检测或重复 FNA,以避免不必要的外科手术。

2. 假阴性

造成 FNA 假阴性的常见原因是没有获取到肿瘤实质部分。比如结节较小(直径<0.5 cm)、位置不佳(位于甲状腺背侧、靠近外侧缘或位于甲状腺上极,靠近大血管)、穿刺难度大等。此外,高级别滤泡来源的癌(HGFDTC)、间变性癌(ATC)可含有大量坏死,穿刺涂片内可能因为肿瘤细胞成分过少而造成漏诊。乳头状癌伴出血囊性变时可能仅有少量附壁实性肿瘤,肿瘤细胞也可能因为长期浸泡在出血和囊液中而变得肿胀、有时与组织细胞难以鉴别,容易造成漏诊(图 3-3-12)。

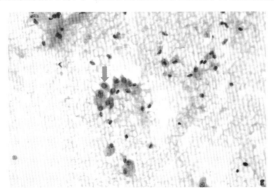

图 3-3-12　甲状腺乳头状癌伴出血囊性变中易
　　　　　　漏诊的肿瘤细胞

淋巴瘤是细胞学诊断中的难点。甲状腺原发性淋巴瘤中常见的黏膜相关淋巴瘤（MALT 淋巴瘤），其明确诊断需要有组织结构的支持，甲状腺滤泡腔内形成由肿瘤性淋巴细胞形成的 MALT 淋巴球、肿瘤性淋巴细胞浸润甲状腺滤泡上皮现象等。而其细胞学形态缺乏特异性，因此常漏诊。

综上所述，尽管 FNA 目前被公认为甲状腺结节术前诊断最有效的方式，但仍存在经验依赖及抽样误差等局限性，从而导致细胞学判读错误。对细胞学形态细节的仔细观察和对诊断陷阱的敏感性，以及多学科联合诊断，加以辅助检测方法的应用有助于减少误诊。

26. 如何解读甲状腺细胞学 Bethesda 报告系统与《中国共识》报告系统？

甲状腺 FNA 细胞学 Bethesda 报告系统（The Bethesda System for Reporting Thyroid Cytopathology，TBSRTC）作为国际和国内最为广泛认可和推广的诊断的分类系统，迄今已更新至第三版（2023 版）。TBSRTC 为甲状腺 FNA 细胞学诊断建立了一个标准化的报告体系，设立了诊断报告基本格式：以诊断类别开头，其后提供描述性评注和亚分类信息，最后可酌情添加诊断注释和临床建议。其分层式的报告模式，使得细胞病理医师和临床医师之间可以用简洁明确的术语进行高效的沟通，方便于不同研究者之间的数据共享，也更利于统计学分析。

2023 年 5 月，我国第一版甲状腺 FNA 细胞病理诊断《中国共识》发表。《中国共识》以 TBSRTC 为主要参考诊断模式，稍做简化与修改，以便于我国细胞病理医师在实际工作中更容易掌握和应用（表 3-3-1）。TBSRTC 与《中国共识》均分为六大诊断类别，每个分类有相应的恶性风险预估值，且对应以临床处理规范（表 3-3-2）。

表 3-3-1　2023 版甲状腺细胞学 Bethesda 诊断系统和《中国共识》对照

2023 版甲状腺细胞学 Bethesda 诊断系统	《中国共识》
Ⅰ. 无法诊断	Ⅰ. 标本无法诊断或标本不满意
仅有囊液	仅有囊液（超声不确定）
几乎无细胞样本	细胞量不足、涂片质量不佳
其他（富于血液样本、凝块假象、干片假象等）	标本固定不佳、富于血液样本
Ⅱ. 良性	Ⅱ. 良性病变
符合甲状腺滤泡结节性病变（包括结节性甲状腺肿、胶质性结节等）	仅有囊液（超声良性）
结合临床，符合慢性淋巴细胞（桥本氏）甲状腺炎	良性滤泡性结节
符合肉芽肿性（亚急性）甲状腺炎	甲状腺炎
其他	其他
Ⅲ. 意义不明的异型性	Ⅲ. 意义不明确的非典型病变（AUS）
强调细胞核-AUS 或其他-AUS	

续表 3-3-1

2023 版甲状腺细胞学 Bethesda 诊断系统	《中国共识》
Ⅳ．滤泡性肿瘤	Ⅳ．滤泡性肿瘤或可疑滤泡性肿瘤（FN/SFN）
强调嗜酸细胞型	a．滤泡性肿瘤或可疑滤泡性肿瘤（FN/SFN）
	b．嗜酸细胞肿瘤或可疑嗜酸细胞肿瘤（OCT/SOCT）
Ⅴ．可疑恶性	Ⅴ．可疑恶性
可疑甲状腺乳头状癌	a．可疑甲状腺乳头状癌
可疑髓样癌	b．可疑髓样癌
可疑转移癌	c．可疑转移癌
可疑淋巴瘤	d．可疑淋巴瘤
其他	e．其他
Ⅵ．恶性	Ⅵ．恶性
甲状腺乳头状癌	a．甲状腺乳头状癌
高级别甲状腺滤泡起源的癌	b．甲状腺髓样癌
甲状腺髓样癌	c．甲状腺低分化癌
未分化（间变性）癌	d．间变性癌
鳞状细胞癌	e．转移性癌
混合性癌（需注明类型）	f．淋巴瘤
转移性恶性肿瘤	g．其他
非霍奇金淋巴瘤	
其他	

表 3-3-2　TBSRTC 和《中国共识》中各诊断类别恶性风险度和临床处理规范对比

分类	恶性风险度 ROM/%				临床处理规范			
	2023 版 TBSRTC			《中国共识》（2023）	2023 版			《中国共识》（2023）
	儿童	成人术后 NIFTP 去除与否			儿童	成人		
		不去除	去除后 ROM 下降值					
Ⅰ	14(0~33)	13(5~20)	1.3(0~2)	5~10	超声引导再次 FNA	超声引导再次 FNA		超声引导再次 FNA
Ⅱ	6(0~27)	4(2~7)	2.4(0~4)	0~3	临床和超声随访	临床和超声随访		临床和超声随访

续表 3-3-2

分类	恶性风险度 ROM/%				临床处理规范		
	2023 版 TBSRTC			《中国共识》(2023)	2023 版		《中国共识》(2023)
	儿童	成人术后 NIFTP 去除与否			儿童	成人	
		不去除	去除后 ROM 下降值				
Ⅲ	28(11~54)	22(13~30)	6.4(6~20)	6~18	再次 FNA 或手术切除	再次 FNA,分子检测,诊断性叶切除或随访观察	洗脱液分子标记物检测辅助明确诊断;如无细胞洗脱液,则建议再次 FNA 并行分子检测
Ⅳ	50 (28~100)	30(23~34)	7.1 (0.2~30)	10~40	手术切除	分子检测,诊断性叶切除	甲状腺腺叶切除或分子标记物检测辅助诊断
Ⅴ	81 (40~100)	74(67~83)	9.1 (0~40)	45~60	手术切除	分子检测,甲状腺叶切除或近全切	甲状腺近全切或腺叶切除
Ⅵ	98 (86~100)	97(97~100)	2.6 (0~13)	94~96	手术切除	甲状腺叶切除或近全切	甲状腺近全切或腺叶切除

1. Ⅰ类,无法诊断(non diagnostic)

指涂片内未能提供足够观察和判读的细胞。细胞数量不足通常指甲状腺滤泡上皮细胞数量过少,也包括仅有囊液和组织细胞的标本。

若结节在超声上表现为纯囊性,可予以随诊。对超声结果不确定,初次 FNA 判读为Ⅰ类的结节,应重复进行细针穿刺。第三版 TBSRTC 中,不再限定重复穿刺的时间间隔。若连续两次 FNA 均判读为"无法诊断",则应根据临床及超声表现,考虑密切随诊或手术切除。

2. Ⅱ类,良性(benign)

包括了一系列以增生滤泡上皮和甲状腺胶质成分为主的结节和伴随炎症细胞背景的各类甲状腺炎。参照第 5 版 WHO 分类中提出的新概念"滤泡结节性病变",该术语在第三版 TBSRTC 中亦被用来诊断"甲状腺胶质结节""滤泡增生性结节""腺瘤样结节""良性滤泡性结节"。各类甲状腺炎中炎症细胞背景的成分及其比例各不相同,是细胞学诊断的重要线索,同时需结合临床病程和相关血清学检查综合判断。

TBSRTC 和《中国共识》均不推荐使用"未见恶性病变"或"非肿瘤性病变"诊断名称。该类结节是甲状腺中最常见的类别,不需要手术干预。推荐超声随访 1~2 年,其后间隔 3~5 年随访 1 次,期间无需甲状腺激素抑制治疗。如随访中结节增大明显需再次 FNA。

3. Ⅲ类,意义不明确的非典型病变(atypia of uncertain significance,AUS)

属于非明确诊断类型,用于不足以诊断为"滤泡性肿瘤"或"可疑恶性"和"恶性肿瘤"的非典型性病变。

国内外大量研究表明,当细胞核形态出现非典型改变时,病变风险预测值相对于其他类别高。因此第三版 TBSRTC 按照是否具有核非典型性将亚分类由第二版的六类简化为两类,分别为"伴有核非典型性"和不伴有核非典型的"其他"亚类。《中国共识》暂未对该类别提出进一步亚分类方案。

TBSRTC 和《中国共识》均建议对此类病例进行分子检测以进一步明确诊断。该类别在 FNA 细胞学诊断中属于排除性诊断,《中国共识》提出应通过细胞学质控及培训将其诊断总体比例控制在 7% ~ 10%。

4. Ⅳ类,滤泡性肿瘤(follicular neoplasm,FN)及嗜酸细胞滤泡性肿瘤(follicular neoplasm - oncocytic follicular neoplasm,FN-OFN)

属于非明确诊断类型。FN 包括从良性到恶性的一系列细胞形态学特征有重叠的、以滤泡结构为主的肿瘤,如良性滤泡性病变(BFN)、滤泡性腺瘤(FA),滤泡亚型乳头状癌(FV-PTC),以及第 5 版 WHO 分类中的恶性潜能未定的滤泡性肿瘤(FT-UMP)、具有乳头状核特征的非浸润性滤泡性肿瘤(NIFTP)等。FN-OFN 包括嗜酸细胞腺瘤(OCA)和嗜酸细胞癌(OCC)。由于该类别肿瘤的明确诊断依赖于组织学针对肿瘤包膜和包膜外血管累犯情况的仔细查找和判读,因此细胞学无法做到对于肿瘤良恶性的精确判定。

TBSRTC 和《中国共识》设置该诊断类别的目的,是识别具恶性风险的 NIFTP、FVPTC、FTC 和 OCC,有效筛选需要手术干预的结节,避免不必要的手术;因此,除了严格把握细胞形态学诊断标准之外,分子检测作为辅助手段,在患者临床处置决策中起重要的作用。若分子检测提示高度恶性风险,则建议扩大手术范围;若提示为低风险,可依据临床和超声表现综合考虑保守随诊或腺叶切除。

5. Ⅴ类,可疑恶性(suspicious for malignancy,SFM)

在形态学上提示恶性可能,但在质和/或量上尚不足以明确诊断的类别,在细胞学分类中亦属于非明确诊断类型。其亚类包括可疑乳头状癌、可疑髓样癌、可疑淋巴瘤、可疑肉瘤等,其中最多见的是可疑乳头状癌。

近年来,得益于细胞蜡块、细胞免疫组化和分子检测等辅助手段的应用,该类别进一步明确诊断的可能性大大提高。同时需要指出的是,由于 NIFTP 和 FV-PTC 在形态学上存在重叠,细胞学诊断报告中应予以提示,手术范围应降级采用甲状腺腺叶切除手术而非全切。

6. Ⅵ类,恶性(malignant)

可明确为恶性肿瘤的类别,包括甲状腺乳头状癌(PTC)、高级别滤泡来源的癌(HGFDTC)、髓样癌(MTC)、间变性癌(ATC)、鳞状细胞癌、转移性癌、淋巴瘤、肉瘤等。FNA 各类肿瘤及其亚型的细胞学定义和诊断标准均参照第 5 版 WHO 组织学分类。

该诊断类别的临床处置如下:甲状腺滤泡上皮及滤泡旁细胞来源的恶性肿瘤(包括 PTC、MTC、HGFDTC、ATC),首选甲状腺全切或腺叶切除,其中局部进展期甲状腺癌可先行新辅助治疗;考虑为淋巴瘤者,建议行粗针穿刺活检进一步明确其病理类型后化疗或靶向治疗;转移性癌及其他罕见类型肿瘤,需结合患者临床病史、相关影像学检查和患者意愿等综合制定个体化治疗方案。

此外,需要特别指出的是,近年来国外多项对于儿童甲状腺结节的研究表明,儿童甲状腺结节的恶性风险比成人更高。2015 版 ATA 指南中就已经提出,对儿童甲状腺结节应采取更积极的外科干预策略。第三版 TBSRTC 中关于儿童甲状腺结节的细胞学形态学分类诊断标准与成人相同,对不确定诊断类别同样建议分子检测辅助诊断,对Ⅲ类及以上的结节均可建议手术切除。《中国共识》暂未对儿童甲状腺结节的 ROM 和临床处置提出与成人组不同的意见。

TBSRTC 在每一次再版过程中,均对照甲状腺 WHO 组织学分类不断进行分类命名的修正、肿瘤 ROM 及临床处理规范的更新。第三版中更强调了甲状腺超声 TIRADS 分类和分子异常的重要性。以上更新有助于细胞病理学准确诊断和分类,并根据其 ROM 正确指导临床治疗,《中国共识》与第三版 TBSRTC 在大多数内容上一致,在分子标志物的选择上尚存在一定差异。我国在具体甲状腺细胞病理诊断实践中仍在结合国情不断改进和完善。

27. 甲状腺 FNA 有何优势及局限性?FNA 能替代 CNB 吗?

甲状腺 FNA 细胞学诊断的临床应用始于 20 世纪 70 年代,作为一种获取细胞学样本的诊断方式,目前被公认为甲状腺结节术前评估最有效的手段。FNA 相较于粗针穿刺活检(core needle biopsy,CNB),其穿刺针孔径更细,可避免甲状腺大量出血诱发严重的血肿,不仅可采集足量的细胞进行形态学、免疫组化标记和分子检测分析,同时具有制片流程简单、制片周期短、诊断速度快的优势。

制作良好、细胞量充足的 FNA 涂片可以对甲状腺良性滤泡性结节(图 3-3-13)做出准确的诊断。组织类型包括滤泡结节性病变、增生性(腺瘤样)结节、胶质结节、Graves 病结节等。虽然 FNA 无法明确区分这些组织学类型,但由于它们都可以用相同的方法随诊复查,所以并不影响手术患者的筛选和临床处置的分流。

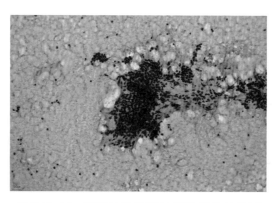

图 3-3-13　滤泡结节性病变,滤泡细胞核呈圆
形或卵圆形,无甲状腺乳头状癌的
核特征

依据涂片内各类炎症细胞的种类和比例,结合临床和血清学相关检查,FNA 可以诊断各种类型甲状腺炎,包括淋巴细胞性甲状腺炎、桥本甲状腺炎(图 3-3-14)、亚急性甲状腺炎(图 3-3-15)、急性甲状腺炎、Riedel 甲状腺炎。值得一提的是,其中 IgG4 相关的桥本甲状腺炎(immunoglobulin G4 related Hashimoto thyroiditis,IgG4-HT)与其他类型甲状腺炎的内科治疗方案不同,可通过激素或免疫抑制剂治疗获益。因此,识别该疾病有重要的临床意义。虽然涂片内增生的浆细胞,以及血清IgG4指标的升高可提示IgG4-HT(图3-3-16和图3-3-17),但细胞学涂片终究无法对IgG4阳性的浆细胞进行每高倍视野下具体数量的统计,也无法对其所占比例进行计算,因此需要CNB才能明确诊断。当患者表现为多个与IgG4相关性疾病(immunoglobulin G4 related disease,IgG4-RD)的脏器损伤、血清IgG4水平升高、甲状腺质地偏硬时,应考虑到IgG4-HT的可能性,同时追加CNB进行组织学验证。

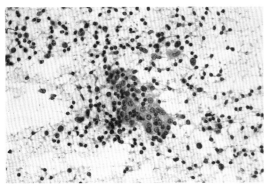

图3-3-14 桥本甲状腺炎,甲状腺滤泡上皮嗜酸性,背景为增生的淋巴细胞

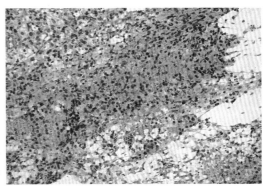

图3-3-15 亚急性甲状腺炎,背景为混杂分布的中性粒细胞、淋巴细胞、组织细胞

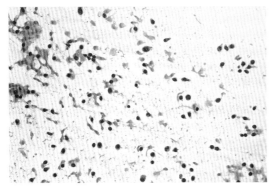

图3-3-16 IgG4相关的桥本甲状腺炎,细胞学涂片,背景中炎症细胞以浆细胞成分为主

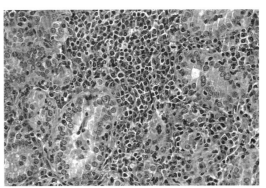

图3-3-17 IgG4相关的桥本甲状腺炎,组织学切片,甲状腺滤泡间为增生的浆细胞

FNA细胞学诊断可明确诊断的恶性肿瘤中,最多见的是甲状腺乳头状癌(papillary thyroid carcinoma,PTC)(图3-3-18)及其大部分亚型,因为该类肿瘤具有特征性明显的细胞核形态和微结构特征。FNA细胞学诊断联合血清学检测以及细胞学免疫组化标记可以诊断的肿瘤还包括甲状腺髓样癌(medullary thyroid carcinoma,MTC)、高级别滤泡来源的癌、间变性癌(anaplastic thyroid carcinoma,ATC)、转移性癌、黑色素瘤等。需要指出的是,当诊断较依赖免疫组化标记结果时,CNB可提供比FNA细胞学诊断更多的肿瘤细胞成分。因此,当临床和超声影像学提示肿瘤可能为髓样

癌、高级别滤泡来源的癌、间变性癌、转移性癌或黑色素瘤时,可酌情考虑追加 CNB,以保证诊断所需的肿瘤量充足。

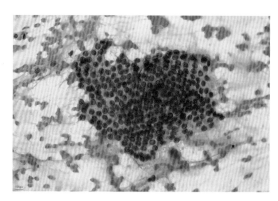

图 3-3-18 甲状腺经典型乳头状癌,具有特征性的肿瘤细胞排列方式和细胞核形态

一些少见的恶性肿瘤,如甲状腺涎腺型分泌性癌、黏液表皮样癌、伴嗜酸性粒细胞增多的硬化性黏液表皮样癌、筛状桑葚型癌、胸腺癌以及甲状腺母细胞瘤等,虽然可有形态学上的提示,但是由于其总体发病率较低,诊断医师往往缺乏判读经验,可能在 FNA 细胞学诊断中面临困难。CNB 联合免疫组化和分子检测可使诊断效能提升。

FNA 细胞学诊断对于淋巴瘤的诊断作用有限。甲状腺原发性淋巴瘤大多数为 B 细胞型非霍奇金淋巴瘤(NHL),以弥漫大 B 细胞淋巴瘤(diffuse large B cell lymphoma,DLBCL)和黏膜相关淋巴组织淋巴瘤(mucosa-associated lymphoid tissue lymphoma,MALT)结外边缘区 B 细胞淋巴瘤最多见。常有桥本甲状腺炎病史。虽然细胞学形态对于淋巴瘤有一定提示作用(图 3-3-19),免疫表型分析和流式细胞学检测有辅助诊断价值,但细胞学涂片无法观察淋巴细胞分布的结构特征,明确诊断和病理分型仍需依赖于组织病理观察。已有报道称流式细胞检测在桥本甲状腺炎患者中亦可显示单克隆性 B 细胞增生,因此,细胞学鉴别淋巴瘤和桥本甲状腺炎有时相当困难,诊断淋巴瘤时须极其谨慎,建议 CNB 明确诊断。

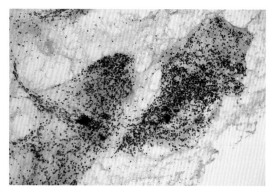

图 3-3-19 淋巴瘤,肿瘤性裸核样淋巴细胞散在分布,背景中可见坏死碎片

FNA 细胞学诊断难以诊断低风险滤泡上皮肿瘤,其中包括具有乳头状核特征的非浸润性甲状腺滤泡性肿瘤(non-invasive follicular thyroid neoplasm with papillary-like nuclear features,NIFTP)和恶性潜能未定的甲状腺肿瘤;也无法诊断甲状腺滤泡癌(follicular thyroid carcinoma,FTC)和嗜酸细胞癌(oncocytic carcinoma,OCC);因为细胞学难以对这类肿瘤的包膜和血管累犯情况进行判定。CNB 样本内所能包含的包膜和血管成分亦非常局限,同样无法完整展示病变的全貌(图 3-3-20)。因此,该类肿瘤需待手术完整切除后方能得到明确病理诊断。

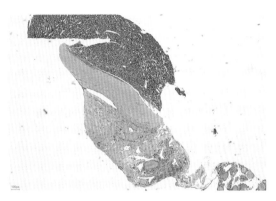

图 3-3-20　CNB 组织学样本,无法展示完整的
包膜和血管累犯情况

综上所述,FNA 和 CNB 各具诊断上的优势,虽然 FNA 作为取样首选,但并不能完全替代 CNB。《中国临床肿瘤学会(CSCO)分化型甲状腺癌诊疗指南 2021 版》中 UG-FNA 被列为 I 级推荐,用于首诊可疑恶性的甲状腺结节及考虑复发、转移性甲状腺癌的确诊。而 CNB 列为 III 级推荐,用于细胞学诊断为 Bethesda V 类或 VI 类,考虑恶性淋巴瘤、转移性癌或者不能明确分类、需免疫组化方法辅助诊断的病变。临床工作中,应根据患者病史特征、血清学检查结果、超声影像提示综合考虑,选择适合的取样方式。

28. FNA 对 PTC 亚型诊断有何挑战?

甲状腺乳头状癌(PTC)亚型是指具有乳头状癌细胞核特征,而在细胞排列方式、胞质形态以及肿瘤背景上有所不同的乳头状癌类型。第 5 版 WHO 甲状腺肿瘤分类中列出 13 种 PTC 亚型,其中高细胞亚型、柱状细胞亚型和鞋钉型有更强的侵袭性,预后较差,属于高侵袭性亚型。

在甲状腺 FNA 细胞学诊断时进行 PTC 亚型的精确分型几乎很难。当肿瘤包含有多种亚型成分(图 3-3-21)时,由于穿刺抽样误差,未必能获取病变的所有结构,亦难以推断涂片内的亚型成分在肿瘤中的实际占比。因此第三版 Bethesda 报告分类和《中国共识》中,对 PTC 亚型的精确分型均未做强制性要求,但建议尽可能提示是否为高侵袭性亚型,对具有高侵袭性细胞学特征的肿瘤予以注明,如"PTC,含约 10% 高细胞成分"。

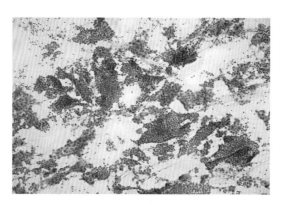

图 3-3-21　甲状腺乳头状癌,含经典型及嗜酸
细胞亚型两种成分

1. 经典型 PTC 和包裹型经典型 PTC

经典型 PTC 是 PTC 中最常见的亚型,具有典型的乳头状排列结构和特征性的细胞核改变(图 3-3-22)。对于满意的细胞学标本,诊断经典型 PTC 相对容易。由于细胞学无法观察肿瘤包膜状态,因此无法诊断包裹型经典型 PTC。

需要注意的是,一些伴有出血囊性变的经典型 PTC,由于肿瘤细胞长期浸泡在出血和囊液成分中,可出现胞质肿胀、透明变(图 3-3-23)和鞋钉样形态,此时不应诊断为透明细胞型或鞋钉型。

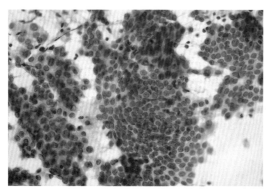

图 3-3-22　经典型 PTC

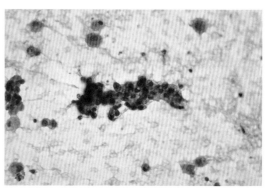

图 3-3-23　经典型 PTC 伴出血,肿瘤细胞胞质
肿胀透明,背景中见吞噬含铁血黄
素的组织细胞

2. 滤泡亚型 PTC

滤泡亚型 PTC(FV-PTC)的组织学定义为一种完全或几乎完全由滤泡结构组成的 PTC,肿瘤细胞具有 PTC 细胞核特征。对于"以滤泡结构为主体"的强调,决定了其明确诊断依赖对于整个肿瘤结构特征的组织学观察,细胞学难以精确分型。

细胞学形态表现包括:肿瘤细胞排列呈微滤泡结构;与经典型 PTC 不同,其细胞核变化往往不明显,常被描述为"Ras 样"核特征;通常没有乳头状结构、砂粒体、多核巨细胞以及囊性变(图 3-3-24 和图 3-3-25)。

需要特别指出的是,FV-PTC 和 NIFTP 在细胞学特征上存在明显的重叠,若分子检测提示高危突变,可排除 NIFTP。但大多数情况下,二者在细胞学上仍无法区分。

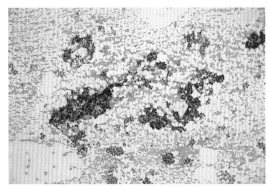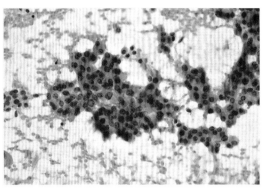

图 3-3-24 PTC,滤泡亚型结构为主　　　图 3-3-25 PTC,滤泡亚型结构,高倍镜下显示
　　　　　　　　　　　　　　　　　　　　　　　　　　Ras 样核特征

3. 嗜酸细胞亚型 PTC

甲状腺嗜酸细胞可出现于多种良、恶性肿瘤,以及非肿瘤病变中。伴有 PTC 细胞核特征的嗜酸细胞亦可出现在 PTC 经典型、Warthin 样亚型(图 3-3-26)以及鳞化等部位;只有当其广泛存在时,才考虑归类为嗜酸细胞亚型(OCV-PTC)(图 3-3-27),通常 OCV-PTC 中,背景淋巴细胞数量较少。

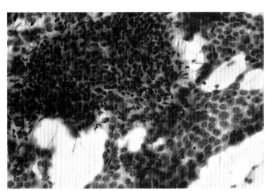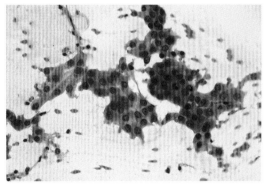

图 3-3-26 PTC,Warthin 样亚型　　　　　图 3-3-27 PTC,嗜酸细胞亚型

4. 高细胞亚型

属于高侵袭性亚型。肿瘤细胞形状细长,其高度至少为宽度的 3 倍,具有典型的 PTC 细胞核改变。该亚型具有较为特征的形态学表现,识别相对容易(图 3-3-28)。

5. 鞋钉型

属于高侵袭性亚型。细胞学特征为细胞的极性反转和黏附性丧失,细胞核位于细胞巢团顶端,表面突起类似鞋钉(图 3-3-29)。需要注意的是,鞋钉样细胞形态也多见于伴有囊性变的经典型乳头状癌中,当涂片背景显示显著的组织细胞反应伴有胞质内含铁血黄素沉积时,不宜诊断为鞋钉型。此外,该亚型也需与微乳头状生长的转移性癌(如肺癌、乳腺癌、卵巢癌等)相鉴别。

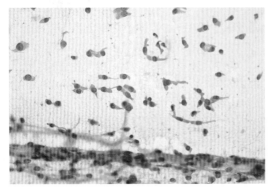
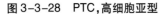
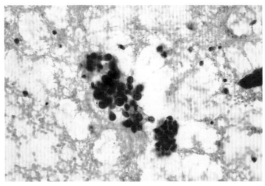

图 3-3-28　PTC,高细胞亚型　　　　　　图 3-3-29　PTC,鞋钉亚型

6. 弥漫硬化型

肿瘤通常弥漫累及一侧或双侧甲状腺,伴有广泛淋巴血管侵犯,可见大量砂粒体(图 3-3-30)、鳞化(图 3-3-31)、显著的淋巴细胞背景,超声提示肿瘤有显著纤维化。

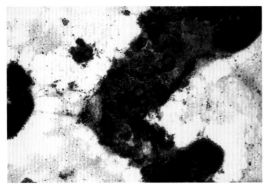
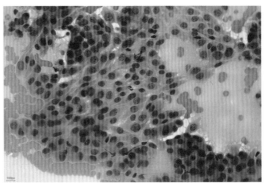

图 3-3-30　PTC,弥漫硬化型,肿瘤内见大量砂　　　图 3-3-31　PTC,肿瘤细胞鳞化
　　　　　粒体

以上罗列了几种常见的 PTC 亚型及其诊断中的陷阱。除此之外,还有一些亚型非常罕见,要求所有细胞学诊断医师均能掌握其形态学特点不太现实。对于各类亚型特征的熟悉和识别,其意义在于减少误诊和漏诊,对于高侵袭性亚型的标注,有助于提示临床采取更积极的手段进行外科干预。

29. MTC 需要与哪些疾病鉴别?

1951 年 Horn 首次描述了甲状腺髓样癌(medullary thyroid carcinoma,MTC),1966 年 Williams 认为 MTC 起源于降钙素生成细胞“C 细胞”即甲状腺滤泡旁细胞,是具有神经内分泌特征的恶性肿瘤。MTC 的发病分为散发性或遗传性。遗传性神经内分泌疾病包括多发性神经内分泌肿瘤(MEN)2A 型和 2B 型,常与 *RET* 基因突变相关。相关的肿瘤家族史有助于提示 MTC 诊断。

特征性的细胞核形态、淀粉样肿瘤基质,以及独特的免疫表型是 MTC 诊断和鉴别诊断的主要依据。MTC 细胞学诊断标准包括:①涂片内细胞数量中等到多量;②大量散在细胞与合胞状细胞簇交错分布;③肿瘤细胞通常呈轻—中度异型性;④细胞形态多样,可呈浆细胞样、多角形、圆形、梭形和小细胞样(图 3-3-32 ~ 图 3-3-35);⑤双核和多核细胞常见,偶见奇异性巨细胞,在巨细胞亚型中可多见(图 3-3-32);⑥细胞核呈圆形,常偏心,染色质呈细腻或粗糙颗粒状,即"胡椒盐样"核;⑦偶见核内假包涵体,核沟不常见;⑧核仁通常不明显,但在某些病例可能比较突出;⑨胞质呈颗粒状,胞质多少不等,罕见的病例中胞质内能见到黑色素;⑩淀粉样物质常见;⑪液基细胞学制片中还可见胞浆空泡;⑫肿瘤细胞阳性表达 Calcitonin、CEA、神经内分泌标记和 TTF-1,不表达 Tg 和 PAX8。

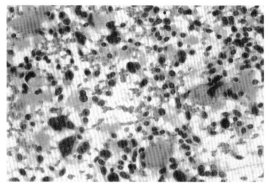

图 3-3-32　MTC,肿瘤细胞呈多角形、胞质丰富,偶见奇异形巨细胞,细胞排列松散,细胞间见淀粉样基质

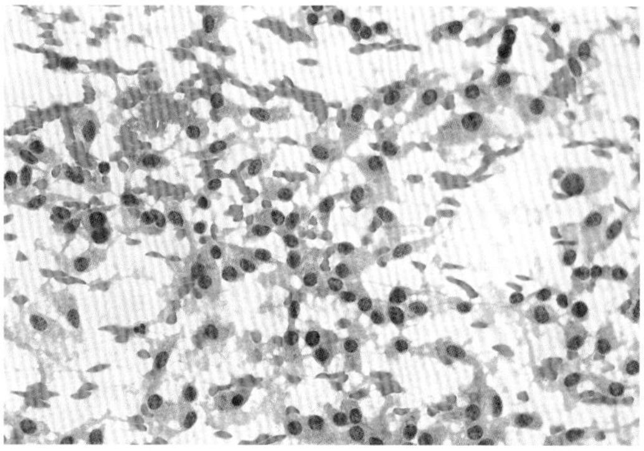

图 3-3-33　MTC,肿瘤细胞呈梭形和多角形

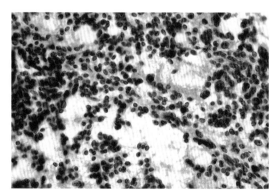

图 3-3-34　MTC,肿瘤细胞呈浆细胞样,细胞核偏心

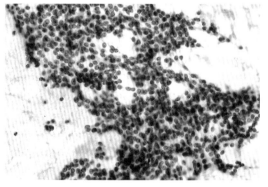

图 3-3-35　MTC,肿瘤细胞呈小细胞样,几近裸核

MTC 有多种变异型,与很多肿瘤存在形态学上的交叉。鉴别诊断包括:①嗜酸细胞肿瘤(oncocytic tumour,OCT),含有丰富的嗜酸性胞质,可排列松散失黏附,与 MTC 类似,但缺乏 MTC 的典型核特征(图 3-3-36)。②甲状腺乳头状癌(PTC):MTC 常见核内假包涵体,与高细胞亚型及嗜酸细胞亚型 PTC(图 3-3-37)容易混淆。③间变性癌(anaplastic thyroid carcinoma,ATC):肿瘤细胞形态多样,异型性明显,常呈巢团状或者松散分布,与 MTC 相似。但 ATC 一般见于老年人,肿块较大,且常见出血、坏死,肿瘤细胞核分裂易见(图 3-3-38)。④透明变梁状肿瘤(hyalinizing trabecular tumor,HTT):胞质嗜酸、细颗粒状,核染色质细腻,可见小核仁,常见核沟和核内假包涵体,基底膜样间质成分类似于淀粉样物质,也可以分散性细胞和成簇细胞混合构成。⑤转移的黑色素瘤(melanoma):细胞多形性、异型性明显,核分裂易见,有大而明显的核仁,部分病例可见胞质内黑色素,通常有相关肿瘤病史有助于鉴别诊断,免疫组化 HMB45、S-100、Melan-A、SOX-10 阳性表达。⑥神经内分泌癌(neuroendocrine carcinoma,NEC):与 MTC 有相似的胡椒盐样核染色质,但 NEC 缺乏 MTC 浆样或梭形细胞的形态,细胞的异型更明显,核分裂更常见。⑦甲状腺副神经节瘤(paraganglioma):发生在甲状腺者罕见,肿瘤细胞体积大,呈圆形、多边形,胞质丰富且嗜酸,支持细胞 S-100阳性表达。⑧甲状旁腺肿瘤:细胞核表现为神经内分泌肿瘤核特征,与 MTC 类似,但通常会有微滤泡样或菊形团样排列方式,恶性者核仁明显(图 3-3-39),免疫组化阳性表达 PTH、GATA3。

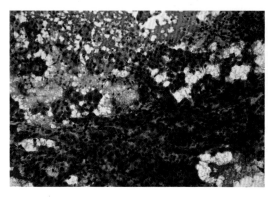

图 3-3-36　嗜酸细胞肿瘤,含丰富嗜酸性胞质,但缺乏 MTC 的典型核特征

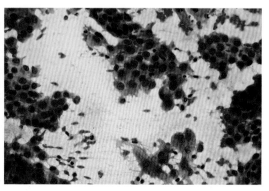

图 3-3-37　嗜酸细胞亚型 PTC,具有 PTC 细胞核特征

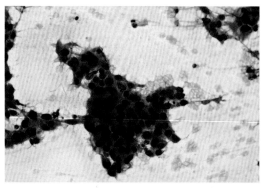

图 3-3-38　间变性癌,肿瘤细胞异型性明显,细胞核深染、有嗜酸性大核仁,核分裂易见

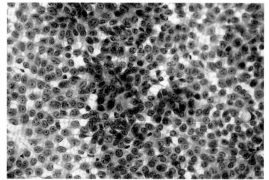

图 3-3-39　甲状旁腺癌,有菊形团样排列结构,胞质嗜酸性,核仁明显

　　MTC 形态学上的多样性导致细胞学诊断面临挑战。免疫组化标记及血清和穿刺液降钙素检测对于鉴别诊断有重要价值。当患者有 MTC 肿瘤家族史或超声提示有 MTC 相关特征时,应注意行血清降钙素和 CEA 水平检测,细针穿刺时则应考虑到送检穿刺液检测降钙素含量,同时留取液基细胞学样本,以便行相关免疫组化标记和 RET 基因突变检测。

30. 如何提高标本的充分性?

富含充足滤泡细胞的标本是甲状腺 FNA 细胞学检查准确病理诊断的前提。细胞学标本的充分性受多种因素影响。

(一)不同孔径穿刺针的选择会影响细胞获取量

孔径较细的穿刺针损伤小、出血少,但获取细胞能力稍弱。孔径较粗的穿刺针获取细胞能力虽强,但易造成出血,血液会冲走或稀释诊断性的细胞成分,这种不利影响会抵消粗孔径穿刺针获取细胞能力较强的优势。《中国共识》中推荐 FNA 操作中使用的穿刺细针孔径为 22~23G。此外有研究称,使用带有内芯的穿刺针在针尖到达结节内再拔除内芯,可避免使标本受到穿刺出血的影响,相较于空心针更能提升标本充分性,但尚未在《中国共识》中推广。

(二)操作者丰富的经验有助于提高标本充足性

直径≤0.5 cm 的结节常定位困难,FNA 操作时需反复调整针头位置,以至于针头长时间处于甲状腺组织中。反复调整针头易导致甲状腺组织出血,往往针头尚未进入病变结节中已被血液充满,导致标本不充分。另外,某些病变结节边缘包绕蛋壳状钙化,穿刺针尖难以进入结节内,即使勉强穿过钙化成分,穿刺针也易被卡住。针头若无法在结节内来回移动产生有效的切割,则会导致标本不充分。再如,一些甲状腺乳头状癌常伴有囊性变,FNA 应针对囊壁上实质性区域进行取样,若取样部位选择不当,则会造成细胞学低诊。以上情况充分说明,选择合适的进针路径及取样位置尤为重要,经验丰富的操作者标本充分性相对较高。

(三)快速现场评价有助于保证样本充分性

FNA 样本进行传统手工涂片后进行快速现场评价(rapid on-site evaluation,ROSE),其目的并不是当场完成细胞学诊断,而是评估样本是否足量。对当次穿刺样本充分性进行评估,有助于指导操作者对于穿刺进针路径和取样点的选择。当 ROSE 评价为不满意样本时,应考虑更换进针路径和取样部位。

当 FNA 样本评估为满意后,可考虑将随后几次样本用液基保存液进行收集,以便行细胞蜡块制作、免疫组化标记,或用于分子检测。更有效地分配 FNA 样本,可将诊断效能最大化。

当 ROSE 评估病变可能为淋巴瘤、转移性癌等必须通过组织学方能分型或鉴别诊断的类别时,可及时提示操作者追加粗针穿刺活检(core needle biopsy,CNB),避免患者再次安排穿刺操作的等待,缩短了疾病诊断周期。

ROSE 操作需要病理科细胞学诊断医师的参与,在当前诊断医师紧缺的情况下,往往无法做到每个实验室或者每个病例均能开展。《中国共识》亦未对 ROSE 的开展做强制性规定。由细胞学诊断医师对 FNA 操作者进行简单的细胞形态学培训,识别涂片内常见的基本细胞类型,由 FNA 操作相关人员进行快速现场评价,可能是可行而折中的办法。

综上所述,提高 FNA 样本的充分性需要穿刺操作者和细胞学诊断医师通力合作,如多学科的讨论、经验的分享、操作技巧的培训,酌情开展 ROSE 有助于提高标本的充分性。

31. 如何认识甲状腺微小乳头状癌?

甲状腺乳头状癌(PTC)是甲状腺癌最常见的病理类型,占比超过80%。2017版WHO定义的甲状腺微小乳头状癌(papillary thyroid microcarcinoma,PTMC)是指肿瘤直径≤1 cm的PTC,也称为隐匿性PTC、偶发性PTC(图3-3-40)。此类病变很常见,在因尸检或良性甲状腺疾病行甲状腺切除术和因邻近器官肿瘤(如喉癌)手术切除的甲状腺标本中经常可以遇到。由于它们的体积小,这些病变在大体检查时可能会被遗漏。据报道,如果对甲状腺标本进行认真切开检查,PTMC的发生率可高达36%。

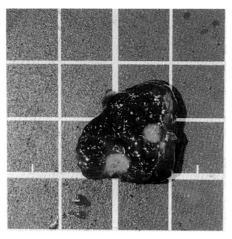

图3-3-40 甲状腺微小乳头状癌大体剖
面图片,肿瘤呈灰白色,质地
略硬,直径4 mm

近年来随着人们对于甲状腺体检的重视,新诊断病例中PTMC的占比逐渐升高。文献报道部分PTMC始终处于亚临床状态,很少进展成为具有临床意义的甲状腺癌,甚至可以终身带瘤生存,所以越来越多的人会有疑问,肿瘤体积越小是不是意味着肿瘤恶性程度越低,预后越好?然而实际临床工作中发现,一组PTMC会表现出"小原发灶大转移""小肿瘤但局部晚期"或是术后复发等侵袭性的生物学行为。这组PTMC的侵袭性临床行为与高侵袭性的PTC组织学亚型和分子异常密切相关。这意味着原来的PTMC分类对临床医生和患者会产生误导,PTMC并不等同于早期甲状腺癌,仅凭肿瘤尺寸无法判断患者预后。故2022版WHO建议将PTMC这一分类取消,而对其采用与>1 cm PTC同样的亚分型(依据包括病理形态、生物学行为及基因变异等)。

目前多项研究旨在从各个临床、组织学和基因层面对PTMC进行精确诊断、精准风险分层,将其分为低风险和需要及早干预两种,进而给予精准化治疗。2016年中国抗癌协会甲状腺癌专业委员会(CATO)制定的《甲状腺微小乳头状癌诊断与治疗中国专家共识》指出,极低危PTMC的定义是:肿瘤直径≤5 mm,无临床显性转移或局部侵袭,且细胞学未提示高危亚型,无甲状腺癌家族史,且无青少年或童年时期颈部放射暴露史。极低危PTMC生物学行为上属于亚临床状态,可以采取密切随访、射频消融等治疗策略。

而局部进展期 PTC 预后相对较差,严重影响患者生存质量。笔者团队最近一项研究结果表明,局部进展期 PTC 组织学类型以高细胞亚型最常见(图 3-3-41),其次为鞋钉型亚型。最常见的分子改变为 *BRAF* 突变(66.2%)和 *TERT* 启动子突变(38.5%)。*TERT* 启动子 C250T 突变更容易发生在高侵袭性 PTC 中。*BRAF* 突变和 *TERT* 启动子突变的协同突变(B&T 共突变)与共野生型相比,发生甲状腺外浸润的风险升高 5.58 倍,TNM 晚期的风险高 31.2 倍。B&T 共突变与高细胞亚型 PTC、甲状腺腺外侵犯和晚期肿瘤(Ⅲ/Ⅳ期)、高死亡率等侵袭性临床病理学特征相关。*RAS* 点突变率为 13.8%,*RAS* 和 *TERT* 启动子共突变亦与高侵袭性 PTC 相关。

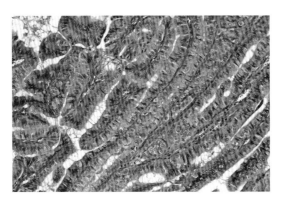

图 3-3-41　局部进展期 PTC,高细胞亚型

经综合评估,需要采取积极治疗及早干预的 PTMC 患者,手术切除是首选的治疗方式,其适应证包括:①青少年或童年时期颈部放射暴露史;②甲状腺癌家族史;③已确定或高度怀疑淋巴结转移或远处转移;④甲状腺外侵犯(如侵犯喉返神经、气管、食管等);⑤病理学高危亚型,如高细胞亚型、柱状细胞亚型、弥漫硬化型、实体/岛状型、嗜酸细胞亚型等;⑥*BRAF* 基因突变;⑦肿瘤短期内进行性增大(6 个月内增大超过 3 mm)。

32. 如何认识 FNA 的并发症?

FNA 操作微创、便捷,国内外文献中少有对其并发症的报道。以下总结了几类其可能造成的影响。

1. 术后反应性、修复性改变及病理诊断干扰

FNA 操作后,甲状腺组织内会产生一系列反应性、修复性的改变。其中最常见的是出血(图 3-3-42)。急性的出血性改变通常不引起组织学上的误判。随着时间的推移,范围较大的出血区域可形成类似肉芽肿性结节和出现纤维化,此为出血反应的慢性修复性改变,若阅片时未能考虑到穿刺的影响,可能会误诊为感染性肉芽肿性病变。

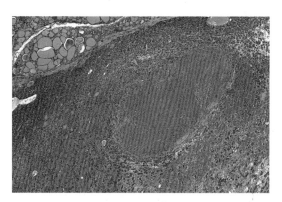

图 3-3-42 穿刺后急性出血反应

穿刺造成的结节包膜受损可形成类似于肿瘤累及或穿透包膜的假象,即所谓的"假性浸润"现象,导致组织学过诊。此时,甲状腺滤泡上皮细胞"穿越"包膜时有明显的极向,针道周围的细胞呈现不同程度的机械性损伤或牵拉。在有穿刺操作史提示的情况下,较容易辨认。

穿刺后的甲状腺滤泡细胞核可出现异型性改变,体现在细胞核增大,常伴有明显的核仁,但通常不出现核膜不规则、核沟或者核内包涵体,也缺乏核排列的拥挤和重叠。对病变进行重复 FNA 时,有可能被诊断为 Bethesda Ⅲ类、意义不明确的非典型病变(AUS)。

穿刺后最容易误判的是梗死(图 3-3-43),若将其判读为肿瘤性的坏死,会导致组织学诊断级别错误提高至高级别滤泡起源的癌(HGFDTC)。同时,肿瘤梗死后细胞形态模糊,也导致对其组织学分型的辨别困难(图 3-3-44)。

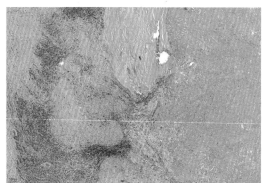

图 3-3-43 穿刺后梗死

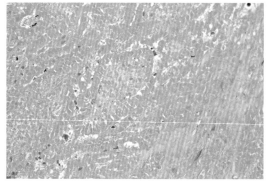

图 3-3-44 穿刺后梗死,肿瘤可能为高细胞亚型 PTC

由 FNA 操作导致的组织学改变曾被描述为"甲状腺细针穿刺继发性异型组织学改变"(worrisome histologic alterations following fine needle aspiration of the thyroid,WHAFFT)。Rosemary 等作者的研究发现其高峰时间段在 FNA 后 20～40 d。相关的 FNA 操作史可提示病理诊断医师规避误诊风险。

2. 穿刺针道的肿瘤种植

FNA 穿刺后皮下及针道肌肉内的肿瘤种植偶有报道。此种现象更常见于伴有高侵袭性特点和低分化成分的肿瘤。因此,甲状腺术后,超声影像学检测范围除了手术野之外,还应包括可能的穿刺针道位置。

针对甲状旁腺来源病变的 FNA 操作同样可能导致其沿针道种植。有研究称甲状旁腺细胞比甲状腺滤泡上皮细胞更容易发生针道种植,因此建议对临床或超声怀疑为甲状旁腺的结节尽量避免行 FNA。

3. FNA 操作造成的其他并发症

FNA 操作的致命性并发症包括穿刺后严重的出血、血肿和水肿,可能导致呼吸道阻塞。通常出现于长期服用阿司匹林或者其他抗凝血药物的患者。FNA 操作前对于患者用药史的详细询问、于穿刺前停用相关药物,以及穿刺后的规范按压,可将此类并发症的发生率降至最低。

FNA 的并发症还包括穿刺针触及神经导致的一过性声带麻痹、穿刺位置接近颈动脉角胸膜顶端导致的气胸、无菌操作不当造成的化脓性感染等。

以上并发症均可通过对穿刺操作者的技能培训,以及严格执行操作规范进行规避。

综上所述,虽然 FNA 可能导致对重复细针穿刺和手术病理诊断的干扰,以及发生操作相关的并发症,但通过经验的积累,其大多可控且发生率较低。FNA 细胞学诊断仍是甲状腺术前诊断最安全和可靠的首选手段。

33.如何正确认识甲状腺抽吸物的分子检测的作用?

甲状腺癌的发生发展与其分子改变密不可分,分子检测已经贯穿了甲状腺癌诊疗的全过程。

1. 对甲状腺肿瘤分子改变特征的深入了解提高了在 FNA 细胞学中进一步精准诊断的能力

由于不同医院甲状腺超声影像技术和 FNA 操作水平存在差异,不同细胞学诊断医师对于镜下形态学细节的把握存在主观性,对细胞学的诊断标准理解上也有不同,导致细胞学诊断中的不确定类型,尤其是Ⅲ类和Ⅳ类的诊断可重复性较差,难以准确评估其恶性风险。这将直接影响患者的临床分流和是否进行手术干预的抉择。

第二版 Bethesda 报告分类系统的临床处理指南部分,就已经提出对Ⅲ类和Ⅳ类的病例进行分子检测,以期进一步明确分类。最近更新的第三版中,更是为分子检测设置独立章节进行详细阐述。同样,我国 2023 版《甲状腺细针穿刺细胞病理诊断专家共识》中亦指出,为提高甲状腺 FNA 细胞学诊断的准确性和时效性,建议对Ⅲ类、Ⅳ类和Ⅴ类 FNA 标本或穿刺洗脱液进行分子检测。在辅助诊断甲状腺滤泡上皮源性肿瘤良恶性方面,推荐首选 *BRAF* 基因和 *TERT* 启动子基因检测。如条件允许,可增加 *RET*、*NTRK*、*ALK* 基因融合检测或根据具体情况行 NGS 多基因检测。

BRAF、*RAS* 和 *RET* 基因突变多为甲状腺滤泡上皮细胞起源癌的早期驱动事件,*TERT* 启动子和 *TP53* 基因突变多在甲状腺癌进展中发挥作用。*BRAF* 和 *BRAF* 样基因异常(如 *RET* 基因融合)在甲状腺癌中高度特异,与经典型和高细胞型 PTC 有关;*ALK* 和 *NTRK* 融合见于以滤泡结构为主或浸润性滤泡亚型 PTC;RAS 样分子改变,包括 *RAS*、*BRAF*、*EIF1AX*、*PTEN*、*DICER*1、*PPARG* 或 *THADA* 融合,可见于良性、低危型和恶性滤泡性肿瘤,在肿瘤良恶性鉴别诊断方面作用有限;嗜酸细胞肿瘤常表现为线粒体 DNA 突变和染色体拷贝数异常;甲状腺髓样癌的主要为 *RET* 基因体系、胚系突变和

RAS 基因突变。

同时需要指出的是,当分子检测暂时未能提示恶性时,需要考虑到可能是穿刺样本内病变细胞数量不足导致的假阴性,亦或是分子检测标志物的选择未能覆盖到该肿瘤的突变位点等多种因素。因此阴性的分子检测结果并不能完全排除恶性肿瘤。

2. 分子改变特征对于肿瘤生物学行为和预后的提示

多基因复合突变预示了肿瘤的高侵袭性生物学行为,多预后较差。第三版 Bethesda 报告分类系统中,提出依据分子风险进行低、中、高风险分组(molecular risk group, MRG)。其中单 *RAS* 及 *RAS* 样突变为低 MRG;单 *BRAF* 突变、*BRAF* 样突变、拷贝数异常为中 MRG;驱动基因异常合并 *TERT* 启动子、*TP53*、*AKT1* 和/或 *PIK3CA* 等基因异常为高 MRG。分子风险的分组,可进一步指导手术决策。

3. 甲状腺肿瘤的分子分型为靶向治疗提供依据

越来越多靶向药物获批应用于甲状腺癌临床治疗,对甲状腺肿瘤的基因检测和精确分子分型也提出了新的需求。

临床处于局部进展期的甲状腺癌(locally advanced thyroid cancer, LATC)预后相对较差。由于肿瘤范围突破甲状腺被膜,不同程度侵犯甲状腺周围组织和脏器,其手术范围广、手术难度大。组织学类型常包括乳头状癌、弥漫浸润型滤泡癌、嗜酸细胞癌、低分化癌、间变性癌、高级别髓样癌等。精确的术前细胞学诊断和分子分型可为靶向治疗提供有力依据,同时通过缩小肿瘤体积降低手术难度,为原本已无法手术的患者争取手术机会。

甲状腺髓样癌(MTC)中的遗传性者,包括多发性内分泌腺瘤(multiple endocrine neoplasia, MEN)Ⅱa,会同时发生嗜铬细胞瘤和甲状旁腺增生;MEN Ⅱb,以伴发黏膜多发性神经瘤和/或肾上腺嗜铬细胞瘤为特点,是遗传性 MTC 中恶性程度最高的类型;家族性 MTC(familial medullary thyroid cancer, FMTC)恶性程度最低。不同类型的 *RET* 胚系突变位点与 MEN Ⅱa 和 MEN Ⅱb 中 MTC 的危险度分层相关,也与 MEN Ⅱa 中伴发的嗜铬细胞瘤、甲状旁腺功能亢进症的发生风险相关。因此,对于怀疑为遗传性 MTC 的患者,应积极通过 *RET* 基因胚系突变位点检测,排查 MEN 的同时评估其可能对家庭成员造成的风险,并为系统性靶向治疗提供依据。

综上所述,甲状腺 FNA 分子检测因在诊断和治疗中显著的临床应用价值,已经逐步被纳入甲状腺肿瘤的整体管理中。甲状腺细针穿刺《中国共识》中要求分子检测结果需结合患者临床、影像学及 FNA 形态学结果进行综合解读。

34. 第 5 版 WHO 甲状腺肿瘤分类与以往有何区别?

随着对甲状腺肿瘤的基因改变和生物学行为的进一步研究,肿瘤的治疗理念也有所革新。基于此,第 5 版 WHO 甲状腺肿瘤分类强调了基因背景对肿瘤生物学行为的决定性作用,以细胞发生机制为框架基础,以组织学、分子和临床生物学特征来判定肿瘤分类和亚型。新分类更有助于清晰认识甲状腺肿瘤细胞起源、病理特征(包括细胞病理和组织病理)、分子分类和生物学行为,分为良性、低风险和恶性肿瘤,强调生物标记物和分子检测在辅助诊断、判定预后、指导靶向治疗方面的作用。

良性肿瘤除了甲状腺滤泡腺瘤,还包括2种具有临床意义的腺瘤:常伴有甲亢的乳头状滤泡腺瘤和嗜酸性细胞腺瘤。新增起源于临床多结节性甲状腺肿的增生性/肿瘤性病变——甲状腺滤泡结节性病变。

"低风险肿瘤"替代了2017版中的交界性肿瘤,强调其扩散概率极低,包括具有乳头状核特征的非浸润性甲状腺滤泡性肿瘤(non-invasive follicular thyroid neoplasm with papillary-like nuclear features,NIFTP)、恶性潜能未定的肿瘤(uncertain malignant potential,UMP)和透明变梁状肿瘤(hyalinizing trabecular,HTT)。这大类肿瘤均为滤泡上皮细胞起源、有包膜/界限清楚、无淋巴结和远处转移的甲状腺肿瘤,需仔细筛查 *BRAF*、*TP53*、*PIK3CA* 或 *TERT* 等高危突变。排除恶性肿瘤的基因突变后,可行甲状腺叶切除术,不需后续治疗。

滤泡起源的恶性肿瘤根据分子特征和侵袭性进行分类。具有多种组织亚型的PTC为 *BRAF* 样恶性肿瘤;而浸润性包裹性滤泡亚型PTC和甲状腺滤泡癌为 *RAS* 样恶性肿瘤。新分类不提倡≤1 cm 的"甲状腺微小乳头状癌"作为独立亚型,而应根据形态特征进行亚分型。筛状桑葚型甲状腺癌的发生发展以Wnt信号通路相关突变为主,免疫表型特殊,不再为PTC亚型,归入细胞谱系未明的肿瘤。嗜酸细胞癌不再采用"许特尔氏细胞"的术语,在原诊断标准基础上强调高级别特征(坏死,核分裂象≥5/2 mm^2)。新增高级别甲状腺滤泡细胞起源癌,包括高级别分化型甲状腺癌和传统低分化癌,其共同特征为:核分裂象多、肿瘤性坏死、不伴有间变特征、临床生物学行为相似。未分化癌为分化程度最差的类型,鳞状细胞癌是其亚型之一。甲状腺髓样癌依据核分裂象、肿瘤坏死和Ki67增殖指数分为低级别和高级别,高级别被定义为具有以下至少一项特征的肿瘤:核分裂象≥5/2 mm^2 或 Ki67 增殖指数≥5% 和/或肿瘤坏死(图3-3-45)。

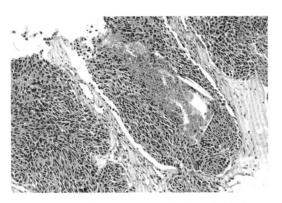

图3-3-45　高级别甲状腺髓样癌,见肿瘤性坏死

分化型甲状腺癌形态学特征主要与 *BRAF* 和 *RAS* 突变有关,为早期驱动事件。低分化和高级别分化型甲状腺癌则是在此基础上,再携带继发侵袭性突变如 *TERT* 启动子、*PIK3KCA* 和 *TP53* 等后期分子事件。PTC可发生多种癌症相关基因融合,其中 *RET*、*NTRK*、*BRAF* 和 *ALK* 均为临床治疗重要特点药物靶点。嗜酸细胞肿瘤有特征性线粒体基因组(mtDNA)或 *GRIM*19(*NDUFA*13)基因改变。甲状腺髓样癌常见 *RET* 基因变异,尤其家族遗传性甲状腺髓样癌最常见的致病基因为 *RET* 基因重排。

此外,其余甲状腺内罕见肿瘤根据其细胞起源进行划分。如涎腺型癌包括黏液表皮样癌及其亚型"黏液癌"和分泌性癌。伴有嗜酸性粒细胞增多的硬化性黏液表皮样癌被归入细胞谱系未明的肿瘤。甲状腺内胸腺肿瘤章节中纳入了胸腺瘤、胸腺癌以及伴有胸腺样分化的梭形细胞肿瘤。并新增一种与 *DICER*1 基因突变有关的罕见胚胎性肿瘤——甲状腺母细胞瘤。

总体而言,新分类强调了分子特征及其在预后判断和靶向治疗方面的作用,强调了驱动基因是甲状腺癌发生发展的根本驱动因素,*BRAF*、*TERT*、*RET* 融合等基因突变的发现为晚期及高级别甲状腺癌辅助诊断、预后判断及靶向治疗的依据。

35. 如何提高超声、细胞学、组织病理的一致性?

甲状腺结节的术前诊断通常包括临床评估、血清学生化指标检测、超声影像检查和 FNA 细胞学诊断 4 个部分。目的均是进行恶性风险预估,为后续临床治疗方案的选择提供依据。而术后病理诊断才是甲状腺结节诊断最终的"金标准"。

术前将所有诊断参数进行归纳和综合评估,可减少误入诊断陷阱。当超声表现与细胞学诊断不一致,尤其是超声判断为良性但细胞学判读为可疑恶性或恶性的结节,应对超声图像和细胞学形态均进行再次判读,并加做分子检测,以避免因细胞学假阳性而导致不必要的外科手术;对超声判断为恶性但细胞学判读为良性的结节,应密切随诊或进行重复细针穿刺并加做分子检测,必要时手术切除以明确诊断。

当术前诊断为恶性,而组织病理诊断为良性时,除了对细胞学进行再次判读之外,还需将手术样本进行全面取材,避免因局检时取材遗漏导致"假阴性"。

FNA 作为甲状腺术前恶性风险评估的首选手段,虽具有高敏感度和特异度,但亦不可避免地存在诊断上的局限。清晰地认识每种检测手段的优势及局限性、甲状腺诊治团队多学科的联合诊疗、对疑难病例进行讨论和复盘以及经验的总结,必将使超声、细胞学和组织病理的一致性不断得到提高。

参考文献

[1] GRANT E G, TESSLER F N, HOANG J K, et al. Thyroid Ultrasound Reporting Lexicon: White Paper of the ACR Thyroid Imaging, Reporting and Data System (TIRADS) Committee [J]. J Am Coll Radiol, 2015, 12(12): 1272-1279.

[2] TESSLER F N, MIDDLETON W D, GRANT E G, et al. ACR Thyroid Imaging, Reporting and Data System (TI-RADS): White Paper of the ACR TI-RADS Committee [J]. J Am Coll Radiol, 2017, 14(5): 587-595.

[3] HAUGEN B R, ALEXANDER E K, BIBLE KC, et al. 2015 American Thyroid Association Management Guidelines for Adult Patients with Thyroid Nodules and Differentiated Thyroid Cancer: the American Thyroid Association Guidelines Task Force on Thyroid Nodules and Differentiated Thyroid Cancer [J]. Thyroid, 2016, 26(1): 1-133.

［4］中华医学会超声医学分会浅表器官和血管学组,中国甲状腺与乳腺超声人工智能联盟.2020甲状腺结节超声恶性危险分层中国指南:C-TIRADS［J］.中华超声影像学杂志,2021,30(3):185-200.

［5］张波,吴琼,徐景竹.2015年美国甲状腺学会《成人甲状腺结节与分化型甲状腺癌诊治指南》解读:超声部分［J］.中国癌症杂志,2016,26(1):19-24.

［6］刘如玉,张波.超声在甲状腺结节和甲状腺癌全程管理中的作用［J］.中国医学科学院学报,2017,39(3):445-450.

［7］刘如玉,张波.美国放射学会甲状腺结节影像报告系统和影像偶发甲状腺结节管理系列白皮书解读［J］.中国癌症杂志,2017,26(1):19-24.

［8］罗定远,黎洪浩.甲状腺癌基因检测与临床应用广东专家共识(2020版)［J］.中华普通外科学文献(电子版),2020,14(3):161-168.

［9］林岩松.甲状腺癌全程管理［M］.北京:人民卫生出版社,2023.

［10］陈立波,丁勇,关海霞,等.中国临床肿瘤学会(CSCO)持续/复发及转移性分化型甲状腺癌诊疗指南-2019［J］.肿瘤预防与治疗,2019,32(12):1051-1080.

［11］赖兴建,张波,姜玉新,等.常规超声对甲状腺滤泡肿瘤的鉴别诊断价值［J］.中国医学科学院学报,2013,35(05):483-487.

［12］席雪华,高琼,张波.超声评估持续/复发及转移性分化型甲状腺癌［J］.北京医学,2018,40(11):1064-1066.

［13］马姣姣,张波.甲状腺结节超声风险分层的利与弊［J］.中国癌症杂志,2020,30(7):546-550.

［14］ZHU S L,JIANG Y X,YANG X,et al. "Onion skin-liked sign" in thyroid ultrasonography:a characteristic feature of benign thyroid nodules［J］.Chin Med J (Engl),2016,129(13):1533-1537.

［15］中国临床肿瘤学会指南工作委员会.中国临床肿瘤学会(CSCO)分化型甲状腺癌诊疗指南2021［J］.肿瘤预防与治疗,2021,34(12):1164-1201.

［16］甲状腺细针穿刺细胞病理学诊断专家共识编写组,中华医学会病理学分会细胞病理学组.甲状腺细针穿刺细胞病理学诊断专家共识(2023版)［J］.中华病理学杂志,2023,52:441-446.

［17］ALI S Z,BALOCH Z W,COCHAND-PRIOLLET B,et al. The 2023 Bethesda system for reporting thyroid cytopathology［J］.Thyroid,2023,33:1039-1044.

［18］中国临床肿瘤学会指南工作委员会.中国临床肿瘤学会(CSCO)分化型甲状腺癌诊疗指南2021［J］.肿瘤预防与治疗,2021,34(12):1164-1201.

［19］LJUNG B M,LANGER J,MAZZAFERRI E L,et al. Training,credentialing and re-credentialing for the performance of a thyroid FNA:a synopsis of the National Cancer Institute Thyroid Fine-Needle Aspiration State of the Science Conference［J］.Diagn Cytopathol,2008.36(6):400-406.

［20］刘志艳.甲状腺细针穿刺细胞学诊断与陷阱［M］.北京:科学出版社,2018.

［21］CAPPELLI C,PIROLA I,GANDOSSI E,et al. Fine-needle aspiration cytology of thyroid nodule:does the needle matter? ［J］Southern Medical Journal,2009,102(5):498.

[22]骆鹏飞,穆夏黎,焦大海,等.甲状腺结节非负压细针穿刺细胞学检查标本充分性分析[J].中华内分泌外科杂志,2022,16(1):5.

[23]WITT B L,SCHMIDT R L. Rapid on-site evaluation(ROSE)improves the adequacy of fine needle aspiration for thyroid lesions:a systematic review and meta-analysis.[J].Thyroid,2012,23(4):428-435.

[24]FADDA G,ROSSI E D. Liquid-based cytology in fine-needle aspiration biopsies of the thyroid gland[J].Acta Cytological,2011,55:389-400.

[25]TRIPATHY K,MISRA A,GHOSH J K. Efficacy of liquid-based cytology versus conventional smears in FNA samples[J].Journal of Cytology,2015,32:17-20.

[26]信芳杰,林东亮,赵诚,等.液基细胞学技术在甲状腺结节细针穿刺病理诊断中的应用[J].临床与实验病理学杂志,2017,33(1):3.

[27]林建龙,钟国栋,王鸿程,等.2386例甲状腺细针穿刺液基细胞学病理诊断分析[J].诊断病理学杂志,2018,25(2):6.

[28]BALOCH Z W,ASA S L,BARLETTA J A,et al. Overview of the 2022 WHO classification of thyroid neoplasms[J].Endocr Pathol.2022;33(1):27-63.

[29]LIU Z,LIU D,MA B,et al. History and practice of thyroid fine-needle aspiration in China,based on retrospective study of the practice in Shandong University Qilu Hospital[J].Journal of Pathology and Translational Medicine,2017,51(6):528-532.

[30]张文,董凌莉,朱剑,等.IgG4相关性疾病诊治中国专家共识[J].中华内科杂志,2021,60(3):15.

[31]CHEN H I,AKPOLAT I,MODY D R,et al. Restricted κ/λ light chain ratio by flow cytometry in germinal center B cells in Hashimoto thyroiditis[J].American Journal of Clinical Pathology,2006,125(1):42-48.

[32]SUZUKI N,WATANABE N,NOH J Y,et al. The relationship between primary thyroid lymphoma and various types of thyroid autoimmunity:a retrospective cohort study of 498 cases,including 9 cases with Graves' disease[J].Thyroid:official journal of the American Thyroid Association,2022,32(5):552-559.

[33]刘志艳,觉道健一.第五版WHO甲状腺肿瘤分类中低风险肿瘤的解读[J].中华医学杂志,2022,102(48):3806-3810.

[34]刘志艳,刘书侠,王馨培,等.第5版WHO甲状腺滤泡源性肿瘤分类解读[J].中华病理学杂志,2023,52(1):712.

[35]FRANCIS G L,WAGUESPACK S G,BAUER A J,et al. Management guidelines for children with thyroid nodules and differentiated thyroid cancer[J].Thyroid,2015,25(7):716-759.

[36]CIBAS E S,ALI S Z. The Bethesda system for reporting thyroid cytopathology[J].Am J Clin Pathol,2009,132(5):658-665.

［37］CIBAS E S,ALI S Z. The 2017 Bethesda system for reporting thyroid cytopathology［J］. Thyroid, 2017,27(11):1341-1346.

［38］OERTEL YC."Atypical" cells in fine-needle aspiration biopsy specimens of benign thyroid cysts［J］. Cancer,2006,108(1):72；author reply 73.

［39］MALHEIROS D C,CANBERK S,POLLER D N,et al. Thyroid FNAC:causes of false-positive results［J］. Cytopathology,2018,29(5):407-417.

［40］MACHAŁA E,SOPIŃSKI J,IAVORSKA I,et al. Correlation of fine needle aspiration cytology of thyroid gland with histopathological results［J］. Pol Przegl Chir,2018,90(6):1-5.

［41］ZHU Y,SONG Y,XU G,et al. Causes of misdiagnoses by thyroid fine-needle aspiration cytology (FNAC):our experience and a systematic review［J］. Diagn Pathol,2020,15(1):1.

［42］PANDIT A A,PHULPAGAR M D. Worrisome histologic alterations following fine needle aspiration of the thyroid［J］. Acta Cytologica,2001,45(2):173-179.

［43］RECAVARREN R A,HOUSER P M,YANG J,et al. Potential pitfalls of needle tract effects on repeat thyroid fine-needle aspiration［J］. Cancer Cytopathology,2013,121(3):155-161.

［44］LIU Y F,AHMED S,BHUTA S,et al. Infarction of papillary thyroid carcinoma after fine-needle aspiration:case series and review of literature［J］. JAMA Otolaryngol Head Neck Surg,2014,140(1):52-57.

［45］YANG G C,FRIED K,YAKOUSHINA T V,et al. Encapsulated follicular variant of papillary thyroid carcinoma:fine-needle aspiration with ultrasound and histologic correlation of 41 cases［J］. Acta Cytologica,2013:57(1):26-32.

［46］STRICKLAND K,HOWITT B,BARLETTA J,et al. The cytologic diagnosis of noninvasive follicular thyroid neoplasm with papillary-like nuclear features (NIFTP):a retrospective analysis of indeterminate nodules［J］. Journal of the American Society of Cytopathology,2016,5(5):S72-S72.

［47］MOREIRA A L,WAISMAN J,CANGIARELLA J F. Aspiration cytology of the oncocytic variant of papillary adenocarcinoma of the thyroid gland［J］. Acta Cytologica,2004,48(2):137-141.

［48］GUAN H,VANDENBUSSCHE C J,EROZAN Y S,et al. Can the tall cell variant of papillary thyroid carcinoma be distinguished from the conventional type in fine needle aspirates? a cytomorphologic study with assessment of diagnostic accuracy［J］. Acta Cytologica:The Journal of Clinical Cytology and Cytopathology,2013,57(5):534-542.

［49］JUNG H K,HONG S W,KIM E K,et al. Diffuse sclerosing variant of papillary thyroid carcinoma［J］. Journal of Ultrasound in Medicine,2013,32(2):347-354.

［50］SIEGEL R L,MILLER K D,JEMAL A. Cancer statistics,2018［J］. CA Cancer J Clin,2018,68(1):7-30.

［51］刘志艳,王怡. 局部进展期甲状腺癌分子病理学特点［J］. 中国实用外科杂志,2023,43(8):861-865.

[52] SUGITANI I, ITO Y, TAKEUCHI D, et al. Indications and strategy for active surveillance of adult low-risk papillary thyroid microcarcinoma: consensus statements from the Japan Association of Endocrine Surgery Task Force on Management for Papillary Thyroid Microcarcinoma[J]. Thyroid, 2021,31(2):183-192.

[53] 中国抗癌协会甲状腺癌专业委员会(CATO). 甲状腺微小乳头状癌诊断与治疗中国专家共识(2016版)[J]. 中国肿瘤临床,2016,43(10):405-411.

[54] DING Z, TAO X, DENG X, et al. Genetic analysis and clinicopathologic features of locally advanced papillary thyroid cancers: a prospective observational study[J]. J Cancer Res Clin Oncol,2023,149(9):6303-6313.

[55] HORN R C. Carcinoma of the thyroid: description of a distinctive morphological variant and report of seven cases[J]. Cancer,1951,4(4):697-707.

[56] WILLIAMS E. Histogenesis of medullary carcinoma of the thyroid[J]. J Clin Path,1966,19(2): 114-118.

[57] HAGEMANN I S, CHERNOCK R D. Molecular pathology of hereditary and sporadic medullary thyroid carcinomas[J]. American Journal of Clinical Pathology: Official Publication of American Society of Clinical Pathologists,2015,143(6):768-777.

[58] PUSZTASZERI M P, BONGIOVANNI M, FAQUIN W C. Update on the cytologic and molecular features of medullary thyroid carcinoma. [J]. Advances in Anatomic Pathology,2014,21(1): 31-40.

[59] 焦琼,刘志艳. 第3版甲状腺细胞病理 Bethesda 报告系统解读[J]. 中华医学杂志,2023,103 (41):3238-3244.

[60] 中国临床肿瘤学会指南工作委员会. 中国临床肿瘤学会甲状腺髓样癌诊疗指南 2022[M]. 北京:人民卫生出版社,2022.

[61] 刘志艳. 分化性甲状腺癌形态学谱系与分子生物学特征[J]. 中华病理学杂志,2020,49 (3):5.

[62] 王圣应. 甲状腺肿瘤外科临床与病例精编[M]. 合肥:安徽科学技术出版社,2022.

[63] 约翰·B. 汉克斯,威廉·B. 伊纳内特三世. 甲状腺外科领域的争议[M]. 田文,张浩,刘绍严,主译. 长沙:中南大学出版社,2020.

[64] 幕内雅敏. 要点与盲点 内分泌外科[M]. 董家鸿,译. 北京:人民卫生出版社,2011.

第四章

甲状腺结节的治疗原则

目前,新技术、基于循证医学的临床决策、对手术质量和预后的探索这些新理念,已经逐渐影响甲状腺外科,我们需要面对甲状腺结节性疾病的诊疗出现一些争议,百花齐放的手术方式以及信息化时代大众"被科普"的现象需要被重视。本章将全程化管理、同质化的手术等思想融入甲状腺结节性疾病的积极观察、手术、碘治疗以及靶向治疗等治疗中,为后续的章节提供理论依据。

第一节　可观察的甲状腺结节

36. 什么样的甲状腺结节可以定期复查？

甲状腺结节的发生率在过去的几十年里稳步增长,无论是单发的结节还是多发结节都是如此,这主要归因于超声和其他敏感成像方法,如彩色多普勒、计算机断层扫描、磁共振成像和正电子发射计算机断层显像的广泛使用,这些手段常被用于颈部和全身的检查。超声检查由于其无创性和方便性等原因是目前评估甲状腺结节最有效、常见的检查方法,并且是决定结节是否需要细针穿刺(fine-needle aspiration,FNA)的首要条件。超声检查在原发灶外科评估中的主要作用包括判断结节良恶性,了解肿块的大小、位置、数量。而对肿瘤是否存在周围浸润以及侵犯程度的判断不及 CT。

ATA 指南推荐所有甲状腺结节患者均应进行甲状腺超声检查。2017 年美国放射学会出版了新的甲状腺影像报告与数据系统(thyroid imaging reporting and data system,TI-RADS)分类标准,通过定量评分来评估甲状腺结节,提高甲状腺癌诊断的灵敏度和特异度。超声诊断报告应包括甲状腺实质背景、结节位置、大小、超声特征和颈部淋巴结情况。某些超声特征提示甲状腺癌的可能:实质成分、低回声、浸润性生长、边界不清以及微钙化。结节存在间断的边缘钙化和周围有软组织挤压迹象,提示可能为浸润性癌。而纯囊性结节或结节体积一半以上由微囊腔构成时,结节不太可能是恶性(<2%)。边缘光滑的等回声或高回声非钙化实性结节,恶性风险亦较低。而甲状腺滤泡癌(follicular thyroid carcinoma,FTC)超声学特点不同于 PTC,更多表现为等回声或高回声结节。滤泡性病变(包括 FTC、滤泡亚型乳头状癌和滤泡性腺瘤)往往术前难以鉴别,有研究提示在超声表现上结节内血管形成可能与其恶性程度有关。大多数偶然发现的甲状腺结节在超声检查时表现为良性,不需要进一步的诊断检查。另一方面,有症状的甲状腺结节或者在体格及超声检查中发现良恶性不确定的甲状腺结节,应采用细针穿刺活检进行评估。那些通过细针穿刺活检被证明可疑恶性或找到癌细胞的甲状腺病灶需要手术治疗。大多数结节通过细针穿刺证明是良性的,不需要任何治疗,只需要观察随访。

细胞学穿刺检查除了可以明确甲状腺结节的良恶性,规避不必要的手术之外,还可以明确肿瘤的病理类型,针对不同的危险程度制订合理的手术范围。细胞穿刺活检总体来说安全、简单、可靠,能够为评价甲状腺结节病理类型提供最直接的诊断信息。为保证穿刺的准确性,一般在超声引导下进行细针穿刺。2015 版 ATA 指南根据超声特征将结节分类为高度怀疑、中度怀疑、低度怀疑、极低可能怀疑恶性的肿瘤,并依据上述怀疑度结合肿块大小来帮助临床决定是否需要穿刺。目前甲状腺细胞学结果报告采用 2017 年更新的 Bethesda 分类系统进行分层,该分类系统提供 6 个诊断类别用于临床决策。第 3 版甲状腺细胞病理 Bethesda 报告系统(TBSRTC)于 2023 年 6 月修订再版,其基于第 5 版 WHO 甲状腺肿瘤分类及命名的更新,新增了甲状腺结节临床与超声特征、甲状腺细胞分子检测两个章节,以及儿童甲状腺癌恶性风险(ROM)和临床处理原则等相关内容。同时更新了TBSRTC 报告中每个分类的 ROM 范围,并在原有 ROM 范围基础上新增其平均值。

2015 年成人 ATA 指南建议对于细胞学证实是良性的结节,根据超声恶性风险分层进行超声随访。超声高度怀疑恶性的结节应在 12 个月内进行重复超声和超声引导下的 FNA。超声低至中度怀疑恶性的结节应在 12~24 个月内重复超声,如果超声证实其生长(至少两个切面增长 20% 并且最少增长 2 mm 或者体积增大 50%)或者新出现了可疑的超声征象,可以重复 FNA 或者继续重复超声。超声极低度怀疑恶性的结节(如"海绵征"结节),是否以持续的超声监测和结节长大作为重复FNA 的指标,目前文献证据非常有限,如果要再次行超声检查,应推迟至 24 个月之后。如果一个结节做过两次 FNA,两次都提示良性,则没有必要再对这个结节进行超声监测,但对于体积较大者可能需要监测生长情况,当引起临床症状时,即使是良性结节,也可能需要手术治疗。考虑到 FNA 假阴性,个别患者的随访及治疗决策应综合评估后做出。

ATA、NCCN 等指南均只提到了良性甲状腺结节的评估,但并未给出明确的治疗建议。国内专家认为,如果超声检查考虑结节良性可能性较大,可建议 3~6 个月随访,无须特殊治疗。对于细针穿刺细胞学提示良性甲状腺结节(Bethesda Ⅱ类)一般不需要手术切除,但需超声随访监测。如果结节增大明显(结节体积增加 50% 或结节在二维方向均至少增加 2 mm),可在患者临床表现和倾向性的基础上,推荐再次行FNA 检查。巨大结节但无症状,FNA 往往准确度欠佳,也推荐行手术治疗。几项研究表明如果结节最大径大于 4 cm,即便 FNA 结果为良性,仍有 10%~20% 的患者最终病理诊断为甲状腺癌。良性甲状腺结节的手术指征是包括出现与结节明显相关的局部压迫症状、合并甲亢且内科治疗无效者、肿物位于胸骨方式后或纵隔内、结节进行性生长,临床考虑有恶变倾向或合并甲状腺癌高危因素、因外观或思想顾虑过重影响正常生活而强烈要求手术者。手术方式主要以完整去除病灶为主,有时可选择一侧甲状腺全/近全切除术,术中更要保护好喉返神经及甲状旁腺的功能,避免损伤二者。若术后甲减,可予以左甲状腺素治疗,维持 TSH 水平在正常范围即可,不建议抑制 TSH 来预防结节再发。

需要注意的是往往需要手术的一些情况,比如滤泡性肿瘤、高功能甲状腺结节、胸骨后甲状腺中等。甲状腺良性结节有单发的滤泡状腺瘤(良性肿瘤)及多发的结节性甲状腺肿(以往称为腺瘤性甲状腺肿),而结节性甲状腺肿可以是甲状腺内数个散在的腺瘤样结节,也可以是整个甲状腺为多发结节占据而无正常组织,即以往狭义的结节性甲状腺肿。滤泡状腺瘤增长缓慢,瘤径达 3~4 cm 时,中心多发生囊性变。如呈实质性,则难以与滤泡状癌,特别是微小浸润型滤泡状癌加以鉴别。实质性结节可发生继发变性(出血、坏死、囊肿生成、纤维增生)。腺瘤、腺瘤样结节、微小浸润型滤泡状癌难于鉴别,在腺瘤样结节或结节性甲状腺肿中,混有腺瘤或滤泡状癌的情况并不少见。与良性结节难以鉴别的甲状腺癌包括滤泡型乳头状癌、囊肿形成型乳头状癌、微小浸润型滤泡状癌。穿刺吸引细胞学诊断法有助于鉴别滤泡型乳头状癌、囊肿形成型乳头状癌。滤泡状癌的鉴别诊断非常困难,综合考虑超声检查,穿刺吸引细胞学检查所见,以决定手术适应证。瘤径在 3~4 cm 以上,超声检查为无囊性变的实质性肿瘤或怀疑被膜浸润,彩色多普勒显示肿瘤内部血流丰富,穿刺吸引细胞学检查发现滤泡性肿瘤伴细胞异型、核异型,血 Tg 值在 1000 ng/mL 以上的病例,滤泡状癌的可能性大,具有手术指征,应行腺叶切除。如未合并桥本甲状腺炎,腺叶切除后不会出现甲减。如术中根据肿瘤剖面诊断为广泛浸润型滤泡状癌,则应改为甲状腺全切除术。肉眼诊断为腺瘤或腺瘤样结节时,行腺叶切除术即可。如病理诊断为滤泡状癌,日后可能需行甲状腺全切除术。

如何更好地处理细胞学诊断为滤泡性肿瘤的结节,仍然是一个争论不休的问题。细胞学检查很难区分良性滤泡腺瘤和滤泡癌。通常情况下,最终的诊断需要根据手术后的病理检查来确定。过去无论是诊断还是治疗,都相当强烈地推荐手术治疗(即诊断性手术切除)。在最新的 ATA 指南中,对于 Bethesda 系统诊断为 FN/SFN 的结节,推荐进行分子检测,即包括 *BRAF*、*RASRET/PTC* 和 *PPAR-Y* 在内的 7 种基因突变检测。如果不做分子检测或检测不确定,可考虑手术切除。

Plummer 提出的 Pummer 病原本指的是毒性多发结节性甲状腺肿,但在某些时候指甲状腺放射性核素扫描呈"热结节"的所有功能性甲状腺结节,即将功能性甲状腺结节与 Plummer 病当成同义语,为手术适应证。手术的优点在于切除肿瘤即可治愈。

良性结节增大可出现颈部压迫感及气道狭窄所致的呼吸困难症状。特别是纵隔甲状腺肿吞咽障碍及气道狭窄引起的呼吸困难非常危险。结节内若出血导致肿块快速增大引发窒息。形成巨大甲状腺肿还会影响美观。这些都是手术适应证。为避免术后甲减或甲状旁腺功能减退症,最好仅切除肉眼可见的肿大结节性病变,但结果却往往变成了甲状腺全切除术或次全切除术。

理论上,通过抑制 TSH,可以消除其对结节上 TSH 敏感受体的刺激,从而导致结节萎缩。但这仅对少数患者有效,更重要的是,抑制疗法会引起慢性低 TSH 相关的一系列并发症。美国甲状腺协会和美国临床内分泌专家协会医疗实践指南反对常规使用甲状腺素抑制治疗细针穿刺确诊的良性结节。

然而,对于超声考虑良性可能性较大的结节"3~6 个月随访,无须特殊治疗"的处理办法也存在一些问题。首先,在随访过程中,有 5%~15% 的良性甲状腺病变(实性或囊性)开始出现症状或逐渐增大。对于这些患者,除了部分功能亢进的甲状腺结节可以用放射性碘治疗之外,目前似乎没有明确有效的药物治疗。此外,能够引起局部压迫症状或美观问题的良性甲状腺病变,应进行手术。但手术可能会给患者的生活质量带来不利的影响。根据目前甲状腺疾病治疗的趋势,建议对于确定良性的甲状腺病变,尽量减少外科手术治疗似乎是合适的。由于一般甲状腺结节增大的速度相当稳定,当其出现症状时,应努力改变其自然病程。目前,有很多种超声引导的微创消融技术(minimally invasive procedures,MIT)可用于有症状的或正在生长的甲状腺病变的非开刀手术治疗。与外科开刀手术相比,不会导致颈部瘢痕或甲状腺功能丧失,而且突出的优点是几乎完全没有发生永久性并发症的风险。消融技术主要的局限是经皮消融后,病变周围区域存在存活组织。因此对正在接受治疗的甲状腺结节的性质再次进行细胞学确认是非常必要的,应确定结节是良性的。目前主流观点认为,在临床或超声评估中可疑恶性的病变不适合消融。

WHO 对甲状腺微小乳头状癌(papillary thyroid microcarcinoma,PTMC)的定义是指小于 10 mm 无论是否影响邻近器官(extension toadjacentorgans,Ex)、有无临床淋巴结转移(clinicallymph node metastasis,N)和远处转移(distantmetastasis,M)的甲状腺乳头状癌。其中低风险是指没有 Ex、N 或 M 的 PTMC。近年来,随着影像学技术特别是超声检查的发展,3 mm 或更小的甲状腺结节得以被发现。此外,超声引导下的细针穿刺细胞学加强了超声检测到的小结节的诊断。随着这些技术的普及,PTMC 的发现和诊断已非常普遍。也正是因为这些技术的发展,全球甲状腺癌的发病率,特别是微小 PTC 的发病率逐渐增加,而甲状腺癌的死亡率却没有增加。

目前,对于诊断明确的 PTMC,手术仍然是基本的治疗手段,包括腺体的处理和淋巴结清扫两部分。腺体的手术方式包括甲状腺腺叶切除术和甲状腺全/近全切除术(残留靠近 Berry 韧带的喉返神经旁、小于 1 g 的甲状腺组织)。目前推荐:对于 PTMC,若没有明显的腺体外侵犯、临床未发现淋巴结转移(cN0)者,采取患侧腺叶切除即可。

在 PTMC 的处理中,最有争议的问题就是低危 PTMC 采取积极监测还是立即手术的问题。面对一个恶性肿瘤,采取积极监测的治疗策略似乎比决定手术更加困难,在临床实践中尚未在日本以外的地方被广泛采用。医患仍对 PTMC 的随诊抱有不少的担心。肿瘤对患者的威胁主要来自两方面:一是局部的侵犯,二是转移(包括局部及远处转移)。尽管 PTMC 发生远处转移和死亡可能很少见,但当基于先前提供的预期主动监测数据将这些案例报告进行权衡,这种事件的频率也会越发明显。持续长期的检查和后续随访观察也被认为是主动监测治疗的一个缺点。但是,对于手术后随访也需要持续监测。具有下列特性的 PTMC 患者,不能采用主动监测的治疗方式:①位置邻近气管或位于甲状腺背面靠近喉返神经;②FNA 细胞学中发现高级别恶性肿瘤细胞;③淋巴结转移;④临床疾病进展—随访过程中有疾病进展的迹象。在开始主动监测之前,必须对 PTMC 进行准确的评估,因为有些 PTMC 确实出现了疾病进展。在主动监测期间,如果发现有进展的迹象,建议进行手术。目前,积极监测实施中遇到的真正困难之一是如何及早鉴别出疾病进展的患者,包括病灶增大、出现明显的淋巴结转移者。虽然研究提示一些临床指标如病灶的体积变化、超声不同的钙化和血流表现、病灶的 Ki67 等病理参数可以帮助区分疾病进展的患者,但并不理想;现有的一些基因如 *TERT* 突变也没有发现与疾病进展相关。因此,只有努力让医患,尤其是专科医师全面认识 PTMC、充分了解低危 PTMC 的随诊策略,改变思维,才可能给患者提供更全面、合理的治疗选择。

37. 如何处理不确定良恶性的甲状腺结节?

我们根据 FNA 细胞学检查结果对甲状腺结节进行处理,甲状腺细胞病理学的 Bethesda 系统分为 6 类,这隐含了特定的恶性风险。良性和恶性的细胞学结果被认为足够准确,在这两种情况下建议分别进行结节观察或甲状腺切除术,符合消融指征的良性结节,可以考虑消融治疗。但是标本不满意/无法诊断的情况也需要重视,而且在满意的标本中,也不是"非黑即白"的,存在诸如非典型病变或滤泡性肿瘤的情况。对于不确定的结节(比如 TBS Ⅲ 或Ⅳ类),存在恶性肿瘤风险,观察可能会漏诊恶性肿瘤,而手术切除可能又是不必要的。具有不能诊断的细胞学表现的结节仍然具有一定恶性风险,临床中应该尽量减少这类标本不满意情况的发生,但这只是理想的情况,现实中,仍然有一定的 TBS Ⅰ类标本的存在。获取满意标本是确保 UG-FNA 结果准确性的重要基础。10 年文献荟萃显示,UG-FNA 取材成功率介于 77.6% ~ 99.6%,平均为(91.3% ±5.8%)。取材成功率受操作者经验、技术水平、结节大小、钙化、穿刺路径内重要结构所影响,大多数以囊性成分为主的结节中,TBS Ⅰ类结果的可能性很高。应不断提升穿刺技巧,保证对目标结节的有效切割,合理选择穿刺路径,提高诊断的准确性,减少并发症的发生。

虽然良性和恶性细胞学诊断的准确性很高,但有 20% ~25% 的穿刺液细胞数量足够而细胞性质不确定。临床、超声和细胞学评估均具有一定的局限性。这进一步说明需要采取多学科协同评估的形式来进行,例如对这类结节行分子检测。细胞学上不确定的甲状腺结节越来越多地采用分子诊断检测的方法。

意义未明的非典型病变(TBS Ⅲ)为那些因具有非一致性的细胞学特点,如不同程度的不典型细胞核、细胞结构,而无法确诊为良性或恶性的一类穿刺结果而定义的类型。其理论上占所有FNAB病例的比例<7%,但有些报道为 3% ~ 47%。当为患者制定治疗方案时,了解出具其病理报告的检测机构是非常重要的,检测机构的经验越丰富,意义未明的非典型病变的诊断率会降低。2007 版 TBS 报告系统,对于 FNAB 结果为 TBS Ⅲ类的患者推荐 3 ~ 6 个月后再次行 FNAB。然而,更早地再次行 FNAB 未发现会影响细胞学结果。为避免所得到的不典型细胞是第一次 FNAB 的炎症反应形成的,一般应至少间隔 4 周再行第二次 FNAB,2/3 的患者可以在第二次 FNAB 中得到确诊。

为提高 FNAB 诊断的精确性,术前鉴别甲状腺结节良恶性的辅助分子检测手段应运而生。在甲状腺结节的良性、恶性鉴别诊断方面,分子标志物检测无疑是一个快速进展、吸引眼球的话题。和某些消化道和妇科恶性肿瘤不同,术前 DTC 患者的血液标本中缺乏有诊断意义的肿瘤标志物,因此分子标志物诊断不能通过血液来完成。由 FNAB 获得的甲状腺结节细胞才是分子标志物诊断可利用的标本。换句话说,没有甲状腺结节 FNAB,就没有分子标志物诊断的标本基础。然而,这些检测手段的临床应用和优化患者管理的意义并未明确。*BRAF* 基因在 PTC 中突变率达 27.3% ~ 87.1%,在滤泡型甲状腺乳头状癌(FVPTC)达 35%。然而,*BRAF* 基因在纯粹的甲状腺滤泡癌、髓样癌和良性肿瘤中未见突变。由于 *BRAF* 基因在 PTC 中突变的普遍性,人们对其广泛检测,以提高 FNAB 不确定性甲状腺结节确诊率。多数研究表明,虽然 BRAF 诊断不确定性甲状腺结节的特异性高达 100%,但其敏感性却有 15% ~ 45%。这意味着在 FNAB 细胞学"不确定诊断"的样本中 *BRAF* 基因突变阳性支持结节非常有可能是 DTC,但基因突变阴性并不能除外 DTC 的可能性。

TBS Ⅳ类是可疑滤泡状肿瘤或者滤泡状肿瘤(SFN/FN),包括滤泡状和 Hürthle 细胞肿瘤。这个类型的特征是穿刺样本中存在占绝对多数的滤泡细胞和 Hürthle 细胞(>75% 的细胞总数),这些细胞排列为板状、小滤泡状或小梁状且无或仅有少量胶质。核不典型/多形性与核分裂并不常见。穿刺结果为滤泡状肿瘤患者的最终病理诊断包括滤泡状腺瘤、腺瘤样增生、滤泡状癌、乳头状癌的滤泡亚型和经典型。基因表达检测也被应用于这些结节的定性研究,但目前尚无成熟的指导意见。依据基因表达检测的结果可建议患者手术或者放弃手术,特别是在医生不能确保他们没有患癌的情况下。在大多数患者中,只有通过是否侵犯包膜和是否侵犯血管来区分滤泡状或 Hürthle 细胞肿瘤是良性还是恶性。由于细胞学检查和抽样调查的组织学检查均无法对甲状腺滤泡癌做出排除诊断,对所有 FNAB 诊断为"滤泡性肿瘤/可疑滤泡性肿瘤"且临床资料与之契合的病例均应手术,对于对侧无病变、无淋巴结转移,结节无腺外侵犯的患者,至少切除患侧腺叶和峡部。术中冰冻病理切片检查往往并不可靠,因为其很难辨认包膜和血管侵犯情况。在临床观察过程中,对评估资料均有怀疑但多次 FNAB 始终无法明确诊断的病例,外科干预与否要综合病变情况和患者意愿来考虑。

大多数具有乳头状核特征的非浸润性滤泡性甲状腺肿瘤(NIFTP)的术前细胞学诊断在 TBS 系统中属于不确定类别。NIFTP 在细针穿刺活检涂片中的特点为:低至中等细胞量,细胞排列以微滤泡为主,或者至少是细胞团片和微滤泡混合的局灶性滤泡生长模式。在 NIFTP 中,乳头状癌核特征往往比浸润性甲状腺乳头状癌更轻微和局灶。NIFTP 和浸润性 PTC 均显示核透明。然而,与浸润性 PTC 相比,NIFTP 的细胞核偏小,偏圆,轻度拉长。NIFTP 的核也不如 PTC 那样拥挤,并且核沟纤细或局灶可见。NIFTP 通常无乳头、砂粒体和核内假包涵体。第 5 版 WHO 甲状腺肿瘤分类将其归为低风险甲状腺肿瘤。

第二节 甲状腺结节的外科管理

38. 甲状腺结节相关的手术方式有哪些?

1. 甲状腺良性结节手术指征

①出现于结节明显相关的局部压迫的临床症状(图4-2-1);②结节进行性生长,临床考虑有恶变倾向或合并甲状腺癌高危因素(图4-2-2);③肿物位于胸骨后或纵隔内(图4-2-3和图4-2-4);④合并甲亢,内科治疗无效,以及甲状腺自主性高功能腺瘤(TA)和毒性多结节性甲状腺肿(TMNG)(图4-2-5和图4-2-6)。

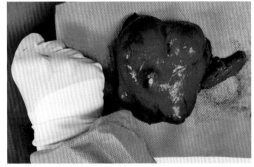

图4-2-1 结节性甲状腺肿离体标本

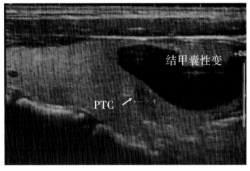

图4-2-2 良性肿物合并恶性结节

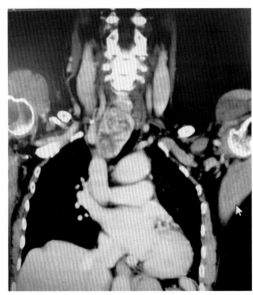

图4-2-3 胸骨后甲状腺肿CT表现

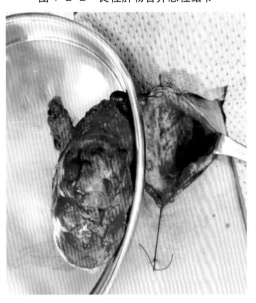

图4-2-4 胸骨后甲状腺肿离体标本

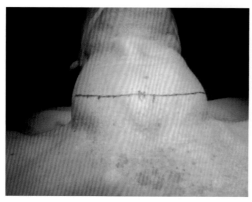
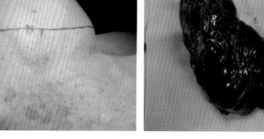

图 4-2-5　甲亢外观照　　　　　　　　　　图 4-2-6　甲亢离体标本

2.甲状腺良性结节手术原则

在安全切除良性甲状腺结节目标病灶的同时,视情况决定保留正常甲状腺组织的多少。若结节弥漫性分布于双侧甲状腺,导致术中难以保留较多的正常甲状腺组织时,可选择甲状腺全/近全切除术。若结节病变局限,手术以切除肿瘤为主,首选患侧腺叶切除术或峡部切除术(结节位于峡部),也可选择腺叶次全切除术。内镜甲状腺手术因其良好的术后外观效果,可作为良性甲状腺结节的治疗手段之一。

3.分化型甲状腺癌手术方式

甲状腺癌是一种起源于甲状腺滤泡上皮或滤泡旁上皮细胞的恶性肿瘤,根据肿瘤起源及分化差异又分为甲状腺乳头状癌(PTC)、甲状腺滤泡癌(FTC)、嗜酸细胞癌(OCA)、分化型高级别甲状腺癌(DHGTC)、甲状腺低分化癌(PDTC)、甲状腺未分化癌(ATC)以及甲状腺髓样癌(MTC),前四者被称为DTC。

(1)甲状腺全/近全切除术的适应证　①童年有头颈放射线接触史;②原发灶最大径>4 cm;③双侧多癌灶;④不良病理亚型,如PTC的高细胞型、柱状细胞型、弥漫硬化型、实体亚型、广泛浸润型FTC、低分化癌;⑤有远处转移,术后需131I治疗;⑥伴双侧颈淋巴结转移;⑦伴肉眼腺外侵犯(图4-2-7)。

(2)甲状腺全/近全切除术的相对适应证　单侧多癌灶,肿瘤最大径介于1~4 cm,伴甲状腺癌高危因素或合并对侧甲状腺结节。

(3)甲状腺腺叶+峡部切除术的适应证　局限于一侧腺叶内的单发DTC,且原发灶≤1 cm、复发危险低、童年无头颈部放射线接触史、无颈淋巴结转移和远处转移、对侧腺叶内无可疑恶性结节(图4-2-8)。

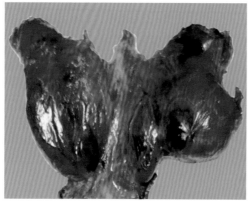
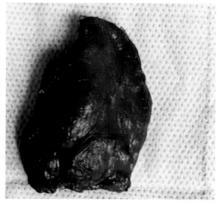

图 4-2-7　甲状腺双侧叶全切除后标本　　　图 4-2-8　甲状腺单侧叶及峡部切除
　　　　　　　　　　　　　　　　　　　　　　　　　　　后标本

（4）甲状腺腺叶+峡部切除术的相对适应证 局限于一侧腺叶内的单发DTC，且原发灶≤4 cm、复发危险低、对侧腺叶内无可疑恶性结节；微小浸润型FTC。

（5）肿瘤直径在1～4 cm范围，应充分评估患者是否具有相对的高危因素，并结合患者是否有要求切除对侧腺叶以尽量减少再次手术风险的意愿，在手术并发症可控的情况下行甲状腺全切或近全切除术。

（6）中央区淋巴结处理 颈部淋巴结转移是PTC主要的转移方式，其中，中央区淋巴结是PTC颈部淋巴结常见的转移区域。文献报道，甲状腺微小乳头状癌（PTMC）中央区淋巴结的转移率为24.1%～64.1%。基于中央区淋巴结转移率高、再次手术难度及风险大，建议PTC术中在有效保护甲状旁腺和喉返神经的情况下，至少行病灶同侧中央区淋巴结清扫术。中央区淋巴结的解剖界限及组成的界定：上界为舌骨，下界为无名动脉上缘水平，外侧界为颈总动脉内侧缘，前界为颈深筋膜浅层，后界为颈深筋膜深层。由喉前、气管前及气管食管沟淋巴结组成，右侧气管食管沟需注意喉返神经所在水平深面的脂肪淋巴组织（图4-2-9和图4-2-10）。

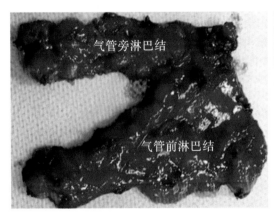

图4-2-9 单侧中央区清扫后标本

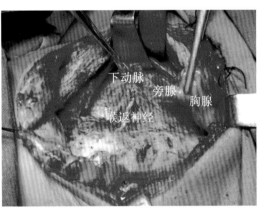

图4-2-10 单侧中央区清扫后术区

（7）颈侧区淋巴结处理 颈侧区淋巴结包括颈部Ⅰ～Ⅴ区淋巴结。DTC颈侧区淋巴结转移最多见于患侧Ⅲ、Ⅳ区，其次为Ⅱ区、Ⅴ区，Ⅰ区较少见。常规的颈侧区淋巴结清扫的范围上至二腹肌，下至锁骨上，内侧界为颈动脉鞘内侧缘，外界至斜方肌前缘，包括Ⅱ～Ⅴ区的脂肪淋巴组织。对术前穿刺病理证实或影像学怀疑或术中冰冻病理证实的颈侧区淋巴结转移（N1b）的DTC患者，建议行治疗性侧颈区淋巴结清扫术（Ⅱ～ⅤB区）。对于术前评估Ⅱ、Ⅴ区未见明确转移淋巴结的病例，也可以考虑清扫Ⅱ、Ⅲ、Ⅳ区。咽旁淋巴结、上纵隔淋巴结等特殊部位淋巴结在影像学考虑有转移时建议同期手术切除（图4-2-11～图4-2-13）。

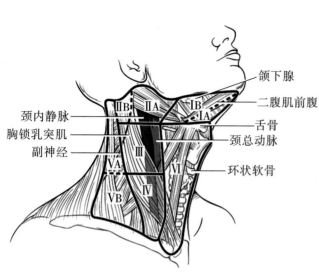

图 4-2-11 颈部淋巴结分区示意

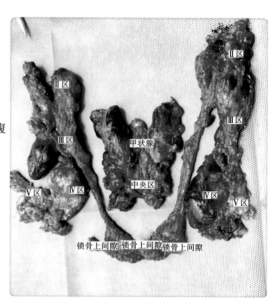

图 4-2-12 颈清扫术后离体标本

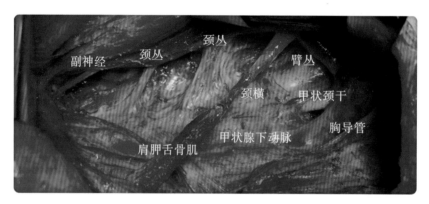

图 4-2-13 颈清扫术后手术区域

4. 腔镜甲状腺手术

腔镜甲状腺手术的治疗原则和手术范围必须同开放手术一致。应综合考虑患者意愿、肿瘤因素和手术入路特点等选择适合的腔镜手术方式,优先保证手术安全,重视功能保护(图4-2-14)。

经腋窝　　　　　　　经胸乳　　　　　　　经口

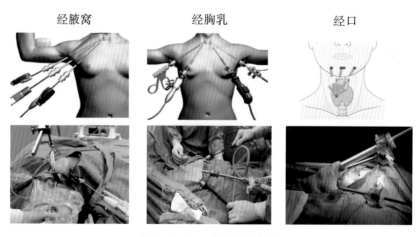

图 4-2-14 腔镜手术方式

39. 甲状腺术前、术后需完善的检查及意义有哪些?

1. 影像学检查

(1)超声检查 高分辨率超声是评估甲状腺结节最重要的影像学检查手段。结节的声像图特征,包括大小、数目、位置、质地(实性或囊性)、方位、回声水平、钙化、边缘、包膜完整性、血供、有无合并甲状腺弥漫性病变、与周围组织的关系等情况。综合结节特征,可利用中国版甲状腺影像报告与数据系统(C-TIRADS)进行结节分类,并预测恶性风险(图4-2-15)。超声也是颈部淋巴结的主要检查手段,用于术前淋巴结的评估和术后复发风险监测。淋巴结的超声评估内容包括区域、大小、多少、形状、边缘、淋巴门、内部回声和血流特征等。异常淋巴结超声征象主要包括淋巴结内部出现微钙化、囊性变、高回声、异常血流、淋巴结形态趋圆,此外还有边缘不规则或边界模糊、内部回声不均和淋巴门消失等,其中微钙化和囊性变特异性较高,但没有单一指标能鉴别出甲状腺癌的转移淋巴结,需综合判断(图4-2-16)。此外,超声弹性成像、超声造影也逐渐被用于协助超声下甲状腺结节的良恶性判断。

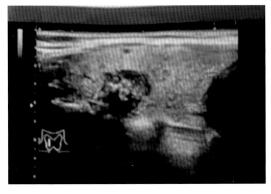
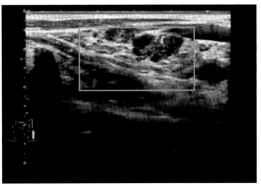

图4-2-15 TIRADS 5 类结节,术后病理证 实 PTC

图4-2-16 转移性淋巴结超声图像

(2)其他影像检查 虽然在评估甲状腺结节良恶性方面,增强 CT 和 MRI 检查不优于超声,但对于拟手术治疗的甲状腺结节,术前可选择性行颈部或颈胸部 CT 或 MRI 检查,显示结节与周围解剖结构的关系,寻找可疑淋巴结,协助术前临床分期及制定手术方案(图4-2-17)。甲状腺结节伴有血清 TSH 降低时,应行甲状腺^{131}I 或^{99m}Tc 核素显像,判断结节是否有自主摄取功能。若核素显像"热结节",提示为甲状腺自主功能结节,恶性风险较低(图4-2-18)。

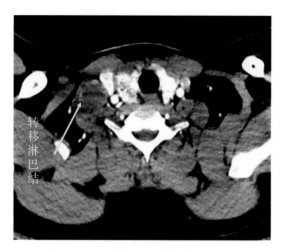

图 4-2-17　增强 CT 图像上转移淋巴结

检查所见

注射显像剂50 min后，进行颈前区静态显像。口腔、唾液腺正常显影。甲状腺增大，位置、形态正常。甲状腺右侧叶下极见放射性明显浓聚，右侧叶余腺体及左侧叶腺体放射性分布稀疏。甲状腺面积27.2 cm²,右/左=1.0，质量52.8 g，T/NT比值为1.22。

诊断

1.甲状腺增大，腺体摄⁹⁹ᵐ锝功能降低；2.甲状腺右侧叶下极放射性明显浓聚，呈"热结节"样表现，余双侧叶腺体放射性分布稀疏，请结合临床除外高功能腺瘤的可能。

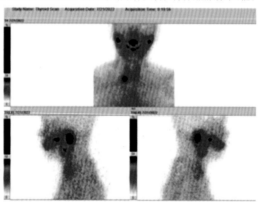

图 4-2-18　核素显像定位高功能腺瘤

2.穿刺活检

（1）细针抽吸活检（FNAB）　通过细针抽吸获取甲状腺结节的病变细胞进行病理学诊断，是评估甲状腺结节准确、经济而有效的方法。其适应证包括：①C-TIRADS 3 类的甲状腺结节，最大径≥2 cm。②C-TIRADS 4A 类的甲状腺结节，最大径≥1.5 cm。③C-TIRADS 4B～5 类的甲状腺结节，最大径≥1 cm。④定期观察的甲状腺结节实性区域的体积增大 50% 以上或至少有 2 个径线增加超过 20%（且最大径>0.2 cm）的患者。⑤最大径<1 cm 的 C-TIRADS 4B～5 类甲状腺结节若存在以下情况之一，需行 FNAB：拟行手术或消融治疗前；可疑结节呈多灶性或紧邻被膜、气管、喉返神经等；伴颈部淋巴结可疑转移；伴血清降钙素水平异常升高；有甲状腺癌家族史或甲状腺癌综合征病史（图 4-2-19 和图 4-2-20）。

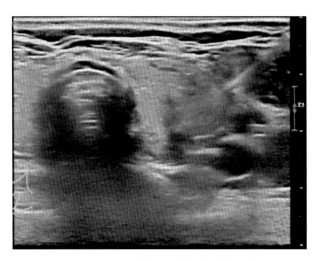

图 4-2-19　甲状腺结节细针穿刺活检

细胞学标本：
　　甲状腺右侧叶穿刺
　　液基薄层细胞学制片
细胞镜检：
　　见滤泡上皮细胞团，细胞核增大，核膜稍不规则，可见偏位核仁、核内假包涵体、核沟。

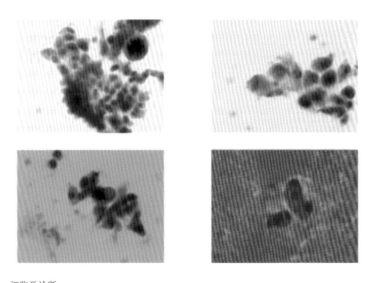

细胞学诊断：
　　(甲状腺右侧叶穿刺)液基细胞学/细胞沉渣检查意见：甲状腺乳头状癌，TBS-Ⅵ类。

图 4-2-20　细胞学病理诊断 PTC

（2）粗针穿刺活检（CNB） 适用于细胞学诊断为 Bethesda Ⅰ类或Ⅲ类、考虑淋巴瘤、转移癌或不能明确分类需要免疫组织化学方法辅助诊断的甲状腺病变。经 FNAB 仍不能确定良恶性的甲状腺结节，或需要危险分层的恶性甲状腺结节，可以对穿刺标本进行分子标志物检测（图 4-2-21 和图 4-2-22）。

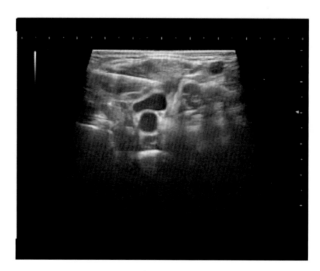

图 4-2-21　颈部淋巴结粗针穿刺活检

肉眼所见：
送检：（右侧颈部包块）灰白灰黄色芝麻样组织3枚，粟粒样组织1枚，全取1盒。
光镜所见：
送检（右侧颈部包块）组织局部见灶状异型细胞，细胞排列紊乱，细胞核大、深染，未见核分裂象，呈中度异型增生；另见少量横纹肌组织及纤维组织，见少量炎症细胞浸润。

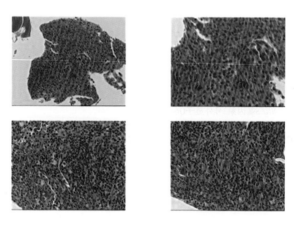

病理诊断：
(右侧颈部包块)见片状异型细胞团，考虑为恶性肿瘤，因送检组织较少，建议取完整肿块送检明确诊断。

图 4-2-22　组织学病理诊断淋巴结癌转移

3.分子检测

对 FNAB 细胞学诊断不确定类型可进行基因检测,根据不同基因变异特点与临床相关性,可协助甲状腺结节良恶性诊断和甲状腺癌亚类分型。目前与甲状腺癌诊断相关的基因包括 *BRAF*、*KRAS*、*NRAS*、*HRAS*、*TERT*、*PIK3CA*、*TP53*、*RET*、*PAX8/PPARγ*、*AKT*1、*PTEN*、*CTNNB1*、*NTRK*、*ALK*、*EIF1AX* 等。

(1)*BRAF* 在甲状腺 FNA 细胞病理中研究的最多,PTC 突变率可达 80%,在亚洲人群中,*BRAF* 突变率甚至更高,*BRAF* 在 FTC 中较少突变,在良性结节罕见突变,因此,BRAF 是 PTC 非常重要的肿瘤标志物,*BRAF* 突变甲状腺结节恶性风险达到 99.8%。FNA 细胞标本伴 *BRAF* 突变可以高度怀疑恶性结节。

(2)*RAS* 在 DTC 中的突变率仅次于 *BRAF*,在 FTC 中为 40%~50%,在 PTC 中为 10%~20%,在滤泡亚型乳头状甲状腺癌(follicular variant papillary thyroid cancer,FVPTC)中突变率最高,在带乳头状细胞核特征的非侵袭性滤泡型甲状腺肿瘤(non-invasive follicular thyroid neoplasm with papillary like nuclear features,NIFTP)突变率为 20%~40%,59% 伴有 *RAS* 突变的病例为 NIFTP。*RAS* 突变在甲状腺良性结节中也有发现,因此,*RAS* 用于甲状腺结节确定性诊断存在局限性(图 4-2-23)。

检测基因	融合类型/突变类型	检测结果
BRAF (exon 15)	V600E突变(GTG>GAG)	阴性
TERT(启动子)	C228T*	阴性
	C250T*	阴性
KRAS(exon 2)	G12C突变GGT>TGT)	阴性
	G12V突变(GGT>GTT)	阴性
KRAS(exon 3)	Q61R突变(CAA>CGA)	阴性
NRAS(exon 3)	Q61R突变(CAA>CGA)*	阳性
HRAS(exon 3)	Q61R突变(CAG>CGG)*	阴性
CCDC6-RET	Exon1-Exon12*	阴性
NCOA4-RET	Exon8-Exon12*	阴性
PAX8-PPARG	Exon10-Exon2*	阴性
ETV6-NTRK3	Exon4-Exon14*	阴性

结论

1.发现所检样本存在*NRAS*基因第3号外显子Q61R发生突变。
2.未发现所检样本存在*BRAF*、*KRAS*、*HRAS*和*TERT*基因相关位点靶位灾变,且未发现所检样本存在 *CCDC6-RET*、*NCOA4-RET*、*PAX8-PPARG*和*ETV6-NTRK*3基因融合。

图 4-2-23　分子基因检测报告

(3)RET/PTC 重排在散发 PTC 中的发生率为 15%~20%,在电离辐射和儿童 PTC 中比较常见,以 RET/PTC1 重排最常见,占 60%~80%。RET/PTC 重排对 Bethesda Ⅲ类结节恶性诊断率为 60%,无假阳性存在,提示 RET/PTC 重排是 PTC 诊断特异性非常高的标志物。此外,50% 的 MTC 伴有 *RET* 基因突变,约 98% 的多发性内分泌腺瘤 Ⅱa 型(multiple endocrine neoplasia-Ⅱa,MEN-Ⅱa)患者存在 *RET* 基因胚系突变。

(4) *TERT* 启动子突变在 DTC 中的发生率为 10%~15%,在低分化癌 PDTC 和未分化癌 ATC

中为40% ~45%,而在良性结节中比较罕见。*TERT* 启动子突变与 *BRAF* 突变共存时,PTC 侵袭性及复发风险显著增加。

(5)*TP53* 基因编码 P53 蛋白,*TP53* 基因突变在各种侵袭型较强的 FVPTC 中常见,如 PTC 柱状细胞-高细胞亚型等,在 PDTC 和 ATC 中突变更加频繁,而在正常甲状腺组织以及甲状腺滤泡腺瘤、慢性甲状腺炎等良性病变中未检出突变型 P53。因此,目前认为 *TP53* 基因与甲状腺癌去分化有关,提示预后不良。

4.喉镜检查

甲状腺癌患者术前应常规评估双侧声带活动情况,可行喉镜检查(间接喉镜或纤维喉镜),若出现声带活动减弱甚至固定的征象,应高度怀疑肿瘤压迫或侵犯喉返神经,有助于评估病情和手术风险。此外,对于行再次手术的甲状腺良恶性疾病患者,也应行喉镜检查,评估声带活动情况,有助于评估再次手术风险。若术中发现肿瘤侵犯喉返神经,或术中喉返神经监测提示喉返神经功能受影响,术后可通过喉镜评估声带运动恢复情况。因双侧喉返神经受侵犯而行气管造口或气管切开的患者,可进行喉镜评估声带活动情况,决定拔除气管套管或进行气管造口修补的时机(图4-2-24)。

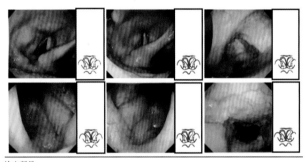

检查所见:
鼻腔:鼻腔黏膜慢性充血,鼻中隔稍右侧偏曲,双侧中、下鼻甲无肿大,各鼻道未见分泌物及新生物。
鼻咽:右侧咽隐窝及鼻咽顶后壁黏膜稍膨隆,未见明显糜烂,双侧咽圆枕、咽鼓管咽口基本对称,软腭背面见囊肿样物。
口咽部:口咽部黏膜充血,舌根和咽后壁淋巴滤泡增生。
会厌:无充血、水肿,未见明显新生物,会厌谷基本对称。
杓会厌皱襞:慢性充血、稍肿胀。
杓区:黏膜慢性充血。
杓间区:黏膜慢性充血。
室带:双侧室带慢性充血,未见明显新生物。
喉室:无充血、肿胀。
声带:双侧声带黏膜慢性充血,右侧声带固定,左侧声带活动好,声门闭合欠佳。
声门下:未见明显异常。
梨状窝:双侧梨状窝基本对称,黏膜光滑,未见明显积液和新生物。

检查结论:右侧声带麻痹;慢性咽喉炎;鼻咽部黏膜膨隆:淋巴组织增生?;软腭背面囊肿

图4-2-24 纤维喉镜检查报告

5.病理诊断

甲状腺手术后切除组织标本诉进行石蜡病理诊断,病理报告中应包含:①肿瘤所在部位、病灶数目及大小;②病理类型、亚型、纤维化及钙化情况;③脉管及神经侵犯情况(近背膜处小神经侵犯还是喉返神经分支);④甲状腺被膜受累情况;⑤带状肌侵犯情况;⑥周围甲状腺有无其他病变,如慢性淋巴细胞性甲状腺炎、结节性甲状腺肿、腺瘤样病变等;⑦淋巴结转移情况+淋巴结被膜外受侵情况;⑧必要的免疫组化(图4-2-25)。

肉眼所见:

冰冻送检:(甲状腺左叶及峡部)灰褐色部分甲状腺组织1块,大小约为4.0 cm×2.5 cm×1.5 cm,局部临床已切开,切开处见一灰白色结节,大小约为1.5 cm×1.0 cm×1.8 cm,切面灰白色,实性,质稍硬,与周围分界不清,局部紧邻被膜,取1盒。冰剩:(甲状腺左叶及峡部)取4盒。另送:(左中央区LN)取4盒;(右中央区LN)取3盒;(左肌间LN)取1盒;(左颈动脉三角区LN)取2盒;(左2区LN)取3盒;(左3区LN)取3盒;(左Ⅳ区LN)取6盒;(左5BLN)取2盒。(甲状腺右叶)灰褐色部分甲状腺组织1块,大小约为4.5 cm×2.5 cm×1 cm,沿最大面剖开及书页状切开,均未见明确异常及肿物,取2盒。共取30盒。

光镜所见:

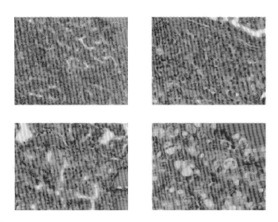

病理诊断及建议:

1.(甲状腺L叶及峡部)甲状腺乳头状癌(经典型),肿瘤最大径约20 mm,突破甲状腺被膜,见脉管内癌栓及神经侵犯(结合冰冻F231518),局部见少量甲状腺旁腺。

2.(甲状腺右叶)符合慢性淋巴组织增生性甲状腺炎改变,部分滤泡上皮增生活跃。

3.送检(L左中央区LN、R右中央区LN、L左Ⅲ区LN、L左Ⅳ区LN)淋巴结见癌转移(10/16、4/10、1/14、4/16);(L左肌间LN、L左颈动脉三角区LN、L左Ⅱ区LN、L左5BLN)淋巴结未见癌转移(0/1、0/2、0/7、0/2)。

图4-2-25 石蜡病理诊断报告

6.免疫组化

免疫组化,全称为免疫组织化学技术(immunohistochemistry),对甲状腺癌的早期诊断、确定亚型、术后确定淋巴结是否存在转移、确定甲状腺癌的分化程度、确定二次癌症是否属于甲状腺癌的转移以及晚期甲状腺癌患者靶点用药的选择等,都有着重要的作用。与甲状腺癌相关的免疫组化标志物包括以下内容。

(1)甲状腺球蛋白(Tg),来源于甲状腺滤泡细胞,用于鉴别组织或细胞是否为甲状腺来源。

(2)甲状腺转录因子1/2(TTF1/TTF2),来源于甲状腺上皮和肺上皮组织,阳性提示腺癌风险,TTF1可用来鉴别肺转移性腺癌,而TTF2阳性不会出现在肺癌中。

(3)降钙素(CT),表达于甲状腺髓样癌。

(4)BRAF原癌基因(*BRAF*),甲状腺癌中可以鉴别乳头状癌,免疫组化更多通过阴性和阳性定性判断来进行检测。

(5)甲状腺过氧化物酶(TPO),甲状腺滤泡细胞合成,用于鉴别组织或细胞是否为甲状腺来源。

(6)核蛋白质MKI-67基因(*Ki67*),百分比越高、提示分化越差,未分化癌的Ki67值在10% ~ 30%,是评估肿瘤分化程度的重要指标。

（7）P53 抑癌基因（P53），阳性表明癌细胞增殖活力强、分化差、恶性度高、侵袭性强。

（8）其他：包括转录因子 pax8、细胞角蛋白 CK、K-ras 蛋白、间质表皮转化因子 C-Met、细胞黏附分子 CD 系列、TET 原癌基因 RET、重组人半乳糖凝集素 3（Galectin-3）、β-catenin、癌胚抗原（CEA）、P21 抑癌基因、P27 抑癌基因（图4-2-26）。

肉眼所见：
冰冻送检组织：（甲状腺右侧叶）灰红色甲状腺组织一块，大小约4.6 cm×3.4 cm×2.5 cm,临床已切开，切开切面见灰白灰黄色结节，直径约3.3 cm，边界不清，实性，质稍硬，结节局部呈类圆形结节样，包膜完整，取2盒。冰剩取？盒。另送（甲状腺左侧叶）灰褐色甲状腺组织一块，大小约4.5 cm×2.7 cm×1.5 cm,可见峡部，大小约1.2 cm×1.0 cm×0.7 cm,切面灰褐色，质软，未见明显结节，取3盒；（中央区脂肪）灰白色脂肪组织一块，大小约3.2 cm×2.2 cm×0.5 cm,切面灰黄色，实性，质软，取1盒；（中央区淋巴结）全取3盒。
光镜所见：
送检（甲状腺右侧叶）组织内见瘤细胞呈巢团状，浸润性生长伴灶状坏死，瘤细胞圆形或卵圆形，胞质红染，细胞核大、深染，核分裂象易见，可见角化珠，局部纤维组织显著增生，局部形成厚壁纤维间隔，其间散在少量炎细胞浸润；（甲状腺左侧叶）未见瘤浸润；（中央区）淋巴结未见瘤转移(0/15)；（中央区脂肪组织）、为纤维脂肪组织，未见瘤组织。
免疫组化(3#)：CK(+),Ki-67(+,60%),P63(+),P40(+),CK19(少部分+)。

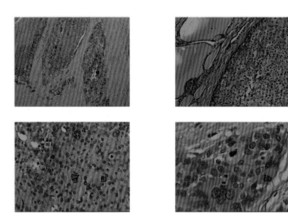

病理诊断：
1.(甲状腺右侧叶)高-中分化鳞状细胞癌。
2.(甲状腺左侧叶)大致正常，未见癌浸润。
3.(中央区)淋巴结未见癌转移(0/15)；（中央区脂肪组织）为纤维脂肪组织，未见癌组织。

图4-2-26　免疫组化对恶性肿瘤诊断的意义

40. 如何基于病理分型选择甲状腺癌原发肿瘤的初始治疗？

1.甲状腺乳头状癌（PTC）

PTC 占所有甲状腺癌的80%～85%,是临床最多见的甲状腺恶性肿瘤。术前诊断主要通过高分辨率超声检查及甲状腺细针抽吸活检。典型的 PTC 超声征象包括实性低回声或极低回声、结节边缘不规则、点状强回声弥散分布或簇状分布的微小钙化、垂直位生长等，或可同时伴有颈淋巴结宜昌影像表现。PTC 的手术方式主要包括甲状腺切除及淋巴结清扫。根据肿瘤所在位置、大小、有无放射线接触史、有无术后131I 治疗需求等，甲状腺切除范围包括腺叶及峡部切除、甲状腺全/近全切除术;对于无高危因素、体积小、单发的峡部 PTC,还可选择峡部扩大切除术。PTC 术中在有效保护甲状旁腺和喉返神经的情况下，至少需行病灶同侧中央区淋巴结清扫术。对术前穿刺病理证实或影像学怀疑或术中冰冻病理证实的颈侧区淋巴结转移（N1b）的 PTC 患者，建议行治疗性侧颈区淋巴结清扫术（Ⅱ ～ Ⅴb 区）（图 4-2-27 ～图 4-2-29）。

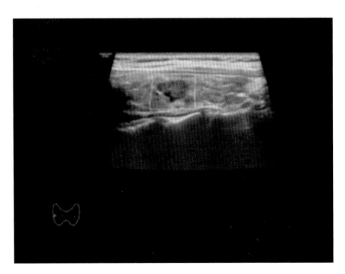

图 4-2-27　PTC 超声表现

细胞学标本：
　　甲状腺右侧叶穿刺
　　液基薄层细胞学制片
细胞镜检：
　　见滤泡上皮细胞团，细胞核增大，核膜稍不规则，可见偏位核仁、核内假包涵体、核沟。

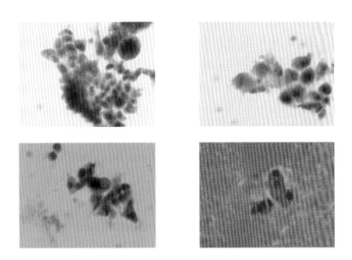

细胞学诊断：
　　(甲状腺右侧叶穿刺)液基细胞学/细胞沉渣检查意见：甲状腺乳头状癌，TBS-Ⅵ类。

图 4-2-28　PTC 穿刺报告

肉眼所见:
送检:(6ALN)全取3盒;(6BLN)全取1盒;(喉前组织)全取1盒;(甲状腺右叶及峡部)甲状腺标本一件,大小约4.5 cm×2.5 cm×1.7 cm,表面见包膜,临床已切开,切开处见一灰白结节,最大径约1.0 cm,切面呈灰白质,稍硬,距被膜约0.6 cm,取3盒。共取8盒。

光镜所见:

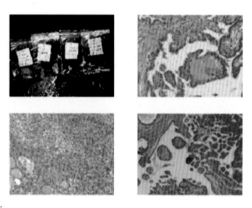

病理诊断及建议:
1.(甲状腺右叶及峡部)甲状腺乳头状癌(经典型)伴局灶钙化,肿瘤最大径约1.0 cm,未侵犯甲状腺被膜,未见明确脉管内癌栓及神经侵犯,周围呈桥本甲状腺炎改变。
2.(喉前组织)见纤维脂肪组织及淋巴结结构,淋巴结见癌转移(1/5,癌灶直径2~5 mm)。
3.送检(6A)淋巴结见癌转移(3/11,癌灶直径:2枚2~5 mm,1枚<2 mm),(6B)淋巴未见癌转移(0/1)。

图4-2-29 PTC石蜡病理报告

2.甲状腺滤泡癌 FTC

FTC占分化型甲状腺癌的10%~20%,FTC通常难以通过术前影像学、细胞学和术中冰冻予以证实,只能通过术后石蜡组织切片,找到滤泡细胞浸润包膜的证据才能确诊。FTC根据包膜和/或血管浸润程度可分为:①微小浸润型(仅包膜浸润);②包裹性血管浸润型(少于4个部位血管浸润);③弥漫浸润型(4个或更多部位血管浸润)。对于第①②类型,建议行患侧甲状腺单叶及峡部切除,对于第③类型或已发现FTC远处转移者,建议行甲状腺全/近全切除。因FTC的转移特点为血运转移为主,故对cN0的FTC患者不建议预防性行颈侧区淋巴结清扫(图4-2-30和图4-2-31)。

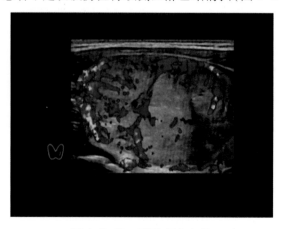

图4-2-30 FTC超声表现

肉眼所见：

冰冻送检：（甲状腺左侧叶及峡部）灰红甲状腺组织一块，大小约3.0 cm×5.0 cm×3.0 cm,临床已切开，切开处见一灰白结节，结节最大径约5.5 cm,切面呈灰白灰红，实性，质中，取1盒。冰剩：（甲状腺左侧叶及峡部）取22盒，

光镜所见：
免疫组化(18#)：CD31(见血管侵犯)、D2-40(未见淋巴管侵犯)。
免疫组化(20#)：CK19(部分+)、MC(部分+)、TPO(部分-)、CD56(部分+)、Galectin-3(部分+)、BRAF-V600E(-)、CT(-)、CEA(-)、CgA(-)、Syn(-)、Ki-67(+,约6%)。

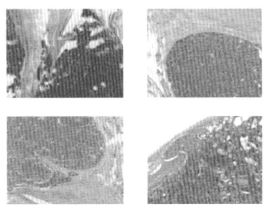

病理诊断及建议：
1.(甲状腺左侧叶及峡部)甲状腺滤泡癌，包裹性血管浸润型（血管侵犯大于4个）；局部见甲状旁腺组织。
2.自检淋巴结2枚，未见癌转移(0/2)。

图4-2-31　FTC石蜡病理报告

3. 甲状腺髓样癌（MTC）

MTC 是甲状腺 C 细胞来源的恶性肿瘤,怀疑甲状腺恶性肿瘤者,术前应常规检测血清 CT 对 MTC 进行鉴别筛查,CT 升高或考虑 MTC 应同时检测 CEA。血清 CT 值升高可反映体内 MTC 瘤负荷水平,可作为指导 MTC 临床评估的有力依据;参考影像学及血清 CT 值对颈淋巴结转移和清扫范围进行初步判断。MTC 的手术治疗宜比 DTC 略激进一些,追求彻底切除。MTC 建议行甲状腺全切除。如为腺叶切除后确诊的 MTC［遗传性 MTC,或散发性 MTC 伴 *RET* 基因突变,或术后血清降钙素（CT）水平升高,或影像学显示残留 MTC］,建议补充甲状腺全切除。个别情况下,偶然发现的散发性微小病灶 MTC 腺叶切除后,也可考虑密切观察。MTC 患者建议常规行中央区淋巴结清扫术。对 cN1b 的 MTC 均应行治疗性侧颈淋巴结清扫。临床评估侧颈淋巴结阴性的 MTC,一般不行预防性侧颈淋巴结清扫,但需结合中央区淋巴结转移情况、血清 CT 水平和原发灶等因素综合考虑,一般情况下,当中央区淋巴结转移数量≥4 枚且术中发现肿瘤突破甲状腺被膜,建议行患侧侧颈淋巴结清扫;若术前基础血清 CT 水平分别超过 20、50、200、500 pg/mL,应分别行同侧中央和侧颈区、对侧中央区、对侧侧颈区和上纵隔淋巴结清扫(图4-2-32 ～图4-2-34)。

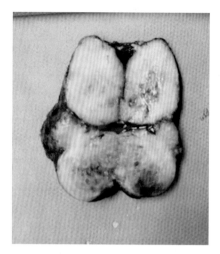

图 4-2-32　MTC 离体标本

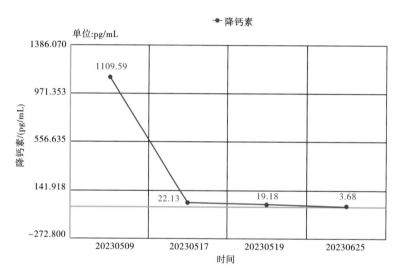

图 4-2-33　手术后降钙素变化

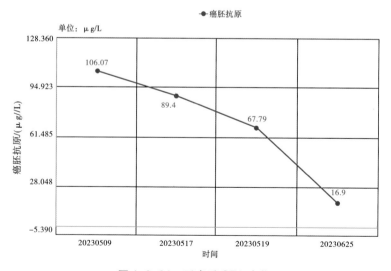

图 4-2-34　手术后 CEA 变化

4.甲状腺未分化癌(ATC)

少数未分化癌患者就诊时肿瘤较小,可能有手术机会。多数未分化癌患者就诊时颈部肿物已较大,且病情进展迅速,无手术机会。肿瘤压迫气管引起呼吸困难时,可考虑行气管切开术。但因ATC患者疾病进展快、病情复杂,治疗方案需多学科讨论,个体化制定最佳治疗方案(图4-2-35)。

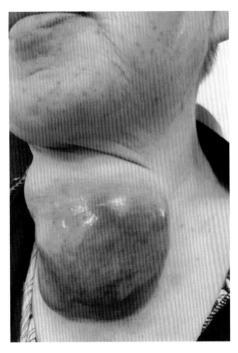

图4-2-35　甲状腺未分化癌

41.甲状腺癌原发肿瘤可能出现哪些外侵情况?

甲状腺原发肿瘤体积大或部位毗邻,会侵犯周围重要结构,如喉、气管、食管、颈血管和喉返神经等,切除肉眼可见的肿瘤不仅可以控制局部复发,也有利于延长生存期。此类手术应由具有临床经验丰富的专科医师主刀,必要时请胸外科、血管外科、耳鼻喉科(头颈外科)、骨肿瘤科、修复重建外科协助手术。局部晚期分化型甲状腺恶性肿瘤行R0(完全切除且切缘阴性)、R1(切缘阳性)切除时,5年疾病特异性生存率(disease specific survival,DSS)分别为94.4%、87.6%,而R2(肉眼可见病灶残留)切除时生存率明显下降,5年DSS仅为67.9%。对病灶侵犯周围重要结构的颈部复发病灶,尽可能争取R0和R1切除,但需权衡全身综合因素及手术利弊。

侵犯喉返神经:规范化术中神经监测技术,有助于快速寻找、辨认、分离喉返神经,减少喉返神经暂时性损伤和永久性损伤的发生。单侧喉返神经受侵犯较常见,如术前声带运动正常,尽量仔细剥离肿瘤(图4-2-36~图4-2-38);如术前声带麻痹,可切除受侵犯的喉返神经,缺损较短可行喉返神经端端吻合,缺损段较长无法行端端吻合时,可以考虑行颈袢和喉返神经入喉端吻合,以改善术后发音质量。对于双侧喉返神经受侵犯的患者,尽可能保留一侧喉返神经解剖和功能完整。如果双侧喉返神经解剖或功能不完整,须同期行气管切开术。行半喉切除或气管部分切除重建时,同样至少保护一侧喉返神经解剖和功能完整,有助于气管套管堵管和顺利拔除。

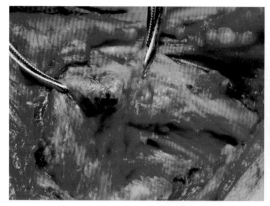

图 4-2-36　甲状腺肿瘤侵犯喉返神经

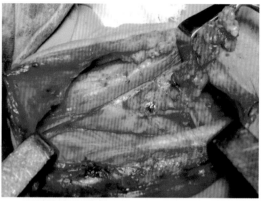

图 4-2-37　中央区转移淋巴结侵犯喉返神经

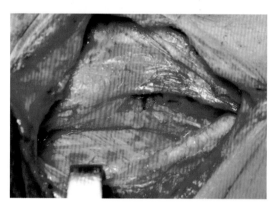

图 4-2-38　中央区淋巴结侵犯喉返神经将淋巴结剥离

侵犯气管:气管固有筋膜受侵犯,利用锐性分离可行局部削除;气管壁受侵犯,可行袖状切除后端端吻合或窗式切除后锁骨膜瓣修补;广泛侵犯气管切除后,宜行游离复合组织瓣修复或喉旷置,远端气管造口(图4-2-39)。

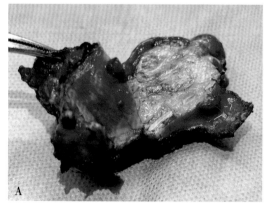

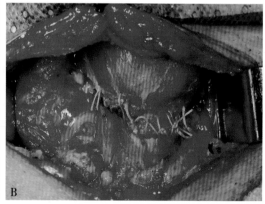

A. 肿瘤侵犯气管离体标本;B. 肿瘤切除后气管吻合。

图 4-2-39　肿瘤侵犯气管

侵犯食管:多数情况下仅侵犯食管肌层,少数情况下侵犯深达食管黏膜(图4-2-40)。①仅侵犯肌层时,可以局限切除后将食管肌层缝合;如肌层侵犯范围较广,切除后可用胸锁乳突肌瓣覆盖修复。②局限侵犯食管全层,不超过半周,也可全层切除,无张力分层横行缝合。③食管半周至全周受侵时,则需要行节段切除,切除后形成的环周缺损可以选择多种皮瓣一期修复。

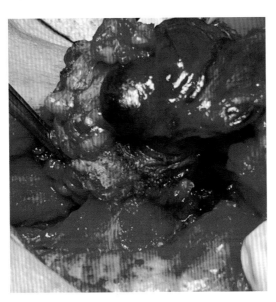

图4-2-40 肿瘤侵犯食管

侵犯喉:甲状腺癌侵犯喉下咽较少见,如为浅层浸润,可以局部切除;如浸润较深,可能需行半喉切除或喉次全切除术。

侵犯颈血管:甲状腺癌侵犯颈内静脉壁,甚至癌栓形成,多可直接切除,但须保持对侧颈内静脉通畅(图4-2-41)。颈动脉侵犯少见,多为外膜累及,可以仔细剥除;对于动脉全层侵犯,切除后多须移植自体静脉或人工血管,注意术前认真评估脑供血情况和防止脑梗死致偏瘫。颈内静脉侵犯的处理如下。①一侧颈内静脉壁侵犯:局限切除修补或直接结扎切除,可通过对侧颈内静脉回流代偿,不会引起头面部明显水肿和静脉回流障碍。②双侧颈内静脉受侵犯:至少保护好一侧颈内静脉回流通畅,条件允许时可行受侵静脉切除吻合。双侧颈内静脉同期切除风险极大,一般不予推荐,否则须保护好双侧颈外静脉用于代偿。对于大的静脉癌栓或血栓,术前做好定位诊断,术中宜在近心端预阻断,防止栓子脱落,必要时可以预先对远端静脉采用介入方法进行气囊堵管。动脉侵犯的处理:与颈内静脉受侵相比,甲状腺癌侵犯颈总动脉、颈内动脉颈外动脉分叉处、头臂动脉较少见。①仅有动脉外膜侵犯时,可仔细剥除。如剥除后外膜受破坏,可局部补片修复动脉。②严重侵犯颈动脉壁时,如长度≥1 cm,可行节段切除+端端吻合。③侵犯范围较广时,切除后缺损较长,常需要移植人工血管或一段大隐静脉进行间置吻合。

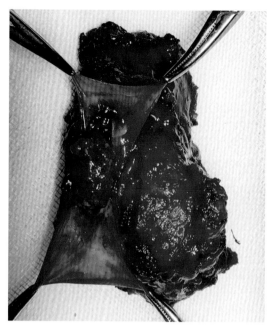

图4-2-41 肿瘤侵犯颈内静脉

侵犯皮肤肌肉：甲状腺恶性肿瘤单纯侵犯颈部皮肤和肌肉较少见（图4-2-42）。切除后，创面留下较大皮肤、组织缺损，难以直接缝合，需要采用带蒂或游离肌皮瓣修复。虽然颈部占体表面积和容积的比例不大，但切除甲状腺恶性肿瘤及其周围受累的器官和组织，不仅造成皮肤缺损，还会使颈部血管、神经、气管、食管等器官暴露，缺少软组织的保护与支撑，因而仅选用皮肤瓣移植加以覆盖并不够。局部晚期甲状腺恶性肿瘤广泛侵犯皮肤肌肉，切除后，建议可用游离或不游离的带蒂肌皮瓣等修补充填，以保护颈部重要器官。

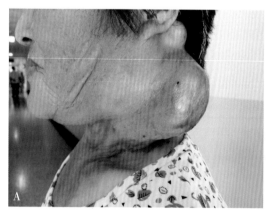
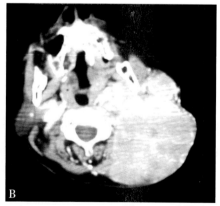

A.肿瘤广泛侵犯；B.肿瘤广泛侵犯。

图4-2-42 肿瘤侵犯皮肤肌肉

甲状腺恶性肿瘤长入上纵隔，部位较深，可能侵犯上纵隔血管，甚至侵犯胸骨柄，或上纵隔存在明显淋巴结转移，如仅从颈部进行手术，难以彻底切除肿瘤或清扫淋巴结，也易引起血管损伤大出血,需要正中纵向、正反"L"或倒"T"形劈开胸骨,有时也可切除病灶侧锁骨头或侧进胸手术。条件允许的情况下可行腔镜辅助或联合胸腔镜,清晰显露处理上纵隔或颈胸交界处,切除病灶。

侵犯迷走神经:少数情况下,迷走神经可能被转移淋巴结紧密粘连或包裹。如果患者术前已经出现患侧声带麻痹等症状,可以考虑切除受累神经。如果患者术前没有明显神经功能受损症状,建议尽量削除神经表面肿瘤、保留神经完整性,术后给予核素等辅助治疗。推荐术中神经监护,可明确术毕时神经功能状态。此外,在重要神经附近使用能量器械时需要特别注意安全距离,尽量避免热损伤,这也是各神经的保护要点之一。

侵犯椎前筋膜、颈前肌肉、甲状旁腺等周围软组织:甲状腺肿瘤或转移淋巴结未侵犯重要组织结构,仅累积椎前筋膜、颈前肌肉、甲状旁腺等周围软组织,可以同时切除受侵犯组织,达到 R0 切除(图 4-2-43)。

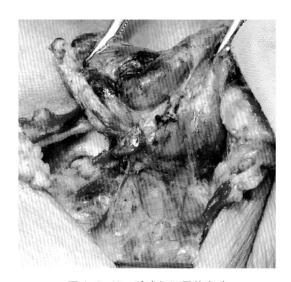

图 4-2-43　肿瘤侵犯甲状旁腺

42. 甲状腺癌根治术与颈淋巴结清扫术有何关系?

颈部淋巴结转移是甲状腺癌最常见的转移途径,其中乳头状癌淋巴结转移发生率可达 30% ~ 90%,因此,颈部淋巴结清扫术是甲状腺癌治疗的重要组成部分。甲状腺乳头状癌(PTC)占甲状腺恶性肿瘤的 80% ~85%,因此颈淋巴结清扫术是甲状腺外科医生必备技能。颈部淋巴转移常见原发灶同侧、沿淋巴引流途径逐站转移,其淋巴引流一般首先至气管旁淋巴结,然后引流至颈静脉链淋巴结(Ⅱ~Ⅳ区)和颈后区淋巴结(Ⅴ区),或沿气管旁向下至上纵隔。PTC 以Ⅵ区为最常见转移部位,随后依次为颈Ⅲ、Ⅳ、Ⅱ、Ⅴ区。同时,PTC 淋巴结转移以多区转移为主,仅单区转移较少见。Ⅰ区淋巴结转移更少见(小于 3%)。跳跃性转移(即中央区无淋巴结转移但颈部其他区域转移)不多见。肿瘤位置与淋巴结跳跃性转移有关,原发灶位于甲状腺锥状叶或上极更容易发生淋巴结跳跃性转移。

美国俄亥俄州克利夫兰诊所的 George W. Crile 借鉴 Halsted 的乳腺癌淋巴清扫的成功经验,开创了颈部淋巴结转移的外科治疗,分别于1905年和1906年报道了105例和132例颈淋巴结清扫术的经验,此时的颈淋巴结清扫常规切除颈内静脉、胸锁乳突肌和脊副神经,开创了根治性颈淋巴结清扫术的先河。这两篇学术论文奠定了人类颈淋巴结清扫术的基础,Crile被称为是根治性颈淋巴结清扫术的鼻祖。但由于受到第二次世界大战以及部分头颈部恶性肿瘤患者接受新兴的放射治疗的冲击,Crile的颈淋巴结清扫术在很长一段时间内并未受到重视,直到第二次世界大战结束,有了抗生素的发明、输血术及麻醉术在临床广泛应用的支撑才使颈淋巴结清扫术迅速发展。

20世纪上半期,Bartlett和Callander提出改良颈淋巴结清扫术,保留副神经、颈内静脉、胸锁乳突肌、颈阔肌、肩胛舌骨肌和二腹肌。1945年Dargen第一次实施双侧颈淋巴结清扫术,并提出术中至少要保留一侧颈内静脉。20世纪40年代,美国纽约Sloan-Kettering纪念癌症医院Martin教授在颈淋巴结清扫术的技术规范和推广做出了重要的贡献。1951年,Martin报道了559例颈淋巴结清扫术的经验,这些文章探讨了应用解剖、手术适应证、术式和切除范围,主张整块切除颈部淋巴脂肪(Ⅰ~Ⅴ区)及附近软组织,包括胸锁乳突肌、肩胛舌骨肌、颈内静脉、脊副神经等。Martin在培养年轻医师及进修医师方面也竭尽全力,使该手术在美国国内及世界上被广泛应用与推广,所以Martin被称为头颈外科之父。

20世纪60年代,因经典的颈淋巴结清扫术中切除颈部软组织后外形有严重改变,患侧上肢活动障碍,术后颈肩部疼痛,全颈淋巴结清扫术开始受到质疑。西班牙医师Suarez于1963年首先报道了功能性颈淋巴结清扫术,术中保留颈内静脉、胸锁乳突肌、脊副神经。他的意见得到了南美Agra医师和波兰Miodonski的支持。Suarez认为对早期患者可以最大限度保留颈部功能而不影响预后。他有一句名言"我们行颈部淋巴结清扫的目的是切除癌症,而不是切除颈部"。真正推动"功能性颈淋巴结清扫术"的先驱者是意大利Bocca医师,他指出在行颈淋巴结清扫术时,可以只清扫有颈深筋膜包裹的Ⅰ~Ⅴ区淋巴结,保留非淋巴组织,这一观点在颈淋巴结清扫术的发展历史中有重要意义。

20世纪60年代后期,美国休斯敦MD Anderson癌症中心的一些外科医师主张无须行全颈淋巴结清扫术,他们根据Lindberg对颈部淋巴结转移规律的分析,有鉴别、有选择地行各类颈淋巴结清扫术,保留一些软组织及区域淋巴结,配合术后放疗、化疗获得了很好的疗效。1980年后,择区性颈淋巴结清扫术的概念正式提出,MD Anderson癌症中心的外科医师Richard Jesse Alando Ballantyne以及Robert Byers为此做出了巨大贡献,使改良颈淋巴结清扫术的技术更精细。同时期,Porter等提出了对分化好的颈部恶性肿瘤,如分化性甲状腺癌行保留颈丛的颈淋巴结清扫术,使患者的术后生活质量进一步提高。

在中国,天津肿瘤医院金显宅教授于1943年成功实施国内首例下齿龈癌联合颈部淋巴结根治术,1947年开始将颈淋巴结清扫术应用于舌癌的外科治疗,1958年在国内首次报道舌癌联合颈部淋巴结清扫根治术。1956年上海肿瘤医院李月云教授首先在国内实施甲状腺癌联合颈淋巴结清扫术。1962年李树玲教授率先开展国内甲状腺乳头状癌功能性颈清扫术。近十年,随着甲状腺癌筛查的增多,甲状腺恶性肿瘤发病率及发现率较之前显著升高,随着国内医疗事业的发展,颈淋巴结清扫术已经被广泛应用于临床,并在不断提高与完善。更有甚者,国内已有学者采用腔镜辅助下的择区淋巴结清扫术。

颈淋巴结分区历史:1906年George Crile提出了根治性颈淋巴结清扫术(radical lymphatic nodes dissection,RND)的标准。到 20 世纪 20 年代颈淋巴结清扫术已发展为各种联合根治术,如舌颌颈、腮颈、甲颈、喉颈等联合根治术。在相当长一段时间内,很少有医师对颈部淋巴结的分布进行系统性的研究,而临床上不存在淋巴结分区的概念。直到 1932 年 Rouvière 才进行了相关的阐述:颈部的淋巴引流丰富,包含 200 多个淋巴结,上起颅底颈静脉窝,向下主要沿着颈内静脉和脊副神经纵行,左右两侧分开,根据不同器官淋巴引流的第一站,Rouvière 应用颈部表浅的、临床上可以触摸到的解剖结构为术语,将颈部淋巴结分成若干组,被国际 TNM 图谱采纳并总结为 12 个组群,分别是:①颏下淋巴结;②下颌下淋巴结;③颈静脉上组淋巴结;④颈静脉中组淋巴结;⑤颈静脉下组淋巴结;⑥颈后淋巴结(沿副神经分布);⑦锁骨上淋巴结;⑧喉前和气管旁淋巴结;⑨咽后淋巴结;⑩腮腺区淋巴结;⑪颊部淋巴结;⑫耳后与枕部淋巴结。在随后的 40 多年里,大多数医生采纳并应用了这种分区标准。

1981 年,Shah 等建议用更简单的以 level 为基础的分区法将颈部淋巴结分为 5 个区域,引起广大外科医师的关注。从此之后,越来越多的外科医师开始研究颈部淋巴结的分区,于是出现了一系列以 level、zone 等为术语的分区法,各区之间的分界线是手术标志或者体检时可以鉴别的体表标志。其中代表性的有 MSKCC(纽约纪念癌症医院)基于根治性颈淋巴结清扫术建议的 level Ⅰ～Ⅴ 划分法,level Ⅰ:包括颏下和颌下三角淋巴结。level Ⅱ:包括颈部上 1/3 的深静脉淋巴结。level Ⅲ:包括颈部中间 1/3 的深静脉淋巴结。level Ⅳ:包括颈部下 1/3 的深静脉淋巴结。level Ⅴ:包括颈后三角的淋巴结。

在 CT 没有进入临床应用以前,广大放射肿瘤学临床医师应用上述的分区方法确定颈部淋巴结的范围。1991 年,AAO－HNS(American Academy for Otolaryngology Head and Neck Surgery)根据 MSKCC 的建议,进一步把颈部淋巴结划分为 6 个 levels,即通常所讲的 Robbins 分区法。该方法去除了在标准的颈淋巴结清扫术中不涉及的咽后、腮腺、颊部、耳后与枕部的淋巴结,共包含了前述 Rouvière 的 8 个淋巴结组群。这一分区方法被欧洲主要的肿瘤中心所采纳,并被 UICC 推荐。Robbins 分区法的优点在于分区线是根据解剖定义的,如大血管、肌肉、神经、骨、软骨等,便于手术中辨识。此后 Robbins 又进一步将 level Ⅱ 分为 level Ⅱa 和 Ⅱb,level Ⅴ 分为 level Ⅴa 和 Ⅴb。从解剖上来看,level Ⅱa 和 Ⅱb 被脊副神经分开,level Ⅴa 和 Ⅴb 被肩胛舌骨肌分开。其临床意义在于:level Ⅱb 在口咽、鼻咽肿瘤转移多见,少见于口腔、喉、下咽;同样的 level Ⅴa 鼻咽、口咽及后外侧头皮皮肤结构肿瘤转移多见,level Ⅴb 与甲状腺肿瘤相关。此后这两类分区法在临床广泛应用。

颈侧区淋巴结清扫范围由于 PTC 淋巴以多区域转移为主,Ⅱ～Ⅳ区是甲状腺淋巴引流的主要区域,Ⅲ、Ⅳ区淋巴转移最常见。虽然Ⅱ区淋巴转移较Ⅲ、Ⅳ区少,但仍然可达 31%～60%,Ⅴ区淋巴结转移发生率可达 20% 以上,常见于Ⅴb区。因此,本共识专家团一致认为,Ⅱ、Ⅲ、Ⅴ、Ⅴb区为规范的颈侧区淋巴结清扫范围。对于术前评估侧颈Ⅲ区或Ⅳ区淋巴结转移,Ⅱ、Ⅴ区未见明确转移淋巴结的病例,也可以考虑清扫Ⅱ、Ⅲ、Ⅳ区。2017 年中国关于分化型甲状腺癌颈侧区淋巴结清扫专家共识推荐:Ⅱ(Ⅱa)、Ⅲ、Ⅳ区是颈侧区淋巴结清扫可接受的最小范围。对是否一律清扫Ⅱb区尚有争议。清扫Ⅱb区时牵拉副神经可能导致术后患者肩膀麻木、疼痛和上肢活动障碍。Ⅱb区淋巴结转移发生率为 2.1%～61.5%,研究显示Ⅱb区淋巴转移与颈侧区多个区域有淋巴结转移密切相关。如果颈侧区>2 区域淋巴结有转移,或Ⅱa区淋巴结转移,建议清扫Ⅱb区淋巴。考虑到Ⅱa区清扫后如果出现Ⅱb区复发,再次手术的难度以及对副神经的损伤概率增加,如果操作能够保证副神经的功能,推荐同期清扫Ⅱb区。Ⅴ区淋巴结转移发生率明显低于Ⅱ～Ⅳ区,但仍可高达20%。当临床确诊Ⅴ区淋巴结转移时,建议清扫Ⅴ区。临床未确定Ⅴ区淋巴结转移、而Ⅱ～Ⅳ有两个或更多区域淋巴结转移时,建议同时清扫Ⅴb区淋巴,对于转移淋巴结有明显包膜外侵犯等明确危险因素的,应考虑清扫Ⅱ、Ⅲ、Ⅳ、Ⅴ区。DTC的Ⅰ区转移罕见,一般不需要清扫Ⅰ区。若术前检查确诊Ⅰ区有淋巴结转移时,须同期行Ⅰ区淋巴结清扫。DTC预后好、生存期长,因此在考虑肿瘤根治的同时应尽量保护功能,以改善患者术后生活质量。颈侧区淋巴结清扫建议常规保留胸锁乳突肌、颈内静脉和副神经,并尽量保留颈丛神经皮支。对于术中发现轻度淋巴结包膜外侵,尚能与颈内静脉、副神经及胸锁乳突肌分离时,以上结构应尽量予以保留。如若颈内静脉壁大范围受侵、颈内静脉瘤栓、副神经被完全包裹、神经纤维瘤化、胸锁乳突肌大范围受累,则须切除相应受累结构。

43. 如何评估 DTC 治疗后疗效?

DTC 患者手术和^{131}I 治疗后应进行治疗反应评估,结合血清学及影像学两方面结果实时、动态地评估 DTC 病灶持续存在或复发风险。①血清学疗效(生化疗效)评估,包括 Tg、TgAb 的变化及其趋势。②影像学疗效(结构性疗效)评估,包括颈部超声、DxWBS、CT、MRI 全身骨显像、PET/CT 等。

血清学疗效评估如下。

1. 血清 Tg 和 TgAb 在 DTC 随访(肿瘤监测)中的意义

血清 Tg 水平是反映体内甲状腺组织(包括正常组织、DTC 原发或转移瘤体)负荷量的特异性指标,其变化往往较影像学结构病变更早、更敏感,是评估肿瘤残留、复发或转移的重要指标,既可反映 DTC 术后疾病状态,还用于评估初始/动态复发风险和治疗反应。DTC 术后应定期、连续监测 Tg 水平及变化趋势。但影响血清 Tg 测定值的因素众多,除甲状腺组织负荷量以外,还包括术后 TSH 状态(抑制或刺激)、血清 TgAb 的含量以及检测试剂和方法等。因此,对 Tg 结果的解读需要临床综合分析、个体化判断。TgAb 是针对 Tg 产生的自身免疫性抗体,在 10% 正常人群、桥本甲状腺炎、Graves 病等自身免疫性甲状腺疾病以及 25%～30% 的 DTC 患者体内存在。应用免疫检测方法测定 Tg 水平时,TgAb 阳性会引起血清 T 值下降甚至假阴性,从而降低 Tg 对病情监测的敏感性。因此,监测 Tg 时应同时测定 TgAb。由于血清 Tg、TgAb 水平受不同检测方法、不同试剂盒,以及异嗜性抗体干扰等因素影响,检测结果差异较大,应选用同一种检测试剂和方法来测定。免疫法测定值需经 CRM-457 国际标准来校准。目前,高敏 Tg 检测试剂盒功能灵敏度可达 0.1 ng/mL 以下,提升了低浓度 Tg 检测结果的可靠性和准确性。

2. 抑制性 Tg 和 sTg 的检测

DTC 术后血清 Tg 水平的检测,包括抑制性 Tg 和 sTg 测定。TSH 是甲状腺正常细胞或肿瘤细胞产生和释放 Tg 最重要的刺激因子,服用甲状腺激素进行 TSH 抑制治疗时测定的 Tg 称为抑制性 Tg。通过撤除 LT,或应用外源性 rhTSH 刺激,使 TSH 水平升高>30 mU/L 时测定 sTg,升高的 TSH 使体内残留极少量甲状腺组织或微小转移灶也会分泌较高水平的 Tg 以被检测到,从而提高对结构性复发预测的精准性。因此,对于中、高危复发风险或治疗反应不确定以及生化、结构不良的 DTC 患者,在随诊复查时测定 sTg 可较抑制性 Tg 更能反映疾病状态。但随着 Tg 检测灵敏度和特异度的提升,复发风险低、中危或治疗反应良好的 DTC 甲状腺全切除患者不需常规测定 sTg,抑制性 Tg<0.1 ng/mL 足以证明术后疾病处于缓解状态。表 4-2-1 和表 4-2-2 分别为初次治疗后的复发风险评估及 TSH 目标值。

表 4-2-1 DTC 的初始复发风险分层

复发风险分层		定义
低危	PTC	需满足以下所有要点
		无局部或远处转移
		所有肉眼可见的肿瘤均被完全切除
		无肿瘤侵犯到甲状腺外组织
		原发灶为非侵袭性的病理亚型(侵袭性病理亚型包括高细胞型、鞋钉型、柱状细胞型、高级别 DTC 等)a
		如果给予 RAI 治疗,治疗后显像无甲状腺床以外的碘摄取灶
		未发生血管侵犯
		cN0 或者虽发生 pN1 但转移淋巴结数目≤5 枚且淋巴结转移灶直径均<2 mm
	FTC、OCA	需满足以下所有要点
		腺内型 FTC 或者分化良好的仅侵及包膜的 FTC 、OCA
		无或仅有少量(不多于 4 处)血管侵犯
		原发灶为非高级别 FTC、OCAa
中危	所有 DTC	存在下述任一情况
		原发灶发生向甲状腺外的微小侵犯(腺外侵犯局限于胸骨甲状肌或甲状腺周围软组织)
		首次 RAI 治疗后显像提示颈部摄碘灶
		原发灶属于侵袭性病理亚型
		发生血管侵犯的 PTC
		cN1
		pN1,其中任何一个淋巴结转移灶的最大直径在 0.2 mm~3.0 cm 或淋巴结转移灶的直径虽均<2 mm 但转移淋巴结数目>5 枚
高危	所有 DTC	存在下述任一情况
		高级别 DTC a
		原发灶发生向甲状腺外的非微小侵犯
		原发灶和局部转移病灶未能被完全切除
		肿瘤发生远处转移
		甲状腺全切术后仍存在高水平血清 Tg,提示不除外远处转移
		pN1,其中任何一个淋巴结转移灶直径≥3 cm
		伴广泛血管侵犯(>4 处)的 FTC
		多基因检测结果提示,病灶携带高危突变组合,如 BRAF/RAS 变异合并 TERT 或 TP53 突变、RAS 突变合并 EIF1AX 突变等

注:DTC 为分化型甲状腺癌;PTC 为甲状腺乳头状癌;RAI 为放射性碘;cN 为临床 N 分期;pN 为病理 N 分期;FTC 为甲状腺滤泡癌;OCA 为嗜酸细胞癌;Tg 为甲状腺球蛋白;a 表示高级别 DTC 为不具有间变性特征、至少满足两个特征之一(有丝分裂计数≥5/2 mm²、肿瘤坏死)的 PTC 、FTC 和 OCA。

表 4-2-2　DTC 术后初治期(术后 1 年内)的 TSH 抑制治疗目标

DTC 的初始复发风险分层		TSH 抑制目标/(mU/L)
高危		<0.1
中危		0.1~0.5
低危	低值 Tg	0.1~0.5
	检测不到 Tg	0.5~2.0
	腺叶切除	0.5~2.0

注:DTC 为分化型甲状腺癌;TSH 为促甲状腺激素;Tg 为甲状腺球蛋白。

3. 全甲状腺切除和 ^{131}I 治疗后患者的 Tg 检测

对于全甲状腺切除和 ^{131}I 治疗后的 DTC 患者,理论上血清 Tg 含量极低,若血清 TgAb 阴性,一旦检测到 Tg 存在,则高度提示 DTC 病灶残留、复发或转移。目前,普遍认为:①抑制性 Tg<0.2 ng/mL,尤其 sTg<0.5~1.0 ng/mL,则提示 98.0%~99.5% 的可能性为 DFS,稳定或下降的抑制性 Tg 水平常是预后良好的指标。②Tg 水平持续增高,或者 Tg 虽低甚至阴性,但 TgAb 呈进行性升高,多提示 DTC 肿瘤残留、复发或转移,需进一步行影像学检查以明确病灶。③sTg>10 ng/mL 则是癌细胞存在的高敏感性指标。循证医学证据表明,DTC 甲状腺全切除术后 6~8 周多数患者的 Tg 浓度达到最低点。此时,检测抑制性 Tg 可作为长期随访及动态风险评估的基线值,这也与术后初次调整 LT 剂量的时间相一致。之后 1~2 年应根据初始复发风险进行分层随访,通过 Tg 变化趋势、Tg 倍增时间以及影像学结果等数据进行动态复发风险和治疗反应评估,个体化制定术后随访频率和内容。如,初始复发风险为中-高危的 DTC 患者,应每 3~6 个月检测 Tg 和 TgAb,1~2 年后动态评估为治疗反应良好则可转入低-中危组,延长至每 6~12 个月复查 1 次并减少复查内容;初始复发风险为低危的 DTC 患者,每 6~12 个月检测 Tg 和 TgAb,随访过程中动态评估治疗反应为生化或结构不良则转入中-高危组,调整复查频率为 3~6 个月 1 次并增加影像学检查,视情况适时进行干预(再次手术、^{131}I 或靶向治疗等)。

采用以上血清学和影像学治疗反应评估体系在 DTC 患者随访中持续进行疗效评估。评估结果包括以下几种情况:疗效满意(无肿瘤残存)、疗效不确切、生化疗效不佳和结构性疗效不佳。

(1)DTC 患者无肿瘤残存的标准　在接受全/近全甲状腺切除术联合 ^{131}I 治疗的患者中,无肿瘤残存(疗效满意)的标准如下。①无肿瘤存在的临床证据。②无肿瘤存在的影像学证据:即初次术后 WBS 没有发现甲状腺床外的摄取或既往发现甲状腺床外有摄取而近期的 DxWBS 和颈部超声未发现肿瘤的存在。③在没有抗体干扰的情况下,TSH 抑制状态下血清 Tg<0.2 ng/mL 或血清 sTg<1 ng/mL。

(2)疗效不佳和疗效不确切的判定　仅有 Tg 或 TgAb 血清水平异常而影像学未发现明确病灶,称为生化疗效不佳;无论血清学结果如何,若局部病灶持续存在、有新发病灶或有远处转移,称为结构性疗效不佳;血清学或影像学上均不能鉴别良恶性,称为疗效不确切。表 4-2-3~表 4-2-5 分别为不同治疗方法后的血清和影像评估标准。

表 4-2-3　DTC 患者甲状腺全切除和[131]I 治疗后的疗效评估

疗效	抑制性 Tg 水平	刺激性 Tg 水平	TgAb 水平	影像学检查
疗效满意	<0.2 ng/mL[a]	<1 ng/mL[a]	检测不到	阴性结果
生化疗效不佳	≥1 ng/mL[a,b]	≥10 ng/mL[a,b]	逐渐升高[b]	阴性结果
结构性疗效不佳	任何情况	任何情况	任何情况	提示有结构性或功能性病灶
疗效不确切	0.2~1 ng/mL[a]	1~10 ng/mL[a]	稳定或逐渐下降	非特异发现或 DxWBS 提示甲状腺床有微量核素摄取

注:DTC 为分化型甲状腺癌;Tg 为甲状腺球蛋白;TgAb 为甲状腺球蛋白抗体;DxWBS 为诊断剂量[131]I 全身显像;a 表示 TgAb 为阴性;b 表示三者任一种情况。

表 4-2-4　DTC 患者仅行全甲状腺切除后的疗效评估

疗效	抑制性 Tg 水平	刺激性 Tg 水平	TgAb 水平	影像学检查
疗效满意	<0.2 ng/mL[a]	<2 ng/mL[a]	检测不到	阴性结果
生化疗效不佳	>5 ng/mL;或 TSH 水平相似的情况下逐渐增高[a,b]	>10 ng/mL;或 TSH 水平相似的情况下逐渐增高[a,b]	逐渐升高[b]	阴性结果
结构性疗效不佳	任何情况	任何情况	任何情况	提示有结构性或功能性病灶
疗效不确切	0.2~5 ng/mL[a]	2~10 ng/mL[a]	稳定或逐渐下降	非特异发现或 DxWBS 提示甲状腺床有微量核素摄取

注:DTC 为分化型甲状腺癌;Tg 为甲状腺球蛋白;TSH 为促甲状腺激素;TgAb 为甲状腺球蛋白抗体;DxWBS 为诊断剂量[131]I 全身显像;a 表示 TgAb 为阴性;b 表示三者任一种情况。

表 4-2-5　DTC 患者仅行甲状腺腺叶切除术后的疗效评估

疗效	抑制性 Tg 水平	刺激性 Tg 水平	TgAb 水平	影像学检查
疗效满意	稳定;<30 ng/mL[a]	不适用	检测不到	阴性结果
生化疗效不佳	>30 ng/mL;或 TSH 水平相似的情况下逐渐增高[a]	不适用	不适用	阴性结果
结构性疗效不佳	任何情况	不适用	任何情况	提示有结构性或功能性病灶
疗效不确切	-	不适用	无结构或功能性病灶情况下稳定或逐步下降	非特异发现

注:DTC 为分化型甲状腺癌;Tg 为甲状腺球蛋白;TSH 为促甲状腺激素;TgAb 为甲状腺球蛋白抗体;a 表示 TgAb 为阴性。

第三节　甲状腺结节的内分泌管理

44. TSH 抑制治疗能否用于甲状腺结节性疾病?

垂体-甲状腺轴是人体内重要的内分泌系统反馈轴。垂体分泌的 TSH 能够与甲状腺细胞上的 TSH 受体结合,一方面促进甲状腺细胞摄碘、合成甲状腺激素、维持人体正常的新陈代谢,另一方面促进甲状腺细胞的增殖和生长。TSH 抑制治疗的原理:对于甲状腺功能正常的患者,通过服用甲状腺激素将血清 TSH 水平抑制到正常低限甚至低限以下,以求通过抑制 TSH 对甲状腺细胞的促生长作用,达到缩小甲状腺结节的目的。

1960 年,E. B. Astwood 就对 TSH 抑制治疗进行了不设对照的临床试验,结果显示,TSH 抑制治疗能够明显缩小良性甲状腺结节的体积。还有研究表明在碘缺乏地区甲状腺素可能有助于缩小结节、预防新结节出现、缩小结节性甲状腺肿的体积。在非缺碘地区疗效不确切。多数研究表明 TSH 抑制治疗 6~18 个月只能使结节体积平均缩小 5%~15%,停药后可能出现结节再生长。然而,长期医源性过量甲状腺激素抑制 TSH 可出现骨骼系统及心血管系统不良反应,如心律失常等心脏不良反应以及加重绝经后妇女骨质疏松症(OP)。鉴于 TSH 抑制治疗的副作用以及甲状腺良性结节的惰性生长,因此不建议常规使用 TSH 抑制疗法治疗良性甲状腺结节。对于年轻的甲状腺结节患者伴有亚临床甲减(如由自身免疫甲状腺炎引起)时,建议进行 TSH 抑制治疗。

笔者所在单位对于良性甲状腺结节的处理多为临床观察,但应避免促进结节生长的危险因素,如避免甲减、碘缺乏、吸烟、头颈部电离辐射、肥胖和代谢综合征等危险因素。对于较大囊实性结节患者,可考虑行微波消融治疗。对于低危甲状腺乳头状癌因各种原因暂未手术的患者,在主动监测期间是否需要 TSH 抑制治疗目前尚无定论。日本有研究对 384 例患者的 480 个低危 DTC 病灶进行了观察,结果显示基线 TSH 水平与观察随访期中病灶大小改变无明显关系。然而,韩国的最新研究则显示 TSH 水平与 DTC 在主动监测期间进展的风险相关,预示进展风险增高的临界值为 2.5 mU/L。笔者认为,对于这部分患者,可考虑行 TSH 抑制治疗,血清 TSH 在不良反应可耐受的前提下控制在低于 2 mU/L 即可。

45. 如何完成甲状腺癌内分泌治疗前的风险评估?

分化型甲状腺癌(DTC)细胞保留了部分正常甲状腺细胞的特性如 TSH 受体的表达,因此 TSH 可以通过 DTC 细胞表面表达的 TSH 受体,增加某些甲状腺特异蛋白的表达,并促进癌细胞增殖和生长。DTC患者术后应用甲状腺激素以提高血清甲状腺激素水平可负反馈抑制垂体TSH的分泌,降低TSH水平,从而降低DTC的复发或进展、转移的风险。甲状腺癌内分泌治疗即TSH抑制治疗,是指DTC术后,应用甲状腺激素将TSH水平抑制在正常范围的低限或低限以下的一种治疗方法,以抑制DTC细胞生长。

美国癌症联合委员会(AJCC)与国际抗癌联盟(UICC)联合制定的TNM分期可预测癌症死亡风险,但是对于DTC这类相对缓慢进展、患者存活期长的恶性肿瘤,仅考虑死亡风险存在欠缺,更应对患者进行复发风险的分层。中国《甲状腺结节和分化型甲状腺癌诊治指南》基于2015年ATA初始复发风险分层进行简化,将DTC划分为复发风险低危、中危和高危3层,其对应的预估复发风险险分别为<5%、5%~20%、>20%。

(1)低危患者 PTC需满足以下所有要点:无局部或远处转移;所有肉眼可见的肿瘤均被完全切除;无肿瘤侵犯到甲状腺外组织;原发灶为非侵袭性的病理亚型(侵袭性病理亚型包括高细胞型、鞋钉型、柱状细胞型、高级别DTC等);如果给予RAI治疗,治疗后显像无甲状腺床以外的碘摄取灶;未发生血管侵犯;cN0或者虽发生pN1但转移淋巴结数目≤5枚且淋巴结转移灶直径均<2 mm。FTC、嗜酸细胞癌(OCA)需满足以下所有要点:腺内型FTC或者分化良好的仅侵及包膜的FTC、OCA;无或仅有少量(不多于4处)血管侵犯;原发灶为非高级别FTC、OCA。

(2)中危患者 所有DTC存在下述任一情况:原发灶发生向甲状腺外的微小侵犯(腺外侵犯局限于胸骨甲状肌或甲状腺周围软组织);首次RAI治疗后显像提示颈部摄碘灶;原发灶属于侵袭性病理亚型;发生血管侵犯的PTC;cN1;pN1,其中任何一个淋巴结转移灶的最大直径在2 mm~3 cm范围或淋巴结转移灶的直径虽均<2 mm但转移淋巴结数目>5枚。

(3)高危患者 所有DTC存在下述任一情况:高级别DTC;原发灶发生向甲状腺外的非微小侵犯;原发灶和局部转移病灶未能被完全切除;肿瘤发生远处转移;甲状腺全切除术后仍存在高水平血清Tg,提示不除外远处转移;pN1,其中任何一个淋巴结转移灶直径≥3 cm;伴广泛血管侵犯(>4处)的FTC;多基因检测结果提示,病灶携带高危突变组合,如*BRAF/RAS*突变合并*TERT*或*TP53*突变、*RAS*突变合并*EIF1AX*突变等。

对所有DTC患者均应进行术后TNM分期和初始复发风险(低、中、高危)分层以助于预测患者预后、指导个体化的术后管理方案。

46. TSH抑制治疗有哪些不良反应?

TSH抑制治疗的不良反应主要表现在骨骼系统及心血管系统。

TSH长期抑制会导致骨密度降低,增加绝经后妇女OP的发生率,并可能导致其骨折风险增加。对需要将TSH抑制到低于TSH参考范围下限的DTC患者(特别是绝经后妇女),评估治疗前基础骨矿化状态并定期监测:根据医疗条件酌情选择测定血清钙/磷、24 h尿钙/磷、骨转换生化标志物和骨密度。由于长期亚临床甲亢是绝经后女性OP的危险因素,因此,绝经后DTC患者在TSH抑制治疗期间,应接受OP初级预防:确保钙摄入1000 mg/d,补充维生素D 400~800 U(10~20 μg)/d。对未使用雌激素或双膦酸盐治疗的绝经后妇女、TSH抑制治疗前或治疗期间达到OP诊断标准者,维生素 D 应增至 800 ~ 1200 U（20 ~ 30 μg）/d，并酌情联合其他干预治疗药物［如双膦酸盐类、核因子-κB 受体活化因子配体（RANKL）抑制剂、降钙素类、雌激素类、PTH 类似物、选择性雌激素受体调节剂等］。

TSH 需长期维持在很低水平（<0.1 mU/L）时，可能会加重心脏负荷和心肌缺血（老年人尤甚），引发或加重心律失常（特别是心房颤动），引起静息心动过速、平均动脉压增大、舒张和/或收缩功能失调等，甚至导致患者心血管病相关事件住院和死亡风险增高，影响 DTC 患者的生活质量。对需要将 TSH 抑制到低于 TSH 参考范围下限的 DTC 患者，评估治疗前基础心脏情况；定期监测心电图，必要时行动态心电图和超声心动图检查；定期进行血压、血糖和血脂水平监测，必要时可测定颈动脉内膜中层厚度以协助评估动脉粥样硬化的危险性。使用 β 受体阻滞剂 3 ~ 4 个月后，外源性亚临床甲亢带来的心脏舒张功能和运动耐力受损可以得到显著改善，并能控制心血管事件（尤其是心房颤动）的相关死亡率。因此，TSH 抑制治疗期间，有心血管系统不良反应（特别是老年患者），如静息心率超过 90 次/min 和/或伴发心血管疾病的 DTC 患者，如无 β 受体阻滞剂禁忌证，应给予该类药物。TSH 抑制前或治疗期间发生心房颤动者，应给予规范化治疗。有心脏基础疾病或心血管事件高危因素者应针对性地给予地高辛、血管紧张素转换酶抑制剂或其他心血管药物治疗，并适当放宽 TSH 抑制治疗的目标。

47. 什么是 TSH 抑制的双风险评估系统？

TSH 抑制治疗的理念及策略从对所有 DTC 术后患者采用单一目标的 TSH 抑制治疗，转变为依据肿瘤复发风险和 TSH 抑制治疗副作用风险的双风险评估确定个体化 TSH 抑制目标的治疗（表 4-3-1）。2012 年 10 月发表的我国《甲状腺结节及分化型甲状腺癌指南》借鉴了国际上最新有关 TSH 抑制治疗理念，建议基于双风险评估结果设定个体化的抑制目标。

表 4-3-1　基于双风险评估的 DTC 术后患者 TSH 抑制治疗目标　　　　　单位：mU/L

TSH 抑制治疗的副作用风险	DTC 的复发危险度			
	初治期（术后 1 年）		随访期	
	高中危	低危	高中危	低危
高中危*	<0.1	0.5# ~ 1.0	0.1 ~ 0.5#	1.0 ~ 2.0（5 ~ 10 年）▲
低危△	<0.1	0.1 ~ 0.5#	<0.1	0.5# ~ 2.0（5 ~ 10 年）▲

注：*TSH 抑制治疗的不良反应风险为高中危层次者，应个体化抑制 TSH 至接近达标的最大可耐受程度，予以动态评估，同时预防和治疗心血管和骨骼系统相应病变；△对 DTC 的复发危险度为高中危层次、同时 TSH 抑制治疗不良反应危险度为低危层次的 DTC 患者，应定期评价心血管和骨骼系统情况；▲5 ~ 10 年后如无病生存，可仅进行甲状腺激素替代治疗；#0.5 mU/L 因各实验室的 TSH 参考范围下限不同而异。

2023 中国《甲状腺结节和分化型甲状腺癌诊治指南》及 2022 中国抗癌协会甲状腺癌整合诊治指南中新增了患者治疗转归分层，建议根据 DTC 的初始复发风险、抑制治疗的不良反应风险和患者治疗转归分层，个体化调整 TSH 抑制治疗目标。总的来说，TSH 抑制治疗最佳目标值应满足：既能降低 DTC 的复发、转移率和相关死亡率，又能减少外源性亚临床甲亢导致的不良反应，提高患者生活质量。

第四节　甲状腺癌的核医学管理

48. ^{131}I 治疗有哪些治疗目标及收益？

由于分化型甲状腺癌（DTC）细胞仍在一定程度上保留了甲状腺滤泡上皮细胞的生物学特点，为包括放射性碘在内的 DTC 诊疗奠定了坚实的基础。随着 ^{131}I 临床应用经验的累积，DTC 术后 ^{131}I 治疗理念、治疗手段、随访监测以及评估体系也在不断更新。《2021 版中国临床肿瘤学会（CSCO）分化型甲状腺癌诊疗指南》（以下简称《指南》）结合循证学依据以及我国国情，进一步规范、指导我国 DTC ^{131}I 治疗。

《指南》推荐细化治疗的目的，给予患者精准分层治疗。DTC 的 ^{131}I 治疗可细分为清甲治疗、辅助治疗以及清灶治疗 3 种治疗目的。其中，采用 ^{131}I 清除手术后残留的甲状腺组织，称为清甲治疗；采用 ^{131}I 清除手术后影像学无法证实的可能存在的转移或残留病灶，称为辅助治疗；采用 ^{131}I 治疗手术后已知存在的无法手术切除的局部或远处 DTC 转移灶，称为清灶治疗。需要注意的是，三者之间并非递进关系，而是临床医师综合患者 TNM 分期、术中所见、术后血清学以及影像学检查结果等因素，通过分析做出的不同治疗目的的选择。因此，临床医师在制定 ^{131}I 治疗方案前，应规范、综合地评估患者术后疾病状态，为 ^{131}I 治疗奠定良好基础。

DTC ^{131}I 治疗的临床意义：①清甲治疗有利于对 DTC 术后患者进行血清 Tg 的分层和病情监测，并提高 ^{131}I-WBS 诊断 DIC 转移灶的灵敏度，有利于 DIC 术后的再分期；②辅助治疗除包含上述清甲治疗的意义以外，还有利于清除隐匿的、潜在的 DTC 病灶提高无病生存率；③清灶治疗可提高患者无病生存率和总生存率。

由于大部分研究认为复发风险低危的患者接受 ^{131}I 治疗后并不会降低肿瘤复发及死亡风险，《指南》在原则上不推荐低危患者进行 ^{131}I 治疗。若在低危患者随访过程中，临床医师发现疾病存在的证据、治疗前刺激性甲状腺球蛋白（psTg）可疑升高，可考虑行 ^{131}I 治疗。

此外，^{131}I 治疗是改善复发风险高危患者预后的重要方式，《指南》推荐对肉眼可见甲状腺外浸润、癌灶未完全切除或高危复发风险 DTC 患者行 ^{131}I 辅助治疗。但对于复发风险中危患者，^{131}I 辅助治疗尚存在争议。对于儿童及青少年这一特殊患者群体，当其肿瘤较大明显侵犯（分期为 T_3/T_4），或伴有广泛颈部淋巴结转移（N1a/N1b），临床医师可考虑常规行 ^{131}I 辅助治疗，减少疾病复发和转移风险。总体而言，临床医师应充分了解患者治疗意愿，综合评估患者年龄、肿瘤大小以及淋巴结转移数目等因素，权衡不良反应与临床收益，进行 ^{131}I 治疗决策。

经验性 ^{131}I 治疗不是患者首次治疗的方法。当 ^{131}I 治疗后血清 Tg 阳性、^{131}I 全身显像（^{131}I-WBS）阴性、其他影像学检查阴性，提示患者体内可能存在弥散性微小 DTC 病灶，临床医师可考虑进行经验性[131]I治疗。

[131]I剂量制定方法大致可分为经验性固定剂量法、器官最大耐受剂量法以及基于病灶吸收剂量的计算剂量法。其中,经验性固定剂量法在临床中应用最广泛,但由于其未将[131]I代谢动力学、碘摄取个体化差异等因素考虑在内,致使部分患者出现治疗过量或治疗不足。临床医师应多维度考量临床病理学特征、死亡及复发风险以及实时动态评估结果等因素,综合评估[131]I治疗剂量。

49.[131]I治疗前、后需要评估哪些内容?

对不同程度的分化型甲状腺癌患者进行实时动态危险程度评估,是决策[131]I治疗的重要环节。同时可以预测其复发及死亡风险,权衡[131]I治疗的利弊,优化[131]I治疗决策,实现患者的个体化治疗,使患者最大受益。对术后甲状腺癌患者进行评估,主要集中在以下几个方面:对术后患者进行TNM分期、对患者进行复发危险程度分层、动态评估患者复发风险及预后。

美国癌症联合会(AJCC)与国际抗癌联盟(Union for International Cancer Constrol,IUCC)联合制定的甲状腺癌分期是根据病理学结果和患者年龄对甲状腺癌患者进行的分期。通过TNM分期可对患者进行预后评价,为术后是否采用[131]I清甲和TSH抑制治疗提供依据。TNM分期与患者远期生存率相关,可通过TNM分期制定患者随访方案有利于评估临床研究中不同治疗方案在相同分期患者的疗效差异。

2015年美国甲状腺学会(ATA)及2017年中国临床肿瘤学会甲状腺癌专业委员会等相关学组在相关指南及专家共识中对不同危险程度患者进行分级,分级程度主要分为低度、中度及高度危险患者。甲状腺癌术后的长期生存率较高,术后危险分层主要在于预测复发,可指导清甲及转移灶治疗[131]I的剂量,同时为指导TSH抑制治疗时左甲状腺素钠剂量的调整提供依据。低度危险患者需要满足以下所有条件:①无局部或远处转移。②所有肉眼可见的肿瘤均被彻底切除。③肿瘤没有侵犯周围组织。④肿瘤不是侵袭性组织学亚型(如高细胞型、柱状细胞型、实性亚型、弥漫硬化型、低分化型等),并且无血管侵犯。⑤若行[131]I治疗后全身显像,甲状腺床外没有发现异常放射性碘摄取灶。⑥临床未发现有淋巴结转移,或病理检查发现≤5个淋巴结微转移(最大径<0.2 mm)。⑦局限于甲状腺内的甲状腺乳头状癌滤泡亚型(follicular variant of papillary thyroid cancer,FVPTC)。⑧局限于一侧甲状腺内单灶或多灶的甲状腺微小乳头状癌(papillary thyroid microcarcinoma,PTMC,肿瘤直径<1 cm以下)伴或不伴有*BRAF*基因突变。⑨局限于甲状腺内、伴有包膜侵犯的高分化FTC,伴或不伴微血管侵犯(<4个病灶)。中度危险患者只要具有以下任何一项:①初次手术病理检查可在镜下发现肿瘤有甲状腺周围软组织侵犯。②有颈部淋巴结转移或清甲后行[131]I全身显像,发现有甲状腺床外异常放射性碘摄取灶。③肿瘤为侵袭性组织学亚型(如高细胞型、柱状细胞型、实性亚型、低分化型等)或有血管侵犯。④临床发现淋巴结转移或病理检查发现>5个淋巴结转移,所有转移淋巴结最大径<3 cm。⑤局限于甲状腺内的PTC,原发肿瘤大小在1~4 cm,*BRAF*突变。⑥多发的PTMC伴甲状腺外侵犯和*BRAF*突变。高度危险患者只要具有以下任何一项:①肉眼可见肿瘤侵犯周围组织或器官。②肿瘤未能完全切除,术中有残留。③伴有远处转移。④甲状腺全切除术后,血清Tg水平仍较高提示有远处转移。⑤病理检查发现淋巴结转移,且任一转移淋巴结最大径>3 cm。

⑥FTC 伴有广泛血管侵犯(>4 个病灶)。

　　TNM 分期及复发风险分层主要是根据围术期获得的临床病理特征资料的静态评估。然而患者的病情不是一成不变的,不同患者对于治疗反应也不尽相同。随着患者情况的变化,复发及肿瘤相关死亡风险在不断变化。因而,针对患者进行动态评估,根据患者的不同评估结果进行治疗策略的及时调整、危险系数的及时矫正及患者的精准实时评估至关重要,有利于实现患者的个性化治疗。

　　对于患者情况进行动态评估,主要包括血清学检查(甲状腺功能水平,主要是血清 TSH、Tg、TgAb 水平)和颈部淋巴结超声,选择性采用诊断性[131]I 全身显像(DxWBS)、甲状腺静态显像、CT、MRI、PET/CT 等方式。DTC 患者的复发风险及疾病特异性死亡率可因治疗干预、自身免疫状态等随时间不断改变,因此,对患者根据定期评估结果进行实时的动态风险评估,并进行随访管理。这种客观、动态评估过程应贯穿整个治疗后长期管理全程。根据实时动态评估结果进行患者的治疗决策及随访管理是非常重要的。2015 版美国甲状腺协会(American Thyroid Association,ATA)指南首次提出了治疗反应评估体系(response-to-therapy assessment system,RTAS),指出 DTC 患者在治疗后应基于对患者既往治疗史的掌握并结合随访过程中获得的最新血清学、影像学结果,实时动态评估其复发风险及临床转归。这一评估反映了患者对相应治疗的反应及疾病随时间的自然转归,是一种兼顾实时评估复发风险及死亡风险的综合动态评估体系,亦是我们决策 DTC 后续治疗及随访方案的重要依据。

第五节　甲状腺癌的化学治疗及靶向治疗

50. 化疗能用于甲状腺结节性疾病吗?

多柔比星(阿霉素)是唯一被美国 FDA 批准用于治疗甲状腺癌的化疗药物,但并没有研究证实其能够有效改善生存,而其他化疗药物同样未能取得进展。虽然以多柔比星为代表的某些化疗药物对于 RAIR-DTC 具有一定抗肿瘤活性,但鉴于临床证据的缺乏特别是对于延长生存的意义不明,目前其治疗地位已经被分子靶向治疗所替代。迄今为止,大部分临床试验均使用多柔比星单药或联合其他药物,但均存在很多的缺陷,导致无法客观地解读试验结果。

多柔比星首先被用于治疗晚期 MTC,这一点与 DTC 的化学治疗类似,但总体上有效率低且毒性较大。虽然 MTC 的联合化疗具有一定的抗肿瘤活性,但大部分基于小样本研究和个例报道并且对于生存的获益并不明确,目前晚期 MTC 的系统治疗主要为靶向治疗。当然,并不是所有的晚期MTC 患者都需要马上接受系统治疗,对于肿瘤进展缓慢的患者可以采用等待观察的手段。

作为侵袭性最强的恶性肿瘤之一,大部分 ATC 患者在诊断时已失去局部治疗(手术或放疗)的机会,其中位 OS 不足 6 个月。由于 ATC 患者大部分属于高龄,传统的多柔比星并不适合,而紫杉醇是 ATC 最常用的化疗药物。虽然有研究提示紫杉醇对于 ATC 具有一定的敏感性,但通常缓解期很短,对于总生存的贡献有限,提示需要联合其他药物或新的治疗手段。

原发甲状腺淋巴瘤是指原发于甲状腺内淋巴组织的恶性肿瘤,发病率较低,临床表现多以颈前肿块为首发症状,肿块大小不等、质地硬、活动度差。半数以上患者可合并桥本甲状腺炎,超声引导下穿刺和手术取材是主要的确诊方式,病理类型以弥漫性大 B 细胞淋巴瘤(DLBCL)和 MALToma 最常见,其他类型可有霍奇金淋巴瘤、滤泡型淋巴瘤、伯基特淋巴瘤、T 细胞淋巴瘤等。早期惰性 NHL患者可选择局部放疗或联合化疗,晚期惰性及侵袭性 NHL 的主要治疗仍为化疗,常用的化疗方案为CHOP 方案,治疗有效率高,5 年总生存率在 75%～100%,属于预后较好的一种淋巴瘤类型。

51. 什么是甲状腺癌的新辅助治疗?

中国医师协会外科医师分会甲状腺外科医师委员会等组织国内相关领域部分专家综合国内外最新临床研究成果和国内甲状腺癌的诊治现况制定了《局部进展期甲状腺癌新辅助治疗中国专家共识(2023 版)》。局部进展期甲状腺癌指初诊时或持续或复发病灶对周围重要器官或结构呈侵袭状态,即原发灶或转移淋巴结侵犯喉返神经、气管、食管、喉、颈部大血管、上纵隔或广泛皮肤肌肉的甲状腺癌,伴或不伴有远处转移。根据第 8 版美国癌症联合委员会(American Joint Committee on Cancer,AJCC)甲状腺癌 TNM 分期系统,局部进展期甲状腺癌可分为 T4a 期(肿瘤侵犯皮下软组织、喉、气管、食管、喉返神经)及 T4b 期(肿瘤侵犯椎前筋膜、包绕颈总动脉或上纵隔血管)。但该分期系统中局部进展期的定义仅限于甲状腺癌原发灶,建议将颈部转移淋巴结侵犯周围结构器官者也纳入局部进展期甲状腺癌的范畴。局部进展期甲状腺癌占所有甲状腺癌的 5% ~ 10%,预后较差,10 年疾病特异性死亡率可高达 41% ~ 42%。

由于甲状腺癌对放化疗不敏感,目前靶向治疗是主要的新辅助治疗方式。相对于不分青红皂白杀伤细胞的细胞毒化疗,靶向治疗则针对性地以个体肿瘤的特定基因为基础。甲状腺癌是最令人着迷的致癌模型之一。在 DTC 中,两种主要的信号传导通路,即 PI3K 和 MAPK 传导通路,随着它们激活的突变基因的积累,使之逐渐失分化和增强侵袭性。甲状腺未分化癌(ATC)通常认为是 RAS 和 BRAF,以及 TP53 和 PIK3CA 的突变,和/或 AKT 突变所致。甲状腺髓样癌(MTC)几乎所有遗传病例和近半数散发病例与 RET 突变相关。随着驱动基因和载体基因的突变越来越多地被人们了解,各种靶向药物,尤其是各种酪氨酸激酶抑制药,承担了更多的分化型甲状腺癌转移灶的治疗,它们甚至可以联合应用。这些靶向药物合理地以甲状腺癌信号传导通路异常激活的靶点为治疗基础。这些过度活跃的信号传导通路(PI3K-AKT、Ras 通路)可能既与遗传突变相关,也与散发突变相关。

甲状腺癌的靶向治疗药物主要分为多靶点酪氨酸激酶抑制剂(multi-target tyrosine kinase inhibitor,mTKI)及高选择性抑制剂,后者是基于特异性基因突变的精准治疗,往往具有更高的客观反应率(objective response rate,ORR),以及较少的不良反应。在靶向治疗的基础上加用免疫治疗,在甲状腺未分化癌(anaplastic thyroid cancer,ATC)或分化差的局部进展期甲状腺癌中较常采用。在制定新辅助靶向治疗的方案时,需要综合考虑药物的有效性、可及性、安全性及成本效益,做出适合患者的最佳选择。对于不同病理学亚型的局部进展期不可切除甲状腺癌,mTKI 均为可以选用的新辅助治疗方案。在新辅助治疗后,全面评估患者病情及疗效,经 MDT 讨论及与患者沟通后决定手术治疗,同时需计划后续治疗,保障包括 ATC 在内高危患者各治疗环节的紧密衔接,提高治疗效率。

随着甲状腺癌生物学行为、驱动基因和信号转导通路等基础研究的临床转化,药物研发和可及性不断进步,以激酶抑制剂为代表的分子靶向治疗已经成为晚期甲状腺癌的标准治疗模式,多种作用机制的靶向药物相继获批用于治疗多种类型的晚期甲状腺癌。靶向治疗相关不良反应非常普遍,可能导致药物减量、暂停甚至终止,极个别病例甚至发生药物毒性相关性死亡。中国临床肿瘤学会甲状腺癌专家委员会在 2018 年出版了针对放射性碘难治性分化型甲状腺癌(radioactive iodine-refractory differentiated thyroid cancer,RAIR-DTC)的靶向药物不良反应管理专家共识,随着多种多靶点和特异性靶点激酶抑制剂获批用于治疗 MTC 和 ATC,中国临床肿瘤学会甲状腺癌专家委员会对上述共识进行了更新,制定了《晚期甲状腺癌靶向药物不良反应管理专家共识(2023 年版)》,并将靶向药物治疗适应证拓展至全部甲状腺癌。

第六节　甲状腺癌的其他治疗

52. 外照射治疗能用于甲状腺结节性疾病吗?

　　甲状腺乳头状癌和滤泡状癌约占甲状腺癌的 90%。甲状腺癌的首选治疗方式为手术切除,放射治疗(放疗)通常配合在术后治疗中使用。外照射主要应用于高危甲状腺癌患者的术后辅助治疗或者是复发和转移性病例的局部治疗。虽然外照射仅在小部分患者中使用,但仍然是甲状腺癌综合治疗中不可缺少的重要组成部分。

　　术后辅助外照射的临床实施应根据患者年龄、手术类型、手术切除情况、术后病理类型、病变范围等多个因素来综合决定。对于恶性程度较低的分化型甲状腺癌,要充分考虑并权衡外照射给患者带来的治疗获益和不良反应,再慎重选择。而对于未分化癌或分化差的癌,如果术后仍有残留或广泛淋巴结转移,则应及时给予足够范围的外照射,尽可能降低局部残留病灶进展或复发,改善预后。广为接受的 DTC 的辅助外照射应用指征如下:T4 病变 R1/R2 切除,肿瘤明显外侵且患者年龄大于 45 岁;T4 病变 R2 切除或不能切除,病灶不摄碘。MTC 的首选治疗仍然是手术,由于其不摄碘,RAI 治疗无效,外照射多用于无法手术切除或大体肿瘤残留的 MTC 患者。目前 MTC 的辅助外照射指征主要包括:pT4 病变 R0 切除后;R1/R2 切除术后;广泛淋巴结转移伴包膜外侵。ATC 不摄碘既往手术和外照射是其主要治疗手段,近年来与化疗、靶向及免疫治疗等联合的综合治疗模式是研究的发展方向。外照射既可作为 ATC 术后的辅助治疗手段,也可作为不能手术患者的初治选择。

　　对于复发及转移性的甲状腺癌患者,外照射有利于局部区域控制。对整体治疗可以起到积极的辅助和补充作用。当有肉眼可见、无法手术的局部复发肿瘤或位于关键部位无法手术切除的远处转移,均可考虑外照射治疗,尤其在肿瘤不摄碘或放射碘治疗效果差、出现碘难治性状态时。

53. 免疫治疗和放射性粒子植入治疗能用于甲状腺结节性疾病吗?

　　尽管甲状腺癌,尤其是分化型甲状腺癌(DTC)的临床进程相对惰性,总体预后相对较好,但仍有一部分患者经临床标准化的手术、放射性碘治疗、TSH 抑制治疗后存在疾病的持续、复发或转移。针对这些晚期甲状腺癌患者,化疗所能发挥的作用较为有限,分子靶向治疗成为主要的系统治疗方式。目前已有靶向药物获批为 RAIR-DTC 的一线靶向治疗药物,但仍有相当一部分患者使用后出现耐药、不能耐受其副作用等情形。其他治疗方式如免疫治疗、放射性粒子植入治疗等虽很少纳入甲状腺癌的主要治疗方案,但在上述治疗失败或存在应用局限时可为这部分晚期 TC 患者提供进一步的治疗选择。

以免疫检查点抑制剂(immune checkpoint blockade,ICB)为代表的免疫治疗正在改变多种肿瘤的治疗格局,ICB 的主要疗效特点之一是对 OS 的显著延长作用。越来越多的研究证据表明,甲状腺癌是免疫相关性肿瘤,细胞因子和趋化因子、不同类型的免疫细胞及免疫检查点蛋白等均与甲状腺癌的侵袭性发展密切相关。尽管陆续有相关的个案报道和早期临床试验结果在披露,但甲状腺癌的免疫治疗探索仍处于起步阶段。此外,甲状腺癌有其比较独特的疾病特点,如相伴发生的自身免疫性甲状腺疾病和特异性抗原甲状腺球蛋白(Tg),这些可能为我们在甲状腺癌寻找免疫治疗的疗效预测标志物或探索联合治疗方法提供线索。

随着现代医学生物科技、物理科技、电子技术的巨大发展和进步,许多新的治疗方法在临床医学中获得新的重要地位,尤其是用于肿瘤的治疗,改变了化疗、放疗一统肿瘤非手术治疗之天下的局面。在近距离治疗中,根据 CT、MR、超声等三维影像学图像资料,正向或逆向设计插植计划,并给出相对于患者解剖位置的剂量分布,这一技术已在多种部位肿瘤的近距离治疗中应用,而粒子植入是其中的代表,从 2002 年国内正式开展放射性^{125}I 粒子植入治疗技术。该技术在恶性肿瘤多学科治疗中的作用及地位日趋凸显,已被广泛应用各种恶性肿瘤的综合治疗。近几年,放射性粒子组织间植入近距离治疗在甲状腺癌治疗中得到应用,特别在碘难治性甲状腺方面,有学者在甲状腺癌骨转移淋巴结、肺及骨转移治疗方面取得了较好的疗效,该治疗方法局部控制效果好、操作方便,可明显改善患者生存质量。

参考文献

[1]中国医师协会外科医师分会甲状腺外科医师委员会,中国研究型医院学会甲状腺疾病专业委员会.分化型甲状腺癌颈侧区淋巴结清扫专家共识(2017 版)[J].中国实用外科杂志,2017,37(9):985-991.

[2]吴毅,孙团起.甲状腺癌手术质量控制争议与共识[J].中国实用外科杂志,2016,36(1):34-37.

[3]徐震纲,刘绍严,朱一鸣.分化型甲状腺癌颈侧区淋巴结清扫术若干问题[J].中国实用外科杂志,2017,37(9):941-943.

[4]中国临床肿瘤学会甲状腺癌专业委员会.复发转移性分化型甲状腺癌诊治共识[J].中国癌症杂志,2015,25(7):481-496.

[5]樊友本,郑起.局部晚期甲状腺癌的多科联合诊治[M].上海:上海交通大学出版社,2017:1-227.

[6]嵇庆海.颈淋巴结清扫术[M].上海:上海科学技术出版社,2017.

[7]周鹏,庄大勇,贺青卿,等.FNAC 联合 FNA-Tg 测定在分化型甲状腺癌病人术后随访中的临床应用[J].国际外科学杂志,2017,44(12):829-832.

[8]TUFANO R P,CLAYMAN G,HELLER K S,et al. Management of recurrent/persistent nodal disease in patients with differentiated thyroid cancer:a critical review of the risks and benefits of surgical intervention versus active surveillance[J]. Thyroid,2015,25(1):15-27.

[9]SHINDO M L,CARUANA S M,KANDIL E,et al. Management of invasive well-differentiated thyroid cancer:an American Head and Neck Society consensus statement. AHNS consensus statement[J]. Head Neck,2014,36(10):1379-1390.

[10]LOH T P,CHONG H W,KAO S L. Thyroglobulin and thyroglobulin autoantibodies:interpret with care[J]. Endocrine,2014,46(2):360-361.

[11]GIOVANELLA L,FELDT-RASMUSSEN U,VERBURG F A,et al. Thyroglobulin measurement by highly sensitive assays:focus on laboratory challenges[J]. Clin Chem Lab Med,2015,53(9):1301-1314.

[12]HAN J M,KIM W B,YIM J H,et al. Long-term clinical outcome of differentiated thyroid cancer patients with undetectable stimulated thyroglobulin level one year after initial treatment[J]. Thyroid,2012,22(8):784-790.

[13]BRUN V H,ERIKSEN A H,SELSETH R,et al. Patient-tailored levothyroxine dosage with pharmacokinetic/pharmacodynamic modeling:a novel approach after total thyroidectomy[j]. thyroid, 2021,31(9):1297-1304.

[14]AMERICAN THYROID ASSOCIATION (ATA) GUIDELINES TASKFORCE ON THYROID NODULES AND DIFFERENTIATED THYROID CANCER,COOPER D S,DOHERTY G M,et al. Revised American Thyroid Association management guidelines for patients with thyroid nodules and differentiated thyroid cancer[J]. Thyroid,2009,19(11):1167-1214.

[15]ROBBINS K T,CLAYMAN G,LEVINE P A,et al. Neck dissection classification update:revisions proposed by the American Head and Neck Society and the American Academy of Otolaryngology-Head and Neck Surgery[J]. Arch Otolaryngol Head Neck Surg,2002,128(7):751-758.

[16]HAUGEN B R,ALEXANDER E K,BIBLE K C,et al. 2015 American Thyroid Association Management Guidelines for Adult Patients with Thyroid Nodules and Differentiated Thyroid Cancer:The American Thyroid Association Guidelines Task Force on Thyroid Nodules and Differentiated Thyroid Cancer[J]. Thyroid,2016,26(1):1-133.

[17]KOO B S,YOON Y H,KIM J M,et al. Predictive factors of level Ⅱb lymph node metastasis in patients with papillary thyroid carcinoma[J]. Ann Surg Oncol,2009,16(5):1344-1347.

[18]DIESSL S,HOLZBERGER B,MÄDER U,et al. Impact of moderate vs stringent TSH suppression on survival in advanced differentiated thyroid carcinoma[J]. Clin Endocrinol (Oxf),2012,76(4):586-592.

[19]RONDEAU G,FISH S,HANN L E,et al. Ultrasonographically detected small thyroid bed nodules identified after total thyroidectomy for differentiated thyroid cancer seldom show clinically significant structural progression[J]. Thyroid,2011,21(8):845-853.

[20]李长霖,周乐,孙辉.我国甲状腺结节细针穿刺活检技术应用现状及进展[J].中国实用外科杂志,2020,40(02):195-198.

[21]UCAK R,MUT D T,KAYA C,et al. Is repeat FNAB necessary for thyroid nodules with ND / UNS cytology?[J]. Acta Endocrinol(Buchar),2022,18(1):127-133.

[22]ASTWOOD E B,CASSIDY C E,AURBACH G D. Treatment of goiter and thyroid nodules with thyroid[J]. JAMA,1960,174:459-464.

[23]中华医学会内分泌学分会,中华医学会外科学分会内分泌学组,中国抗癌协会头颈肿瘤专业委员会,等.甲状腺结节和分化型甲状腺癌诊治指南[J].中华内分泌代谢杂志,2012,28(10):779-797.

[24]中华医学会内分泌学分会,中华医学会外科学分会甲状腺及代谢外科学组,中国抗癌协会头颈肿瘤专业委员会,等.甲状腺结节和分化型甲状腺癌诊治指南(第二版)[J].国际内分泌代谢杂志,2023,43(02):149-194.

[25]PAPINIE,PETRUCCI L,GUGLIELMI R,et al. Long-term changes in nodular goiter:a 5-year prospective randomized trial of levothyroxine suppressive therapy for benign cold thyroid nodules[J]. J Clin Endocrinol Metab,1998,83(3):780-783.

[26]GRUSSENDORF M,REINERS C,PASCHKE R,et al. Reduction of thyroid nodule volume by levothyroxine and iodine alone and in combination:a randomized,placebo-controlled trial[J]. J Clin Endocrinol Metab,2011,96(9):2786-2795.

[27]中国抗癌协会甲状腺癌专业委员会.中国抗癌协会甲状腺癌整合诊治指南(2022 精简版)[J].中国肿瘤临床,2023,50(7):325-330.

[28]田兴松,刘奇.实用甲状腺外科学[M].2版.北京:科学出版社,2019.

[29]高明,葛明华.甲状腺肿瘤学[M].北京:人民卫生出版社,2018.

[30]刘玥,王燕,王曙,等.左旋甲状腺素对良性多发性甲状腺结节的抑制性治疗[J].中华内分泌代谢杂志,2006(02):123-124.

[31]范建霞,关海霞,吕朝晖,等.妊娠期和产后分化型甲状腺癌促甲状腺激素抑制治疗中国专家共识(2019 版)[J].中国实用外科杂志,2020,40(3):255-259.

[32]KIM H I,JANG H W,AHN H S,et al. High serum TSH level is associated with progression of papillary thyroid microcarcinoma during active surveillance[J]. J Clin Endocrinol Metab,2018,103(2):446-451.

[33]SUGITANI I,FUJIMOTO Y,YAMADA K. Association between serum thyrotropin concentration and growth of asymptomatic papillary thyroid microcarcinoma[J]. World J Surg,2014,38(3):673-678.

[34]中国临床肿瘤学会指南工作委员会.中国临床肿瘤学会(CSCO)分化型甲状腺癌诊疗指南(2021)[M].北京:人民卫生出版社,2021.

[35]中国医学会核医学分会.^{131}I 治疗分化型甲状腺癌指南(2021 版)[J].中华核医学与分子影像志,2021,41(4):218-241.

[36] 中国医师协会外科医师分会甲状腺外科医师委员会,中国研究型医院学会甲状腺疾病专业委员会,中国医疗保健国际交流促进会普通外科学分会,等.局部进展期甲状腺癌新辅助治疗中国专家共识(2023 版)[J].中国实用外科杂志,2023,43(8):841-848.

[37] 薛丽琼,郭晔,陈立波.晚期甲状腺癌靶向药物不良反应管理专家共识(2023 年版)[J].中国癌症杂志,2023,33(9):879-888.

[38] 林岩松.甲状腺癌全程管理[M].北京:人民卫生出版社,2023.

[39] 王圣应.甲状腺肿瘤外科临床与病例精编[M].合肥:安徽科学技术出版社,2022.

[40] 约翰·B.汉克斯,威廉·B.伊纳内特三世.甲状腺外科领域的争议[M].田文,张浩,刘绍严,主译.长沙:中南大学出版社,2020.

第五章

甲状腺结节的外科手术及微创治疗

恰当的手术方式才能保证疗效以及后续治疗的顺利进行,降低肿瘤复发率,减少治疗并发症的产生。在传统开放手术的基础上,各种入路的腔镜甲状腺手术以及消融治疗已在全国范围开展,然而,必须严格遵循其适应证及质量控制,才能保证其同质化的效果。

第一节　原发灶的处理——甲状腺腺叶切除术

54. 如何完成甲状腺腺叶切除术？

　　基于甲状腺的局部解剖,甲状腺与周围的毗邻组织结构之间有 5 个间隙:甲状腺与带状肌间间隙、甲状腺与颈血管鞘的间隙、甲状腺与气管之间的气管前间隙、甲状腺与环甲肌间间隙以及甲状腺与椎前筋膜前间隙,这 5 个间隙互相连通,是甲状腺与周围解剖组织结构毗邻的潜在的疏松间隙,是手术的最佳操作层面。进出甲状腺的血管和淋巴管分布在间隙互相延续的位置。甲状腺中静脉是甲状腺与带状肌间隙、甲状腺与血管鞘间隙的界限。甲状腺上动脉是甲状腺与环甲肌间间隙、甲状腺与椎前筋膜前间隙的界限。甲状腺下动脉是甲状腺与颈血管鞘的间隙、甲状腺与椎前筋膜前间隙的界限。甲状腺下静脉或静脉丛是甲状腺与气管之间的气管前间隙、甲状腺与带状肌间间隙的界限。环甲动脉是气管前间隙与环甲间隙的界限。Berry 韧带位于气管前间隙与椎前筋膜前间隙之间。甲状腺腺叶切除术即 5 个间隙相互沟通的操作过程,因此先从哪个间隙到哪个间隙收尾,但传统的开放手术,从颈白线入路,因此都需要首先分离甲状腺与带状肌间隙,后续手术顺序取决于专家的手术习惯,有些专家喜欢首先游离锥体叶和气管周围峡部偏头侧组织(即 Delphian 淋巴结后方的气管前间隙),有些专家习惯从甲状腺下静脉着手,在甲状腺下极位置进入气管前间隙,向外侧找到喉返神经和甲状旁腺,随后沿着气管前间隙在 Berry 韧带附近找出上位甲状旁腺,最后立断甲状腺上极血管。

　　内镜下甲状腺切除术(endoscopic thyroid surgery,ETS)已有 20 多年的历史。如今已经在世界范围内逐渐推广,并不断发展创新。该技术打破了传统必须从颈白线入路先分离甲状腺与带状肌间隙的传统,以南方医科大学南方医院的特色技术——经腋窝内镜甲状腺切除术,从颈血管鞘与甲状腺之间的间隙入手,进入甲状腺背侧的椎前筋膜前间隙,在甲状腺下极背侧分离出喉返神经后进入气管前间隙,在甲状腺上极背侧进入环甲间隙,在椎前筋膜前间隙、气管前间隙和环甲间隙 3 个间隙的汇聚处即喉返神经入喉处。最后打开甲状腺与带状肌之间的间隙,完成甲状腺腺叶切除术。该部分内容在本书第五章第四节详细展开。

　　本章重点介绍甲状腺开放手术。这是本中心特色的基于甲状腺血管与甲状腺周围间隙的双重解剖标识的开放手术,创建的独特的甲状腺腺叶切除步骤。

　　1. 手术切口的选择、标示和准备

　　患者坐立位标示手术切口。因为患者手术时需要取仰卧位,颈部伸展,颈部皮肤拉伸状态下选取的手术切口在站立后下移,因此需要在坐立位时标示切口。切口选取原则遵循 Kocher 切口设计原则。切口最好选择在颈部皮纹处,与 Langer 线平行。切口长度一般 6 cm,不建议取太小的切口,不仅手术操作难度大、显露困难,而且切口皮缘被拉钩过度牵拉而形成钝力挫裂或电刀超声刀等能量工具的烫灼伤形成"小切口、大瘢痕"。切口长度还受许多因素的影响,比如颈较短、较粗,或喉及甲状腺位置低,甲状腺体积较大、甲亢,较大的切口才能更好地暴露。手术开始前10~15 min,可以使用1:100 000的肾上腺素注射液皮下注射,减少手术过程中真皮层的渗血(图5-1-1)。

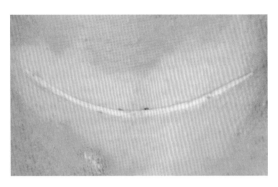

图5-1-1　按照Kocher切口设计原则拟定切口,皮下注射肾上腺素

2.皮瓣游离

打开皮下组织,在颈阔肌深面找到颈深筋膜浅层,即封套筋膜表面。分离后的皮瓣在手术后愈合的过程中形成的组织水肿会造成患者有气管压迫不适感,并且打开白线后,限制手术暴露的是带状肌层面而非皮瓣范围,因此需要尽量小范围游离皮瓣,满足手术需求即可(图5-1-2)。而游离皮瓣的目的在于显露足够长的颈白线,上至甲状软骨水平,下至胸骨上窝,左右范围可尽量缩小。皮瓣的分离需要始终保持在颈前静脉浅面和颈阔肌深面之间的封套筋膜表面一层无血供的层面。注意在分离皮瓣时,保留颈前静脉,避免穿破皮肤,特别是在甲状软骨突起处,由于该处皮肤较薄,且与皮下组织黏附较紧。下方皮瓣也同上进行游离。

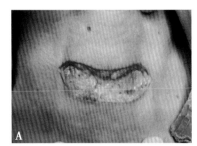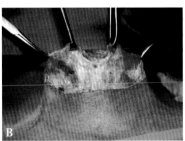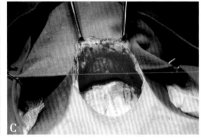

A.逐层切开,寻找颈部浅间隙;B.充分显露,维持张力;C.拓展间隙,分离皮瓣。

图5-1-2　皮瓣游离

3.颈白线入路

颈白线入路可拓展胸骨甲状肌与甲状腺肌中央区淋巴脂肪之间的间隙。

胸骨舌骨肌之间的中缝命名为颈白线,打开颈白线,上至甲状软骨,下方至胸骨上切迹,带状肌一般不需要离断,评估如果甲状腺上极位置高至颈动脉三角区域,可经带状肌外侧入路处理上极。

在分离颈前肌群时,要注意保持术野的无血。颈前肌群下层与甲状腺真性包膜之间充填的松散结缔组织是一层蛛网样的薄层筋膜。该层筋膜称为甲状腺外包膜或假性甲状腺包膜,由中部的气管前部分和颈深筋膜脏层组成。在分离这层筋膜时,部分外科医生习惯用手指钝性分离,容易撕裂甲状腺中静脉或上静脉的外侧支或下静脉,因这些血管直接汇入颈内静脉,血流量大,且手术空间狭窄,止血不容易,血液污染术野影响观察和精细结构的辨认和解剖,因此不建议利用手指钝性分离这层筋膜。推荐使用拉钩将颈前肌肉外上45°角牵拉,主刀或者助手用示指、中指和环指,表面蒙2~4层纱布与拉钩形成对抗牵拉,分离带状肌与甲状腺间隙后,在中极外侧首先遇到甲状腺中静脉,稳妥离断甲状腺中静脉,中静脉血管内径较大时尽量结扎。甲状腺中静脉跨越内侧的颈总动脉表面汇入颈内静脉,因此离断甲状腺中静脉后可以见到颈总动脉。在颈总动脉内侧,向足侧分离带状肌与甲状腺及中央区脂肪之间的筋膜,这层筋膜是甲状腺外包膜的延续,是颈深筋膜中层覆盖在中央区的筋膜,其中有甲状腺下静脉穿过,稳妥离断。向头侧沿甲状腺表面分离,可以离断甲状腺上动静脉的外侧支(图5-1-3)。

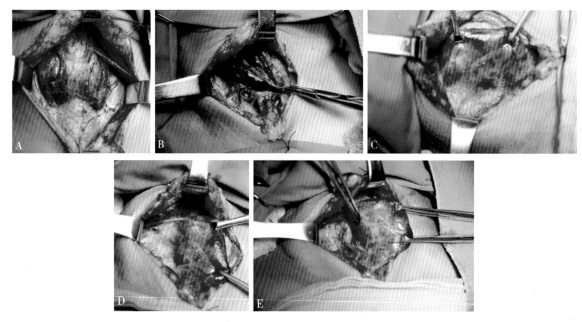

A. 分离甲状腺与带状肌间隙;B. 显露并离断甲状腺中静脉;C. 离断中静脉后,拓展甲状腺背侧间隙;D. 离断中静脉后,甲状腺背侧靠头侧间隙;E. 拓展甲状腺背侧间隙,显露下动脉,进入椎前筋膜前间隙。

图5-1-3 颈白线入路

4. 寻找气管、拓展气管前间隙

在气管没有偏移的时候,寻找气管不难但意义不明显。腺体较大压迫气管时,需要首先在胸骨上窝区域寻找气管,确定气管位置是寻找峡部的非常重要的方法。找到峡部后,在峡部正中无血管区域进入气管前间隙,这是外科操作非常重要的间隙之一,锐性分离该间隙,并且尽量向头侧拓展该间隙。向两侧解剖分离峡部下方,可以见到左、右甲状腺下静脉,该静脉可以在峡部下方形成甲状腺下静脉丛,稳妥离断双侧的下静脉。还需要注意是否有高位无名动脉或甲状腺最下动脉存在。甲状腺最下动脉不对称地从无名动脉、颈总动脉或主动脉弓发出,发生率为1.5%~12.0%。在该步骤注意从甲状腺峡部上、下方辨识气管,从而始终保持手术过程中中线的定位,这有利于随后分离喉返神经。始终保持这种气管中线的定位,有助于在恶性或良性结节改变颈根部解剖时的手术操作。经常忽略的一个步骤是在甲状软骨表面找到锥状叶,将锥状叶自舌骨下方离断后向足侧掀起,进入椎体叶后方的间隙,经过喉前淋巴结与甲状软骨之间的间隙,到双侧环甲肌表面,注意保护环甲肌的完整,在双侧环甲肌之间进入气管前间隙,离断双侧部分 Berry 韧带,拓展气管前间隙,与峡部下方拓展的间隙相汇合。

紧贴着峡部下方,离断峡部,拓展腺体与气管之间的间隙,至 Berry 韧带,紧贴气管离断腺体与气管之间的间隙,并不会伤到喉返神经。

5. 进入环甲间隙

沿已经显露出来的环甲肌表面向外离断环甲动脉,进入环甲间隙,此时可见甲状腺上动脉的内支的主干沿甲状腺上极内侧走形,沿途发出分支进入甲状腺腺体。在甲状腺上动脉内支的终末进入腺体处离断该血管,提起血管断端,依次离断该血管进入甲状腺的分支至甲状腺上动脉分叉处。用超声刀或者双极电凝紧贴甲状腺表面,离断甲状腺上动脉外支,依次进入甲状腺上极背侧疏松间隙(图 5-1-4)。

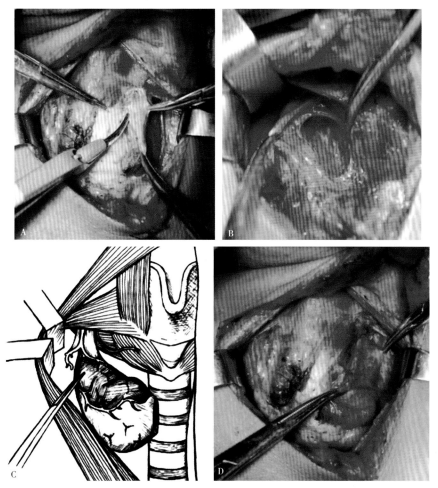

A. 环甲肌与气管间隙之间进入环甲间隙;B. 分离环甲间隙,处理甲状腺上极;C. 采用脱帽法处理上极;D. 越过上极顶点后,拓展甲状腺上极背侧疏松间隙。

图 5-1-4 进入环甲间隙

6.保护喉返神经、保留血管供应、原位保留甲状旁腺

喉返神经的保护与甲状旁腺的保留,互相影响,两者在手术操作中密不可分。用两把小弯钳分别钳夹上极和下极,将甲状腺牵拉向对侧,从足侧至头侧,紧贴甲状腺表面背膜离断颈深筋膜,此时在下极经常可见下位甲状旁腺。

7.寻找喉返神经和甲状旁腺

有多种方法寻找和保护喉返神经。本文将介绍几种常用的方法。

(1)Lore 法:即在胸廓入口处寻找喉返神经,在该区域喉返神经为该软组织内的唯一神经(在分支前),如果有喉返神经变异即喉不返神经,在此区域内找不到上行入喉的喉返神经,会有多个直接自迷走神经发出的气管支或者食管支,注意辨别。在再次手术中,该处也通常位于上次手术瘢痕之下,解剖层次较清楚。该方法有个弊端,在较低部位辨别出喉返神经,如果直接沿该神经向上进行全程分离,会不可避免地破坏外侧向内侧走行的下极甲状旁腺血供,导致下极甲状旁腺不能带供血血管原位保留。在该区域分辨出喉返神经后,最好向上跳跃式地分离该神经,使大部分沿甲状腺外侧走行的神经处于未分离状态。

(2)循甲状腺下动脉法:甲状腺下动脉或其分支与喉返神经相交叉,神经多位于动脉下,利用这个固定的解剖学特点,我们可以通过甲状腺下动脉,寻找喉返神经。在大约甲状腺中极与颈总动脉之间找到甲状腺下动脉,裸化甲状腺下动脉主干,向甲状腺方向分离甲状腺下动脉,可以遇到喉返神经。分辨该动脉不仅有利于分辨喉返神经,并且沿该动脉的分支可以寻找到下极甲状旁腺,有时也供应上极甲状旁腺,因此裸化甲状腺可以起到"一石二鸟"的作用。

这种方法在右侧腺叶切除时效果显著,但如果是左侧腺叶手术室,主刀站立于患者左侧更容易实施该方法。

雷尚通团队经验:提起甲状腺下极,用右手示指或者纱布球在甲状腺与气管之间进行钝性分离,中央区淋巴脂肪不多的患者隐约可见喉返神经,垂直分离至喉返神经表面固有筋膜间隙,神经琴弦样结构与其固有筋膜内的微小迂曲的滋养血管可以协助核实喉返神经的位置。主动显露甲状腺被膜覆盖区段的喉返神经,可以比"刻意回避"更安全地保护喉返神经功能。显露喉返神经喉,在神经固有筋膜间隙内钝性分离,用超声刀在喉返神经与甲状腺之间离断,直至入喉处。这个过程中需要特别注意保留甲状旁腺及其血管。

甲状旁腺及血管的相关解剖如下。

甲状旁腺外观:一个正常甲状旁腺的质量为 35 ~ 40 mg,大小约为 5 mm×3 mm×1 mm,扁椭圆形。可以通过以下多个特性辨别甲状旁腺。

第一,颜色。甲状旁腺有独一无二的颜色,通常为棕色到红褐色,经常被形容为鲑鱼色。正常的脂肪通常为亮黄色,而棕色脂肪在颜色上与正常甲状旁腺十分相似,但甲状旁腺颜色因年龄不同脂肪含量不同,外观颜色不同,因幼儿时期偏向红色,随着年龄增加逐渐成棕红色或鲑鱼色。甲状腺组织质地较硬且有斑驳的红棕色,而淋巴结表面有显著的点蚀面,颜色从灰色、褐色到红色不等,且质地比甲状旁腺硬。

第二,形态。甲状旁腺的表面光滑,因为它是颈部的一个包膜内器官,多呈现扁椭圆形。与甲状腺组织或淋巴结、脂肪不同,甲状旁腺有特异性的血管门(一个血管带),甲状旁腺有独立的边界、有类似"肾门"一样的进出甲状旁腺的血管。甲状腺颜色较斑驳,特别是淋巴结表面呈特异性的斑

点状。淋巴结通常脂肪含量少,颜色偏向甲状腺,多呈球形。

第三,移行现象。当甲状旁腺周围的脂肪囊游离周围脂肪(下极甲状旁腺周围的胸腺脂肪和上极甲状旁腺周围位于甲状腺上极后侧方的脂肪颗粒)时,甲状旁腺也包绕在其中,如同一叶扁舟飘荡在涟漪的水面,由于游离而导致在脂肪组织内无规律地改变位置,可以称为移行现象。这是甲状旁腺包膜包绕导致的特异性的移动特性,与其固定的颜色、形状、血供特点等帮助鉴别甲状旁腺。

解剖分离甲状旁腺需要非常小心,避免损伤从侧方向中部走行的血供。而且解剖分离要做到无血操作,因为出血不利于外科医生辨识甲状旁腺的位置以及识别甲状旁腺特异性的颜色。强烈推荐使用放大装置。通常甲状旁腺可以从邻近的甲状腺表面游离开,并且保持侧面血管蒂。甲状腺表面结节可能会被误认为是正常或异常甲状旁腺,但通常部分位于甲状腺内。将其从甲状腺上分离开时,比将包膜内的甲状旁腺分离开更易出血。

第四,双侧甲状旁腺的对称性。双侧甲状旁腺构象和位置的对称性有助于辨别甲状旁腺。文献报道,双侧上极甲状旁腺的对称性达到80%,而下极为70%。约90%正常上极甲状旁腺位于环状软骨水平。分离出一侧的甲状旁腺便于术者在相对应的位置分辨出对侧的甲状旁腺。虽然双侧甲状旁腺具有对称性,但下极甲状旁腺与上极甲状旁腺的性状并不一定相同。如前所述,即使在同一患者,喉返神经与甲状腺下动脉的相对关系左、右侧可能都有差异。

第五,甲状旁腺位置变异。上极甲状旁腺从第四鳃囊发展而来,并随侧方的甲状腺原基-C细胞复合体一起迁移。因此,上极甲状旁腺邻近甲状腺上极背外侧。通常位于环状-甲状软骨接合水平,即位于环状软骨上缘和甲状软骨下缘连接处的外侧。也描述为位于喉返神经和甲状腺下动脉交叉处上方约1 cm处。但这两个线形结构在颈部交叉点的位置变异较大,因此以此定位上极甲状旁腺似乎不太可靠。上极甲状旁腺位于上极甲状腺后外侧的脂肪团内,其深面为喉返神经。逐层分离真性甲状腺包膜外的薄层筋膜并离断甲状腺上极后就可以暴露上极甲状旁腺。虽然上、下极甲状旁腺都由甲状腺下动脉供血,但上极甲状旁腺也受甲状腺上动脉供血。因此在解剖分离该区域时,要注意甲状腺上动脉最后侧分支对上极甲状旁腺的供应,在离断甲状腺上极血管蒂时注意保留该血管分支。在分离该区域时,由于筋膜层的存在,使甲状腺内侧可能与邻近的覆盖下咽部和食管的肌肉混合。在这些筋膜层下方有上极甲状旁腺。异位的上极甲状旁腺通常位于喉后方或食管后方,在超声检查中难以发现。由于正常的上极甲状旁腺位置较深、较靠后,异位的上极甲状旁腺瘤容易沿气管食管沟从后方沿椎前筋膜迁移到后纵隔,也可能是由反复的吞咽和胸膜腔负压的力量造成。

下极甲状旁腺(来自第三鳃囊的甲状旁腺Ⅲ)比上极甲状旁腺(来自第四鳃囊的甲状旁腺Ⅳ)的位置变化更大,因为其胚胎发育迁移的路程更远。下极甲状旁腺与胸腺一起迁移,因此多位于甲状腺下极下或后外侧1~2 cm处。也可位于甲状腺胸腺系带、胸腺或甲状腺下极邻近脂肪内。当这些脂肪增厚、独立且相对被包裹时,则成为甲状腺胸腺角,是正进行脂肪退行性变的胸腺残留。当下极甲状旁腺在迁移过程中脱离其颈根部的附着时,会导致位置变高,如位于颈动脉分叉处,它通常与残余胸腺组织关系密切,既从组织学上证实了其来源,同时也说明这本该是靠下位置的腺体。这样的甲状旁腺被称为未下降的旁胸腺。解剖分离甲状腺下动脉并沿其中间分支解剖有助于找到下极甲状旁腺。但其末端动脉很细小,容易损伤。

甲状旁腺的血管细小,且为甲状腺上/下动脉的二级分支,并且解剖变异较大,甲状旁腺功能保护仍然缺乏有效的科学方法,在双侧甲状腺叶均需要切除时,永久性甲减的发生率升高。笔者推荐认真分辨甲状旁腺的血管,连同甲状旁腺一起保留,如此才能保证甲状旁腺的活性。如果无法从甲状腺上剥离甲状旁腺,则需将其切除并种植于胸锁乳突肌内,种植的时机非常重要,不能等到手术结束才种植,部分细胞可能已经缺血缺氧坏死,如果一经评估无法原位保留,即刻摘除并行自体移植。

做到了喉返神经保护和甲状旁腺保留,腺体切除基本完成,需要强调的是喉返神经入喉处的保护尤其关键。笔者建议直视喉返神经入喉后,用直径 5 mm 左右的湿纱布球置于喉返神经腹侧,将湿纱球向背侧按压,将喉返神经切实与 Berry 韧带和甲状腺隔离开,同时使用吸引器将能量工具产生的热气、热水及脂肪及时吸走,避免热损伤喉返神经(图 5-1-5)。

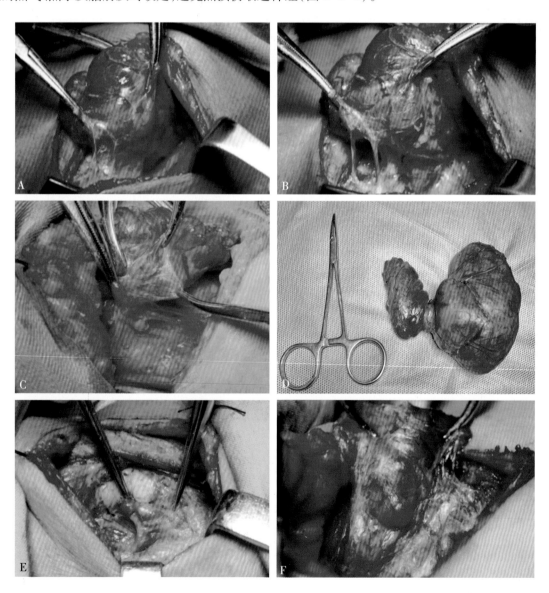

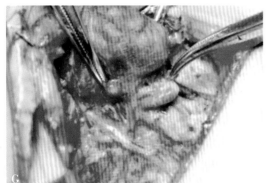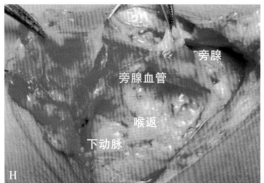

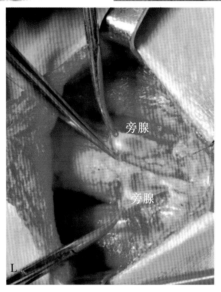

A.下极平面内裸化血管；B.透明化、精细化处理下极；C.甲状腺根部显露，精细分离；D.切除的甲状腺；E.甲状旁腺血管来自甲状腺下动脉，喉返神经走行在甲状腺下动脉下方；F.儿童甲状旁腺，脂肪含量少，颜色鲜红；G.甲状旁腺血管来自甲状腺下动脉，喉返神经走行在甲状腺下动脉上方；H.异位至胸腺内的甲状旁腺，血管来自甲状腺下动脉；I.甲状旁腺对称性异位至胸腺。

图5-1-5　原位保留甲状旁腺

第二节 甲状腺癌根治术/颈淋巴结清扫术

55. 中央区淋巴结清扫术有何技巧?

ATA 曾组建外科医生和内分泌学专家工作组来帮助阐明颈部中央区的相关解剖学结构和领域专业术语。文献报道中央区淋巴结清扫时缺乏一致的定义。该专业建议最终结果发表于 2009 年的《甲状腺》杂志上,并获得了 ATA、美国内分泌外科医师协会(AAES)、美国耳鼻喉科-头颈外科学院(AAO-HNS)和美国头颈协会(AHNS)的支持。颈部中央区包括Ⅵ区和Ⅶ区的淋巴结及淋巴管。Ⅵ区淋巴脂肪的边界是:上至舌骨,下至胸骨切迹,侧方达颈动脉,后方是椎前筋膜,前方是胸骨甲状肌。Ⅵ区淋巴结位于上纵隔相关大血管(无名静脉和无名动脉)的上方,属于 ATA 定义的颈中央区最低区域。但Ⅵ区下界基本是无名血管横过气管的近似水平,因为无名动脉并不延伸到气管左侧的区域,胸骨切迹和无名动脉也是可变的关系,25% 的尸解发现动脉高于胸骨切迹,因此Ⅵ区下界是一个不确定的下界。Ⅶ区:上纵隔淋巴结,是Ⅵ区淋巴结向下方的延续。上界为胸骨切迹水平,下界及右侧界为无名动脉上缘,左侧界为左颈总动脉内侧缘,前界为胸骨柄,后界为椎前筋膜以及气管外壁。与Ⅵ区合称为中央区。

中央区淋巴结转移时,纵隔内转移位于无名静脉毗邻气管分叉处是很少见的,与肿瘤分化不良和远处转移有关,该处的淋巴结病变可以经术前 CT 检查发现。低位气管旁和气管前淋巴结的血供可能源自动脉弓并引流到锁骨下或无名静脉。在中央区淋巴结清扫时应注意稳妥处理这些小静脉。

尽管淋巴结可以出现在颈部中央区的任何位置,但是中央区淋巴结主要涉及 4 个独立的区域:①喉前淋巴结(也称 Delphian 淋巴结);②气管前淋巴结;③左侧气管旁淋巴结;④右侧气管旁淋巴结。中央区清扫术后术野如图 5-2-1。

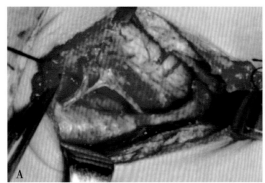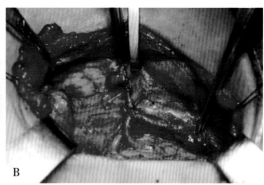

A. 右侧中央区清扫术后术野;B. 左侧中央区清扫术后术野。

图 5-2-1 中央区清扫术后术野

双侧气管旁区域被当作一个矩形空间,始于环状软骨下缘(通常应低于上极甲状旁腺),向下延伸止于前述的无名血管横过气管的近似水平。

颈中央区组织分布围绕在重要结构(包括气管、食管、喉返神经、甲状旁腺)的旁边,想要安全、根治性清扫中央区,需要将上诉重要结构分别分离出来,因此中央区清扫的技巧是针对保护上述组织结构的操作技术。中央区局限在气管周围,大多数空间被气管占据,因为气管的遮挡,对侧中央区清扫操作受到影响,根据笔者经验,在进行中央区清扫时,需要调整患者头低脚高平卧位,操作者站立于患者头侧,助手站立于患者左右,使用气管拉钩将气管牵拉偏至术区对侧,这样中央区操作空间较大,能量工具能与喉返神经和气管等重要结构保持足够的安全距离,避免损伤。

第一步:喉前淋巴结清扫。

喉前淋巴结很容易在切除锥体叶时看到(图5-2-2)。可以在切除甲状腺的同时或之后清除该处的淋巴结。喉前淋巴结的清扫范围上至环状软骨,下至甲状腺峡部上缘,后方为环甲膜和甲状软骨表面。喉前淋巴组织可能会连接到环甲膜上,所以此处的清扫应当足够深,只保留该区域的软骨膜和环甲肌筋膜。特别注意不要损伤环甲肌。对环甲肌表面的出血不主张使用电凝止血,因为环甲肌的肌肉很纤细,电凝容易引起环甲肌功能失调,在术后造成类似喉上神经麻痹的症状。也应同时切除锥体叶。对外科医生进行喉前淋巴结清扫有帮助的解剖标志有准确的中线结构、环状软骨弓前缘、环甲肌。

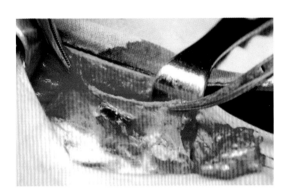

图5-2-2　喉前淋巴结

第二步:气管前淋巴结清扫。

气管前淋巴结清扫和喉前淋巴结清扫相类似,包括甲状腺峡部下缘和无名血管穿越气管处之间的气管前方的淋巴脂肪组织。在清扫前仔细触诊并识别无名动脉很重要,同时也要注意不要损伤很罕见的无名静脉。先清扫右侧气管旁淋巴结,这样更容易辨认无名动脉。气管前有一些很小的滋养血管为该区域组织供血,该区域的止血一定要彻底。气管前清扫时除了不要误切气管前壁外,还要注意紧贴气管前间隙分离至气管食管沟,在气管表面分离不会误伤喉返神经。气管前清扫时可能会遇到气管旁淋巴结,此时如果尝试清除该淋巴结容易过早遇到喉返神经,特别是左侧的喉返神经。任何气管侧方淋巴结的清扫都应该在喉返神经清楚显露后进行。

第三步:气管旁淋巴结清扫。

气管旁淋巴结的清扫范围是一个矩形区域,上界为环状软骨下缘,下至无名动脉横过气管水平,外侧是颈总动脉,内侧是气管。显露气管旁区域的第一步是打开颈动脉鞘,上界为甲状软骨上缘,下界为锁骨上缘。向外侧拉开颈前带状肌群是显露颈总动脉下段的最佳方式,这一步骤的重要性在于显露了中央区的外侧缘。需要注意的是在颈动脉鞘内侧分离,向下进入椎前筋膜前间隙。如果有喉返神经监测技术,可以根据国际神经监测指南操作以明确气管侧方区域的喉返神经走行。

喉返神经是中央区淋巴结清扫时需要注意的重要结构,主动寻找、良好显露、充足的保护是避免其损伤的主要方法。气管旁淋巴结也称为喉返神经淋巴结链,因为该区淋巴结总是沿喉返神经走行分布并与之紧密相关。这些淋巴结可能与神经相邻,也可能附在神经表面甚至侵入神经。正因如此,在进行气管旁淋巴结清扫过程中需要保证喉返神经始终处于良好显露状态。如果淋巴结是附着在神经上,要注意清除淋巴结时对神经的牵拉就可能造成神经损伤。右侧和左侧气管旁区域存在一些不同。

首先,由于右侧锁骨下动脉和主动脉弓与气管相对关系的不同,右侧喉返神经自外下斜向内上呈角度走行,向下方走行时更偏向外侧。而左侧喉返神经一般是在气管食管沟内垂直下行。

其次,因为无名动脉横过气管的影响,气管旁右下区域的血管解剖位置比左侧的主动脉弓更深。所以喉返神经起始部的解剖位置也是右侧比左侧更深,同样右侧喉返神经颈段起始部的解剖位置也比左侧深。右侧喉返神经背后有更多的空间可以容纳淋巴结,这导致清扫气管旁右侧时更容易有淋巴结残留,需要外科医生沿神经进行360°的仔细解剖,也就是环状软骨下缘水平。对喉返神经需要进行仔细的360°解剖,这在右侧气管旁清扫时特别重要,因为此处喉返神经后内方特别容易有淋巴结残留。气管旁区域有一部分是气管和喉内转移所致。

可将右侧气管旁区域视为一个纵向的矩形。斜行的右侧喉返神经横穿气管旁区域的中上角到外下角,并因此将右侧气管旁区域划分为两个三角形区域:外上三角和内下三角。对这两个三角区域可以分开清扫和切除,或者通过360°解剖神经整块切除。尽量减少对神经的操作,使用神经拉钩可以减少术后神经发生暂时性麻痹。对创面的止血也应小心,低功率的双极电凝可能会有帮助。肾上腺素浸泡也是可选的方法之一,有助于保护甲状旁腺和喉返神经的功能。由于上极甲状旁腺高于或平行于喉返神经入喉处,所以清扫时一般都可以保留。

从椎前筋膜上解离甲状腺下动脉下方的纤维脂肪组织。在清扫过程中,要始终注意保护喉返神经并避免牵拉。清扫的下界是无名动脉。右侧气管旁靠下的部分会向深处延伸,因此要特别注意,该区域在接近右椎动脉和肺尖处可能有较大的淋巴结,在解剖时注意避免出血和良好显露。对胸腺静脉应该细致地解剖和结扎,同时需要注意该区域还有隐藏的头臂静脉和锁骨下静脉。转移的淋巴结一般很少在胸腺内。

(1)左侧气管旁淋巴结清扫　左侧喉返神经绕过动脉导管韧带后折返回颈部,然后沿气管食管沟垂直上行。左侧气管旁淋巴结清扫同样是在颈总动脉内侧,上起甲状软骨下缘,下至假想的无名动脉横过气管的水平线。应该从环状软骨侧方下缘的喉返神经入喉处开始全程解剖显露喉返神经直到锁骨上其进入纵隔处。在清扫左侧淋巴结的过程中同样需要显露迷走神经以便于刺激神经和评估喉返神经电生理上的完整性。应保留甲状腺下动脉主干和任何可能的甲状旁腺组织,下极甲状旁腺不能原位保留时需要行自体种植。清除所有气管食管旁、椎前筋膜前方甲状腺下动脉下方的淋巴脂肪组织,需要强调的是左侧喉返神经不需要像右侧那样行360°解剖。

对所有的颈部中央区手术都应该在手术完成后评估迷走神经电生理的完整性,这样可以为术后喉返神经功能提供预后信息。

（2）双侧气管旁淋巴结清扫　双侧气管旁淋巴结清扫有发生双侧甲状旁腺和喉返神经损伤的风险。为了减少上述问题的发生，可以考虑在进行双侧清扫时尽量保证一侧神经和甲状旁腺的功能完整，对侧再进行彻底的清扫。在完成一侧清扫手术后最好对同侧迷走神经进行刺激以确认喉返神经的肌电图活性和声门的开关，这样可以防止双侧声带麻痹的发生，也是喉返神经重要且基本的监测原则。虽然我们的数据显示单侧中央区清扫淋巴结 6 枚及以上、双侧中央区清扫 11 枚及以上是手术后复发的保护性因素，单中央区清扫的质量控制依靠手术中解剖层次的准确、彻底。

56. 颈侧区淋巴结清扫的解剖基础有哪些？

解剖层面：颈深筋膜浅层前方的层面和椎前筋膜前间隙。颈侧方淋巴结位于这两个解剖层面，寻找拓展这两个层面很关键，也是避免颈侧方不完整清扫的重要解剖基础。

颈鞘是颈侧区淋巴结清扫的重要组织解剖，颈侧方淋巴结清扫主要围绕颈鞘开展。熟悉颈鞘解剖，是实施颈侧区淋巴结清扫手术的重要基础。这是因为：①颈侧区淋巴结转移主要沿颈鞘发生。②颈总动脉是大脑的主要供血血管，如果损伤，后果严重。在晚期甲状腺癌手术中，应该优先解剖保护。③迷走神经是全身最重要的副交感神经，不仅支配心血管及消化道，而且分出支配声带的喉返神经。颈内动脉与颈外动脉的命名是依其供应颅内、颅外的血供而命名。颈外动脉可以结扎，而颈内动脉不能随意结扎，部分患者两侧大脑的血供不相通，颈内动脉被结扎后会导致同侧偏瘫。如术中发现颈内动脉被肿瘤浸润或包裹、不能分离，而颈外动脉未受累时，只要其远心端残留有足以吻合的血管，即可切断颈外动脉，将其近心端与颈内动脉的远心端吻合，可避免移植人造血管。

迷走神经是第Ⅹ对颅神经，含有运动、感觉、副交感神经纤维，支配呼吸及消化系统的大部分器官，迷走神经的损伤可引起声音嘶哑及循环、消化、呼吸系统功能失调。在颈侧区淋巴结清扫时，要注意保护迷走神经，根据迷走神经与颈动脉及静脉的关系，可将迷走神经分为 4 型：a 型，位于颈总动脉与颈内静脉中间前方（约占 29.0%）；b 型，位于颈总动脉与颈内静脉中间后方（约占 66.7%）；c 型，位于颈总动脉后方（约占 3.2%）；d 型，位于颈内静脉后方（约占 1.1%）。了解该分型的意义在于：①在游离颈鞘时，不可误认为迷走神经均在颈内静脉及颈总动脉的后方（b 型），有近 1/3 的迷走神经在其前面。因此，不应使用大功率电刀游离颈鞘，以免误伤迷走神经。②当颈内静脉因肿瘤浸润须切除时，须先游离出迷走神经后再离断颈内静脉，否则可能误伤迷走神经。了解该分型，有助于寻找、游离及保护迷走神经。③有利于甲状腺术中行喉返神经监测（intra-operative neuromonitoring，IONM）。

副神经属于第Ⅺ对颅神经，主要支配胸锁乳突肌及斜方肌（图 5-2-3）。在行Ⅱ区及Ⅴ区淋巴结清扫时可涉及副神经。清扫颈侧区淋巴结外界的关键就是常规解剖及保护副神经。副神经自颈静脉孔出颅后，经二腹肌后腹的深面行于颈内静脉前外侧，至胸锁乳突肌上部前缘处，穿入并分支支配该肌。本干在胸锁乳突肌后缘上、中 1/3 交界处进入枕三角，此处有枕小神经勾绕，是确定副神经的标志。其出胸锁乳突肌后缘处在耳大神经点上方 1.1（0.1~2.1）cm 处。副神经在肩胛提肌浅面斜过枕三角中份，至斜方肌前缘中、下 1/3 交界处进入该肌深面，并支配该肌。此处副神经系副神经外支，来自脊髓根，亦称脊副神经（spinal accessory nerve）。

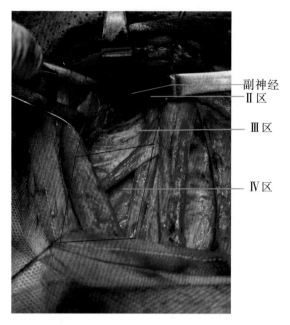

图 5-2-3 Ⅱ、Ⅲ、Ⅳ区淋巴结清扫解剖
副神经后术野

胸导管颈段从第 1 胸椎水平循食管外侧上升,行于食管颈段与锁骨下动脉之间,再经胸膜顶与迷走神经、膈神经、颈总动脉之间,行于颈内静脉后方,而后斜向上左至颈内静脉后方,再斜向上方至颈内静脉外侧,形成弓形的胸导管弓,终止于颈内静脉外侧角(在锁骨上缘 1 ~ 3 cm,偶尔达 5 cm)。在清除颈内静脉外侧角时,应小心分离,轻柔结扎。

颈横血管:颈横静脉与颈横动脉伴行。颈横动脉是甲状颈干的主要分支之一,于锁骨上几乎与之平行向外进入斜方肌。颈横动脉在走行过程中,有固定发出一上升支,清扫颈淋巴结时须妥善结扎,以免引起术后出血。其临床意义在于:①其是颈侧区清扫的后界解剖标志之一,膈神经及臂丛神经位于其后方。②由于其是斜方肌的营养血管,如果需要利用斜方肌皮瓣进行修复时,应该妥善保留之;否则,切除该血管不会造成其他危害。一般情况下,颈横血管后方无淋巴结,仅清扫其浅面的脂肪淋巴组织即可。

其余颈侧方相关的解剖结构已在本书其余章节详细阐述,此处不再赘述。

57. 如何确定颈侧区淋巴结清扫的边界?

颈深淋巴结位于颈深筋膜浅层和椎前筋膜之间。

目前,国际公认将颈深淋巴结分为 7 个区域,用罗马数字标识。其中,Ⅵ区和Ⅶ区组成中央区,中央区淋巴结转移及处理因此,本书仅对颈部 Ⅰ ~ Ⅴ区进行讨论。颈深淋巴结外科分区范围边界如下所述(图 5-2-4)。

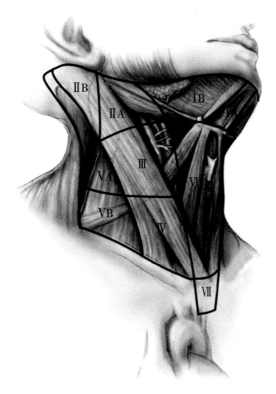

图5-2-4　颈部淋巴结分区以及边界

Ⅰ区:包括颏下区(Ⅰa区)和下颌下区(Ⅰb区)。Ⅰa区位于双侧二腹肌前腹和舌骨区域内的淋巴结;Ⅰb区位于二腹肌前、后腹和下颌骨下缘围成的三角内,后界为茎突舌骨肌。Ⅰ区的边界以舌骨为中心,以附着于舌骨的肌肉为边界,分别是二腹肌前腹、二腹肌后腹、茎突舌骨肌。

Ⅱ区:颈内静脉上组淋巴结。上起自颅底,下至舌骨体下缘水平,前界为茎突舌骨肌,后界为胸锁乳突肌后缘。以副神经为界,分为Ⅱa、Ⅱb两个亚区。副神经前下方为Ⅱa区,副神经后上方为Ⅱb区。

Ⅲ区:颈内静脉中组淋巴结。上起自舌骨体下缘水平,下至环状软骨下缘水平,内界为颈总动脉内侧缘,外侧界为胸锁乳突肌后缘。

Ⅳ区:颈内静脉下组淋巴结。覆盖于胸锁乳突肌锁骨头与胸骨头下。上起自环状软骨下缘水平,下至锁骨上缘水平,内侧界为颈总动脉内侧缘,外侧界为胸锁乳突肌后缘。

Ⅴ区:颈后三角淋巴结。包括副神经链淋巴结、颈横组淋巴结和锁骨上淋巴结。边界是锁骨、胸锁乳突肌后缘和斜方肌前缘围成的三角内。

在临床实践中,我们需要注意清扫的4个"点":内上为二腹肌-舌骨附着点;外上为二腹肌-乳突附着点;内下为胸骨柄-白线交界点;外下为胸锁乳突肌外侧缘-锁骨下静脉交叉点。确定4条"线":上线为二腹肌后腹;下线为锁骨下静脉;内线为迷走神经;外线为胸锁乳突肌外侧缘/斜方肌前缘。在处理一些血管、神经的分支时,需要留意细节,做到知己知彼,比如,胸锁乳突肌前缘-副神经下缘分支,预示副神经出现;二腹肌下缘-颈内静脉外侧分支;颈横动脉小分支等;副神经-颈神经根之间交通支;颈神经根分支及其之间交通支。需要明确清扫的界限,这个界限在每个层次应该有每个层次的界限。前界:颈深筋膜各层形成的融合筋膜,清扫时沿着胸锁乳突肌前缘切开颈深筋膜,在胸锁乳突肌深面紧贴肌肉分离。后界:颈侧区脂肪淋巴组织后表面有一层完整筋膜覆盖,该筋膜在神经穿行处形成鞘样结构,神经后方仍有部分脂肪淋巴组织。清扫时沿椎前筋膜浅分离,一直分离至神经根后方,将神经根后方脂肪淋巴组织一并清除。内界:带状肌外侧缘-颈侧区清扫的内侧界在颈鞘前方是带状肌外侧缘;颈内静脉外侧缘-颈侧区清扫的内界在颈鞘水平是颈内静脉;颈鞘内侧缘-颈侧区清扫的内侧界在颈鞘后方是颈鞘内侧缘。上界:颈侧区清扫二区浅层上界是下颌下腺,深层上界是二腹肌后腹,定点是二腹肌与胸锁乳突肌后缘的交点,清扫时沿着肩胛舌骨肌外缘向上切开颈深筋膜,自然过渡到下颌下腺,向上翻起下颌下腺,其后方即可显露二腹肌。下界:侧区清扫的下界是锁骨上缘,但骨性标志作为淋巴结清扫的界限欠妥,侧区脂肪淋巴组织向下与锁骨下静脉相延续,锁骨下静脉作为下界最理想,但是操作有难度。肌间淋巴结是容易遗漏的淋巴结,其下界是颈外静脉与颈前静脉的交通静脉,其内侧与胸骨上间隙相连。同时需要注意中央区与颈侧区的通道,检查是否有遗漏淋巴结,中央区和颈侧区之间有淋巴管相连,淋巴管从颈血管鞘前/后方穿行。

58. 什么是基于膜解剖理论的颈侧区清扫流程?

手术切口:外科手术切口的首要条件是能提供足够的视野以便于手术操作并兼顾美观的需求。L 形切口能充分显露颈部所有区域包括侧方的淋巴结。如果感觉 V 区显露不足,可以将低位切口向侧方延长,但一般应避免出现倒 T 形切口,最好是设计容易牵拉的切口如 S 形切口。随着外科技术以及能量器械的发展,手术切口不能限制一些区域的操作,因此中国分化型甲状癌侧区淋巴清扫专家共识(2017 版)推荐颈侧方清扫常规手术切口选取下颈部弧形切口。如果需要清除 I 区淋巴结,可以在下颌骨下两横指水平加做一平行切口。

游离皮瓣:与手术切口选取不同,游离皮瓣的范围要足够才能清扫其深部的淋巴脂肪。尽管目前关于封套筋膜是否存在还是一个学术界有争议的问题,但在颈前区游离皮瓣,解剖层面在颈深筋膜浅层,并将胸锁乳突肌表面筋膜保留至皮瓣上方,可以保留颈前和颈外静脉、耳大神经、颈横神经,将皮肤、皮下组织和颈阔肌整块向内上游离。内侧达正中线,后方达胸锁乳突肌后缘。皮瓣下缘一般到锁骨,上缘则取决于淋巴结清扫的范围:如果清扫 I 区淋巴结就应到下颌骨,如果清扫 V 区淋巴结就要向后到斜方肌前缘(图 5-2-5)。

游离胸锁乳突肌:在胸锁乳突肌深面全程分离,胸锁乳突肌覆盖的区域是 Ⅱ、Ⅲ、Ⅳ 区颈侧方淋巴结的所在部位,也即是颈侧方淋巴脂肪的前界,分离过程中需要注意充分凝闭胸锁乳突肌的滋养血管,在锁骨上区域需要注意将胸锁乳突肌与胸骨舌骨肌之间的淋巴脂肪,即 Ⅳb 区淋巴脂肪,与胸锁乳突肌分离,否则容易遗漏。Ⅱ 区需要注意寻找并保护副神经。建议如果需要清扫 Ⅱb 区淋巴结的患者,在副神经分支进入胸锁乳突肌的内侧沿副神经表面剪开至颈内静脉区域,显露裸化副神经的腹侧。

游离肩甲舌骨肌:颈侧方淋巴结的内侧界限是带状肌外侧缘,因此紧贴带状肌外侧剪开颈深筋膜浅层(图 5-2-6)。二腹肌是颈侧方淋巴结的上界。肩胛舌骨肌的内侧附着点是舌骨,二腹肌的附着点也是舌骨,舌骨是颈清扫非常重要的解剖标志。游离肩甲舌骨肌内侧至舌骨后,向外侧即可找寻找二腹肌后腹,向内侧可以找到二腹肌的前腹,这是Ⅰ区淋巴结清扫的重要界限及解剖标志。

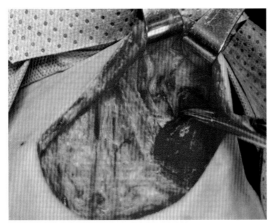

图 5-2-5　颈侧方清扫的切口、皮瓣　　图 5-2-6　颈侧方清扫的胸
锁乳突肌瓣、颈
深筋膜浅层表面

Ⅰ区淋巴结:寻找到二腹肌,在其上方既是下颌下腺,外科医生在此水平打开颈深筋膜浅层至颌下腺表面。向上掀起颈深筋膜浅层并保护面神经颌下支。在下颌骨水平游离面动静脉,向上牵拉显露并清除该区淋巴结,但该区域淋巴结对甲状腺癌而言并不重要。在甲状软骨切迹的头侧水平向侧方游离皮瓣能安全显露Ⅱ区淋巴结。在此处二腹肌、舌骨和颌下腺下缘是重要的解剖标志。我们打开颈浅筋膜深层到颌下腺下缘水平。此时可以看到面静脉前支达颌下腺下缘并返折上行。避免皮瓣游离过高可以减少损失支配下唇的神经分支。

ⅠA区淋巴结清扫始于二腹肌前肌腹的内侧缘。沿肌肉长轴向侧方清除ⅠA区的淋巴脂肪组织,下颌舌骨肌和舌骨是清扫的下界。外科医生应该彻底清除该区包括二腹肌前肌腹深面的淋巴结。清扫到同侧二腹肌前肌腹时可能会遇到面动脉的小分支,应给予结扎。清扫到下颌舌骨肌时应注意下颌骨、二腹肌前肌腹和下颌舌骨肌连接处顶点位置的淋巴脂肪组织,尤其是在口底癌的清扫时。遇到穿过下颌舌骨肌的神经血管应结扎。

显露下颌舌骨肌侧缘后,用拉钩向前方牵开下颌舌骨肌。此时下颌下的舌神经、颌下腺导管和与舌下静脉并行的舌下神经得以显露(图 5-2-7A)。保留舌神经,可以结扎颌下腺导管。ⅠB区清扫的上界是下颌骨,下界是二腹肌。可以结扎二腹肌后肌腹表面的面静脉和面动脉。

颈动脉三角区域淋巴结:指带状肌外缘、二腹肌下方和颈内静脉外缘三条线组成的三角形内的淋巴脂肪。在肩甲舌骨肌外侧缘剪开颈深筋膜浅层至甲状腺上动、静脉血管表面,注意保留甲状腺上动脉、静脉主干表面的筋膜,可以保护喉上神经主干。在颈血管鞘表面,向外侧至颈内静脉外侧缘,将颈深筋膜浅层覆盖的颈动脉三角区域淋巴脂肪切除(图 5-2-7B、C)。在该区域内,位于面静脉汇入颈内静脉处的分叉处及其头侧的淋巴结特别容易残留,需要重点关注和清扫。

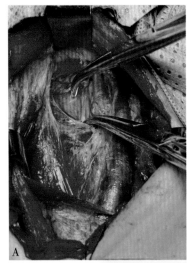
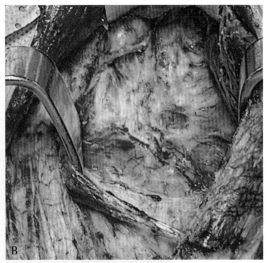
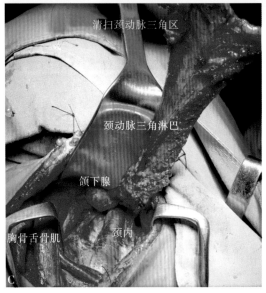

A.舌下神经;B.颈动脉三角区域淋巴结;C.清扫颈
动脉三角区域淋巴结术后。

图5-2-7　颈动脉三角区淋巴结清扫

　　肌间淋巴结:即胸锁乳突肌与胸骨舌骨肌之间的淋巴结,该区域淋巴结是胸骨上窝淋巴结与外侧颈内静脉外侧淋巴结的连接区域。上海肿瘤医院嵇庆海教授发表的研究数据表明该区域淋巴结有转移的风险,颈侧方清扫需要包含该区域淋巴结的清扫。防止该区域淋巴结清扫遗漏的手术技巧:①在该区域游离胸锁乳突肌时,将肌间淋巴、脂肪留在胸骨舌骨肌表面;②颈下部清扫从内侧胸骨舌骨肌外侧缘剪开颈深筋膜浅层,向下至胸骨后,再向外侧推进,可以遇到颈前静脉的外侧支,沿此血管表面分离(图5-2-8)。

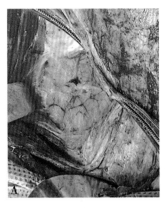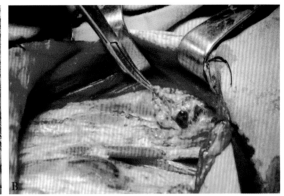

A.避免肌间淋巴结清扫的关键,将肌间淋巴结自胸锁乳突肌游离下来;B.肌间淋巴结转移。

图 5-2-8　肌间淋巴结清扫

　　侧方淋巴结清扫(清除Ⅱ、Ⅲ、Ⅳ区淋巴结):侧方淋巴结是前层(颈深筋膜浅层)和后层(颈深筋膜中层)所包裹的淋巴、脂肪,因此,其前界颈深筋膜浅层,后界是颈深筋膜中层,但外科手术切除分离的间隙必须在颈深筋膜浅层前方间隙和颈深筋膜中层的后方间隙,即椎前筋膜前间隙。因此,在肩胛舌骨肌足侧,在胸骨舌骨肌外侧缘剪开颈深筋膜,向外在颈内静脉表面掀起颈深筋膜浅层至颈内静脉的外侧,将颈内静脉向对侧牵拉,在颈血管鞘表面分离至椎前筋膜前间隙;在肩甲舌骨肌头侧,清扫颈动脉三角区域淋巴、脂肪后,自然在颈内静脉表面掀起颈深筋膜浅层至颈内静脉外侧,同样将颈内静脉向对侧牵拉,在颈血管鞘表面分离至椎前筋膜前间隙。向外侧拓展椎前筋膜前间隙,可遇到颈丛神经根穿出椎前筋膜,形成鞘样结构,需要在神经根后方沿椎前筋膜表面继续向外侧推进,直到胸锁乳突肌后缘或者斜方肌前缘。在Ⅳ区拓展椎前筋膜前间隙一直到能显露臂丛神经,主要充分保护臂丛神经。在Ⅱ区拓展椎前筋膜前间隙过程中需要保护副神经与颈2神经根之间的吻合支。该间隙的拓展范围为,足侧至锁骨下静脉,头侧至二腹肌后腹,外侧界根据清扫范围而定。如果需要清扫Ⅴ区,外界至斜方肌前缘;如果不需要清扫Ⅴ区,外界至胸锁乳突肌后缘即可(图5-2-9)。

　　在胸锁乳突肌外侧缘,剪开颈深筋膜浅层,颈2、颈3神经已经穿行到颈深筋膜的浅层下方,剪开即可看到颈2、3神经,颈4神经走形在更深层的淋巴脂肪中,前后呼应,充分保护,依次离断颈侧方淋巴脂肪的外侧缘,即完成颈侧方清扫。

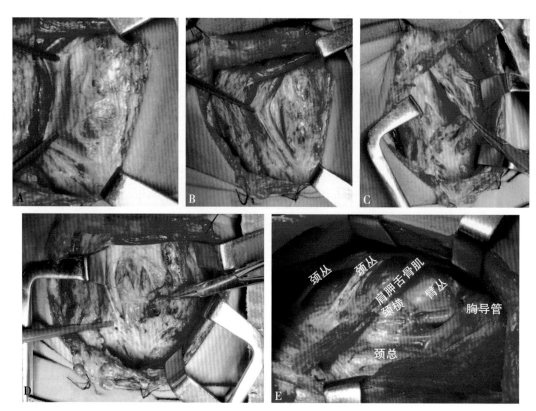

A.提起颈内静脉,可见外侧三区淋巴结;B.沿颈内静脉外侧、后方进入椎前筋膜前间隙;C.拓展椎前筋膜前间隙;D.颈静脉角区域清扫;E.颈侧方清扫后。

图5-2-9　侧方淋巴结清扫

59.颈侧区清扫时如何确定和保护颈部的相关神经?

1.迷走神经

迷走神经和颈内静脉在颈部全程毗邻,颈内静脉处理不当时,可能会引起迷走神经的误伤。所以在结扎或离断颈内静脉时,必须游离出迷走神经,并且确定迷走神经肯定不在结扎或切断的颈内静脉内方能处置该静脉。保护要点是清晰显露迷走神经。少数情况下,迷走神经可能被转移淋巴结紧密粘连或包裹。如果患者术前已经出现患侧声带麻痹等症状,可以考虑切除受累神经。如果患者术前没有明显神经功能受损症状,建议尽量削除神经表面肿瘤、保留神经完整性,术后给予核素等辅助治疗。推荐术中神经监护,可明确术毕时神经功能状态。此外,在重要神经附近使用能量器械时需要特别注意安全距离,尽量避免热损伤,这也是以下各神经的保护要点之一。万一误切断迷走神经,可以考虑行端端吻合,或许可以减轻误伤所引起的并发症。如果迷走神经被肿瘤侵犯,为了根治而将其切断,此举并无不妥。但是,切断的平面不同引起的并发症不完全一样,断面在结状神经节平面以上则同时切断喉上神经,患者除声音嘶哑外,还有呛咳、吞咽困难的现象;断面在结状神经节以下,则仅切断喉返神经,患者仅有声音嘶哑,无吞咽困难。因此,在保证根治肿瘤的前提下尽可能低位切断迷走神经,减少并发症。

迷走神经损伤后,对发音、舌咽和心率的影响最显著,可出现呛咳及声音嘶哑等不适症状。迷走神经保护方法:①颈部转移淋巴结多位于颈内静脉的后外侧区域。清扫时标本向外上方游离,同时应把颈内静脉和迷走神经向内侧一并牵拉,避免电刀灼伤;②在处理位于颈内静脉和颈总动脉后方转移淋巴结时,不可过度牵拉迷走神经,当神经长度拉伸超过原长度的20%时,即可造成神经的不可逆损伤。

2.膈神经

膈神经由颈丛 C3、C4 和 C5 的前支组成,是混合神经,其运动纤维支配膈肌。在颈部,膈神经从前斜角肌上端的外侧浅出至肌肉表面而下向内侧走行,穿过颈横动静脉的深面继续向下进入纵隔。一侧膈神经损伤后,可出现同侧膈肌麻痹、腹式呼吸减弱或消失。双侧完全性膈肌麻痹时,患者可表现为严重的呼吸困难,腹部反常呼吸,通常有发绀等呼吸衰竭的表现。膈神经如未受肿瘤侵犯,不应将其离断。若切断可影响腹式呼吸,老年人易导致肺炎。术中注意保护好椎前筋膜,在此筋膜及颈横动脉浅面操作,就不会损伤此神经。同时注意在颈3、4、5 神经根处操作时,不要太接近颈神经根,亦可防止切断此神经。保护方法:注意走行在正确解剖层次——椎前筋膜前间隙,尽量保留椎前筋膜完整。特别注意在颈横动静脉起始段出血钳夹止血或断扎血管时,应注意看清膈神经走行,在此处最容易损伤膈神经。膈神经损伤常见原因:①解剖变异,正常人群约有一半会出现副膈神经,多为单侧,并常在锁骨下静脉上方或下方加入膈神经;②清扫Ⅲ、Ⅳ区时深部层次不清或肿瘤侵犯椎前筋膜导致损伤。在清扫Ⅲ、Ⅳ区时,应将淋巴结清扫标本适度外拉,显示椎前筋膜层次,避免断扎颈横动脉,在颈横动脉的浅面清扫游离组织(膈神经位于颈横动脉的深面)。

3.面神经下颌缘支和颈支

颈侧方淋巴清扫分离上方皮瓣时要时刻注意保留面神经下颌缘支,建议常规保护面神经下颌缘支。除面动、静脉周围有淋巴结转移并结外侵犯的情况,应该能够做到不损伤此神经。下颌缘支是面神经颈面干的分支,主要支配降口角肌群。面神经下颌缘支损伤会导致口角歪斜。面神经下颌缘支在下颌角后方穿出腮腺向前,一般走行在下颌骨下缘上方浅面,少数可出现在下颌骨下缘下方 1.5 cm 范围内。一般颈淋巴结清扫术的切除范围并不涉及面神经下颌缘支,主要是手术过程中,助手使用拉钩向上辅助牵拉下颌骨和二腹肌后腹时,容易造成机械性压迫而损伤,可致暂时性麻痹或永久性损伤。保护要点:①助手使用拉钩时注意不要将拉钩压向下颌骨表面。②皮瓣翻起不宜过高,显露颌下腺下部即可。③老年人组织较松弛,面神经下颌缘支可能下降到下颌骨下缘下方,翻颈部皮瓣时注意紧贴颈阔肌。

4.副神经

常规保护副神经。副神经自颈静脉孔出颅,向外下走行,经胸锁乳突肌深面继续向外下斜行进入斜方肌深面,分支支配此二肌。胸锁乳突肌主要作用是向对侧转颈,斜方肌主要作用为耸肩。副神经损伤后,患侧肩下垂,耸肩无力,且向对侧转头无力。副神经在颈部全程经过Ⅱ区和Ⅴ区,保护要点是主动解剖显露。在Ⅴ区寻找副神经,常见的解剖位置为:①耳大神经点,即耳大神经绕胸锁乳突肌后缘至肌肉浅面的点,该点上方 0.5~1.0 cm、胸锁乳突肌后缘深面,即为副神经斜方肌支进入Ⅴ区的位置。在此点定位到副神经后,向下方顺行解剖游离斜方肌支。②Erb 点,即锁骨上 1.5~

2.0 cm、斜方肌前缘位置,此为副神经斜方肌支进入斜方肌深面的位置,相对较恒定。在此点定位到副神经后,向上方逆行解剖游离斜方肌支。在Ⅱ区寻找副神经,贴沿胸锁乳突肌深面游离肌肉,即可发现副神经胸锁乳突肌支,沿其向内向上逆行解剖显露副神经。需要注意解剖变异,在Ⅱ区副神经可为1支(胸锁乳突肌支和斜方肌支尚未分支)也可为2支(胸锁乳突肌支和斜方肌支已分支)。

5. 舌神经及舌下神经

舌神经在下颌舌骨肌的表面,做颌下三角清扫时不要将颌下腺过度向下牵拉。牵拉时要注意鼓索支分出处,钳夹鼓索支附近血管及切断鼓索支时不要太贴近舌神经,以免误伤。此外,有时舌神经挫伤后引起的疼痛比切断后引起的舌麻木更剧烈。

舌下神经出颅后下行于颈内动、静脉之间,弓形通过二腹肌后腹深部后,向前达舌骨舌肌的浅面。部分人群的舌下神经"弓"位置较低,可能出现在二腹肌后腹的下面1 cm左右。由于颈淋巴结清扫的上界为二腹肌后腹,当紧贴二腹肌向下清扫时,有可能误伤舌下神经。行经茎突舌骨肌结扎或切断颈内静脉时,必须游离出迷走神经和二腹肌后腹的深面进入颌下三角。清扫颈动脉三角和颌下三角时要注意对舌下神经的保护。颈淋巴结清扫术时,一般不易损伤该神经,但是在手术时看见该神经时要能认识。单侧舌下神经损伤时,患侧舌肌瘫痪、萎缩,伸舌时舌尖偏向患侧。颈淋巴结清扫术中,主要在解剖Ⅱ区时可能涉及舌下神经,其位于二腹肌后腹的深面,一般不易损伤。清扫Ⅱ区淋巴结时如遇到舌静脉出血,盲目钳夹止血往往是损伤舌下神经的重要原因。

6. 交感神经

交感神经属于自主神经,颈段交感神经损伤后可出现霍纳(Horner)征,即患侧瞳孔缩小、眼睑下垂、面部无汗。交感神经在颈部一般位于颈总动脉深面、颈深筋膜内,可有数个神经节,须注意与颈鞘深面淋巴结相鉴别。保护要点:注意解剖层次,尽量保留椎前筋膜完整,颈总动脉深面触及结节时须仔细鉴别是否为交感神经节(图5-2-10)。

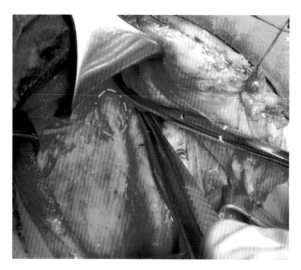

图5-2-10　上交感神经节

7. 颈丛神经

在行Ⅱ～Ⅴ区清扫时尽量保留并保护颈丛神经(图5-2-11)。行颈清扫术时可根据实际情况和术者操作技巧具体决定是否保留。颈丛由C1～C4的前支构成,位于胸锁乳突肌深面,中斜角肌和肩胛提肌起始部的前方,分为深支和浅支。其深支主要支配颈部深肌,肩胛提肌、舌骨下肌群和膈肌一般不易损伤。其浅支(又叫皮支)向下向外侧走行,自胸锁乳突肌后缘中点附近穿出,位置表浅,散开行向各方,支配皮肤感觉。切除或损伤颈丛神经皮支后,相应部位皮肤感觉麻木。根据实际情况,必要时可以切除。主要的浅支有:耳大神经,沿胸锁乳突肌表面行向前上,支配耳郭及其附近的皮肤感觉;枕小神经,沿胸锁乳突肌后缘上升,分布于枕部及耳廓背面上部的皮肤;颈横神经,横行经过胸锁乳突肌浅面向前,分布于颈部皮肤,由于颈淋巴结清扫手术须翻起皮瓣,因而颈横神经通常难以保留;锁骨上神经,有2～4支行向外下方,分布于颈侧部、胸壁上部和肩部的皮肤,建议尽可能保留。颈丛由第1～4颈神经的前支构成。此4支相互连接形成3个神经袢,并发出多个分支。枕小神经,沿胸锁乳突肌后缘向后上方行走,分布于枕部及耳郭背面上部的皮肤。

8. 臂丛神经

建议常规保护臂丛神经(图5-2-11)。臂丛神经由颈C5～C8与T1神经根组成,主要支配上肢和肩背、胸部的感觉和运动。其经前、中斜角肌间隙穿出,行于锁骨下动脉后上方,经锁骨后方进入腋窝。保护要点:清扫Ⅴ区时注意解剖层次,保证椎前筋膜完整。

9. 颈袢神经

颈袢神经,支配颈前肌肉,可以离断,技术水平过硬可以考虑保留。

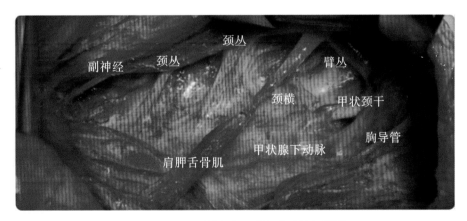

图5-2-11　颈侧方淋巴清扫术后神经显露

60. 局部晚期甲状腺癌围手术期需要注意什么?

局部进展期甲状腺癌指初诊时或持续或复发病灶对周围重要器官或结构呈侵袭状态,即原发灶或转移淋巴结侵犯喉返神经、气管、食管、喉、颈部大血管、上纵隔或广泛皮肤肌肉的甲状腺癌,伴或不伴有远处转移。根据第8版美国癌症联合委员会(American Joint Committee on Cancer,AJCC)甲状腺癌TNM分期系统,局部进展期甲状腺癌可分为T4a期(肿瘤侵犯皮下软组织、喉、气管、食管、喉返神经)及 T4b 期(肿瘤侵犯椎前筋膜、包绕颈总动脉或上纵隔血管)。但该分期系统中局部进展期的定义仅限于甲状腺癌原发灶,颈部转移淋巴结侵犯周围结构器官也应纳入局部进展期甲状腺癌的范畴。

当诊断明确甲状腺癌的患者,初步检查提示为局部进展期肿瘤,或可疑病灶侵犯喉、气管、食管或大血管时,行颈部增强 MRI 检查,其可提供更有价值的侵犯信息,便于术前了解是否需要联合器官切除和重建。可疑喉黏膜或气管腔内侵犯时,可行纤维支气管镜检查+活组织检查,进一步明确诊断和了解侵犯程度、范围,便于引导麻醉插管,或预判手术切除范围和规划重建方案。气管狭窄或肿瘤侵犯引起严重呼吸困难,预计麻醉插管十分困难时,也可选择术前行气管支架置入,或麻醉前气管切开甚至股血管插管行体外膜氧合(ECMO)。对于可疑食管侵犯,行食管造影或食管镜检查+活组织检查,了解食管侵犯程度和范围,既有利于排除颈段食管癌、下咽癌,更便于规划食管病灶切除重建方式。对于怀疑全身转移的部分病例,或存在高侵袭性病理学分型如髓样癌、低分化癌或未分化癌,可行全身 PET-CT 检查、骨扫描以及远处转移器官的超声、CT、MRI 检查。如果明确颈动脉受侵考虑切除重建,术前可行脑血管及颈动脉血管造影(DSA)检查及同侧颈内动脉回流压测定,更精确判断大脑血循环对侧代偿的情况。

目前较成熟的手术前评估是成立多学科协作(MDT)模式,需要请咽喉-头颈外科、血管外科、胸外科、整形外科、麻醉科、影像科、核医学科、肿瘤科、放疗科等多学科参加讨论。应总体评估有无手术禁忌、肿瘤可切除性、是否需要新辅助治疗、手术策略、拟用术式、手术安全性、手术获益和风险、手术关键步骤、术中应急方案、术后并发症处理、术后辅助治疗和额外护理、手术和康复费用。术后^{131}I 治疗、内分泌抑制治疗、靶向治疗、放射治疗也应做相应的协调和计划。如果合并心、肺等其他器官问题,需要请专科评估和治疗。局部晚期甲状腺癌患者多数是没有严重的临床症状,患者对手术预期较高、对术后生活质量影响严重程度预估不足。需要在 MDT 团队综合考量并反复与患者及家属充分沟通各项事宜。

手术中的处理:请参考本书第四章"41. 甲状腺癌原发肿瘤可能出现哪些外侵情况?"

手术后:密切监测,警惕手术并发症。如乳糜漏和淋巴漏、出血、切口积液和感染、皮瓣坏死、神经损伤、面部肿胀、脑水肿以及腮腺漏。

新辅助治疗是指在实施局部治疗方法前所进行的全身治疗,用以提高患者后续根治性治疗机会,包括新辅助化疗、新辅助靶向治疗以及新辅助免疫治疗等。局部进展期甲状腺癌新辅助治疗的主要目的包括:①降期,提高肿瘤的可切除性,使患者获得根治性手术切除的可能;②提高患者颈部器官的功能保留,提高生活质量;③及早杀灭微转移灶,改善患者长期生存;④分化型甲状腺癌经新辅助治疗后,局部手术可使患者获得后续放射性核素治疗的机会;⑤药敏观察,为部分需要后续辅助治疗患者提供选择依据。局部进展期甲状腺癌是甲状腺癌中的治疗难点,也是提高我国甲状腺癌患者整体生存率的重要研究方向。随着靶向证据的不断积累,新辅助治疗尤其是新辅助靶向治疗成为局部进展期甲状腺癌治疗的新模式,也是目前研究的热点。由于目前临床证据较少,本共识有一定局限性,对于新辅助治疗指征的把握、分子检测指导的药物个体化选择、新辅助治疗后的手术时机及范围的选择、后续治疗方式及强度,仍有待进一步的临床探索。

61. 颈淋巴结清扫术有哪些要点及难点?

规范的颈侧区淋巴结清扫术在治疗甲状腺癌中具有重要作用。颈淋巴结清扫的规范性直接关系到疗效,颈淋巴结清扫术对术者的理念、技术要求较高,术者不仅要有良好的技巧,更重要的是要熟悉其局部解剖,只有两者有机结合才能进行规范而熟练的颈淋巴结清扫术,在提高疗效的同时最大限度减少手术并发症。但是,临床上不规范的颈侧区淋巴结清扫并非少见,主要表现除Ⅲ容易获得区域清扫广泛以外,颈侧方边边角角或者有重要结构区域清扫不到位,这是该手术的要点和难点。

1. Ⅱb 区淋巴结

即副神经后上方淋巴结。Ⅱb 区淋巴结转移发生率为 2.1% ~ 21.8%,最高可达 61.5%,其转移与Ⅱa 区转移和颈侧方Ⅲ、Ⅳ 区淋巴结转移相关。由于以下原因该区域清扫为难点:①清扫Ⅱb 区淋巴结须充分游离副神经,担心损伤副神经。②Ⅱb 区淋巴结位置较深较远,目前常用的低位弧形切口术中显露不佳,彻底清扫需要一定的经验。③Ⅱb 区转移发生率较低,忽视该区域清扫。King 等报道Ⅱb 区转移发生率高达 61.5%,甚至超过Ⅱa 区的 48.7%,提示Ⅱb 区转移并不少见。笔者近年来基于以下原因常规清扫Ⅱb 区淋巴结:①清扫Ⅱa 区时已显露副神经,只要充分游离轻微牵拉该段副神经,清扫Ⅱb 区并不困难。一旦术后Ⅱb 区残留转移淋巴结,由于手术粘连,再次手术导致副神经损伤的可能性反而会增加。②如术后Ⅱb 区转移淋巴结残留,为切除这一小部分区域淋巴结,若从原切口进行清扫创伤太大,若另行切口影响美观。③尽管Ⅱb 区转移发生率相对Ⅱa 区较低,但二者是人为划分的界限,实为一个整体。Ⅱb 区淋巴结清扫的要领是在显露副神经后紧贴胸锁乳突肌内侧分离,将副神经从进入胸锁乳突肌处游离至二腹肌后腹下方,然后与肌肉一并拉向外侧,Ⅱb 区充分暴露后非常易于清扫,其深面要达到头夹肌和肩胛提肌表面。寻找及辨认副神经的方法有:①在二腹肌下方,颈内静脉外的脂肪组织中用手触摸到"弦"样的结构即为该神经支。②用电刀紧贴胸锁乳突肌深面由下至上游离脂肪组织,如果发现有肌肉抽动,则该神经支就在附近。③如使用 IONM,可用 3 ~ 5 mA 的电流刺激该区域来寻找。值得注意的是:①后两种方法一定是以未使用肌松剂为前提;②该区域不能盲目使用超声刀大块切除组织,一定在显露并确定了副神经后再使用超声刀;③如果转移淋巴结浸润副神经或因融合难以彻底清扫淋巴结时,应果断切除该神经以保证清扫的彻底性。

2. 位置深在的Ⅳ区淋巴结

清扫Ⅳ区淋巴结时,由于担心损伤胸导管、右淋巴导管或锁骨下静脉,向下或向内侧的清扫范围往往不够,如果术前影像学评估不足,术中对颈内静脉后方甚至颈总动脉后方和锁骨下方探查不够,该区域容易遗漏转移淋巴结。部分病例Ⅳ区位置的颈总动脉和颈内静脉距离较宽,转移淋巴结可位于两血管之间,容易遗漏。术中彻底清除Ⅳ区转移淋巴结的方法是将颈内静脉向内侧牵拉,从外侧看到迷走神经和颈总动脉,在椎前筋膜表面将颈内静脉后方的淋巴组织向内清扫到颈总动脉外侧缘,向下达到锁骨下静脉水平。

3. 颈丛神经根间淋巴结

颈 2 和颈 3 神经根、颈 3 和颈 4 神经根交叉处后方淋巴脂肪组织位于Ⅲ区,术中为了保留颈丛神经,有时可能仅清扫至神经根表面水平,造成其夹角后方的淋巴脂肪组织残留。对颈侧方转移比较严重的病例,应注意该区域的清扫,将神经根交叉处后方的淋巴脂肪组织一并清除至椎前筋膜。在清扫颈 2 和颈 3 神经根间淋巴结时,要注意勿损伤副神经斜方肌支的头侧端。

4. V区淋巴结

位于锁骨、胸锁乳 突肌后缘和斜方肌前缘围成的三角内。以环状软骨下缘为界,分为Ⅴa、Ⅴb两个区。Ⅴ区淋巴结转移绝大多数位于Ⅴb区,Ⅴa区极少受累,肿瘤直径>1 cm、广泛的腺外侵袭、中央区淋巴结转移、同侧Ⅱ~Ⅳ区淋巴结转移是Ⅴ区转移的危险因素。文献报道颈淋巴结清扫后Ⅴ区的复发率占颈部淋巴结复发率的 17% ,与Ⅲ区和Ⅳ区的 18% 接近,可见Ⅴ区淋巴结转移发生率并不低,且在颈淋巴结清扫后复发的患者中占有重要比例。笔者建议术前要通过增强 CT 扫描仔细评估 是否存在Ⅴ区淋巴结转移,否则容易遗漏转移淋巴结。清扫策略在之前章节中有详尽介绍,不再赘述。

5. 咽旁淋巴结

甲状腺乳头状癌中咽旁淋巴结转移发生率为 0.4% ~2.5% ,主要见于肿瘤复发并伴有颈部多区域淋巴结转移的患者,其位置为颈动脉鞘内侧的咽旁后间隙,淋巴结形态和特点与 PTC 颈部的转移淋巴结有一致性,可以伴有不同程度增强、液化或钙化,包膜一般完整。由于该处转移比较少见,并且大多数患者缺乏临床症状,所以临床医生经常忽略对这一区域的评估。对于 PTC 复发和存在广泛淋巴结转移的患者应通过增强 CT 扫描对咽旁淋巴结仔细评估,CT 扫描向上应达到颅底水平,谨防咽旁淋巴结的遗漏。由于 PTC 颈淋巴结清扫范围常规不包括咽旁淋巴结,一旦发现可疑的转移咽旁淋巴结,建议请经验丰富的头颈外科医生进行手术。手术策略为进入甲状腺上极血管主干的背侧,该层面为咽旁间隙,也即咽旁淋巴结所在区域(图 5-2-12)。

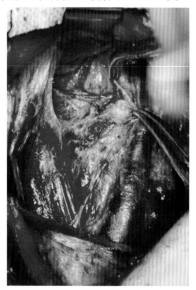

图 5-2-12　甲状腺上动静脉下方的层
面是咽旁间隙入口

6. 颈血管鞘的处理

传统观点认为颈动脉鞘包裹颈总动脉、颈内静脉及迷走神经。但是近年来的研究发现,颈动脉鞘内只有颈总动脉及迷走神经,而颈内静脉不在鞘内,并且认为鞘内并无淋巴结(因为淋巴系统主要伴随静脉分布),这导致了在清扫颈侧区淋巴结时对颈鞘的处理要求发生了很大变化。以往要求在清扫Ⅱ~Ⅳ区淋巴结时必须将颈内静脉、颈总动脉及迷走神经分别游离后再清扫淋巴结;目前则认为无须游离颈总动脉及迷走神经,只须从颈内静脉内侧开始切开其表面的筋膜,游离该静脉至后面,清扫至迷走神经后即可。

7. 胸骨上间隙淋巴结

该区域是容易遗漏的部位,我们的研究发现该区域淋巴结阳性概率为20.7%,该区域是连接白线区域淋巴结(双侧带状肌间淋巴结、喉前淋巴结)与双侧肌间淋巴结的通道,该区有肿大淋巴结需要清扫(图5-2-13)。

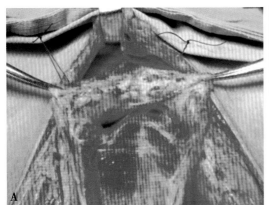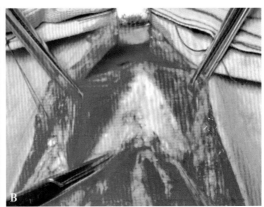
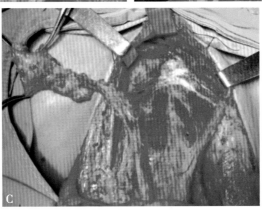

A. 胸骨上窝带状肌与颈浅筋膜之间的淋巴结;B. 胸骨上间隙淋巴结转移;C. 胸骨上间隙淋巴结清扫。

图5-2-13　胸骨上间隙淋巴结处理

第三节　经口、经胸入路腔镜甲状腺手术

62. 目前颈外途径完全甲状腺腔镜手术有哪些入路?

随着现代医学模式向"生物-心理-社会"模式的转变,患者对疾病治疗的要求越来越高。在保证治疗的安全性及彻底性的基础上,患者对减小或隐蔽颈部瘢痕的心理需求日益增加,腔镜甲状腺手术便应运而生。1996 年 Gagner 率先使用腔镜技术成功完成 1 例甲状旁腺手术,Hüscher 等于 1997 年成功开展了腔镜下甲状腺切除术。这些开创性的手术为甲状腺腔镜外科的发展做出了巨大贡献,带动了全球特别是亚洲的甲状腺外科医师投身腔镜甲状腺手术技术的研究热潮。腔镜甲状腺手术在 20 多年的发展下,陆陆续续产生了各种手术入路,其原则是尽量将手术瘢痕隐藏在隐蔽部位。腔镜甲状腺手术分为两种类型,一种是腔镜辅助入路,另外一种是完全腔镜入路(图 5-3-1)。腔镜辅助入路一般需要借助开放手术辅助进行建腔及甲状腺手术操作,完全腔镜手术则不同,需要在腔镜下完成各种操作。完全腔镜甲状腺手术入路较多,但是主流入路主要为胸乳入路、腋窝入路、经口入路。近年来随着机器人手术的推广,双侧腋乳(BABA)入路成为机器人腔镜甲状腺首选入路。由于受到骨性标志物的阻挡(胸骨、锁骨、下颌骨),不同腔镜入路在进行颈部手术时存在不同的视野盲区,为了缩小盲区,更加彻底地清扫淋巴结,联合入路应运而生。包括经胸联合经口入路、经口联合经耳后入路。相对于颈外入路,颈部入路由于手术瘢痕不够隐蔽,现在逐渐被摈弃。

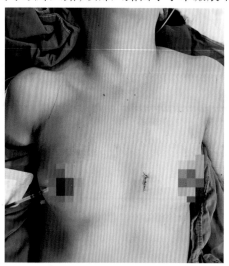

图 5-3-1　胸乳入路腔镜甲状腺手术是非常常见的全腔镜甲状腺手术,切口远离颈部相对隐蔽

63.腔镜甲状腺手术的适应证及禁忌证有哪些？

　　腔镜甲状腺手术的适应证与禁忌证是相对的,依据术者的技术水平可以适当调整,此外不同入路腔镜手术的适应证与禁忌证也不是完全相同,需要结合不同入路的优缺点进行相应的调整。美国甲状腺协会(ATA)及中国医师协会外科医师分会甲状腺外科医师委员会(CTA)都发表了腔镜甲状腺手术共识,分别提出了腔镜甲状腺手术的适应证和禁忌证。CTA 腔镜甲状腺手术的适应证:①年龄 15~45 岁;②良性的肿瘤直径≤6 cm;③恶性肿瘤直径≤2 cm、未侵犯邻近器官;④无广泛的淋巴结转移、转移的淋巴结无固定融合;⑤无上纵隔淋巴结转移;⑥患者有强烈的美容愿望。禁忌证:①伴有严重凝血功能障碍、心肺功能障碍,不能耐受全身麻醉和手术者;②良性的肿瘤直径≥6 cm;③胸骨后甲状腺肿;④颈部手术或放疗史;⑤甲状腺癌二次手术患者;⑥颈部手术或放疗史;⑦患者无美容要求。

　　胸乳入路目前是最简单的入路,学习曲线短,器械干扰小,手术空间大,因此对于大的良性肿瘤以及Ⅱ度以上的甲亢具有更容易操作的优势,在此方面其适应证最宽。

　　对于恶性肿瘤,除了肿瘤大小以外,肿瘤的位置也是至关重要的。术前最好有颈部 CT 与彩超的评估,对于肿瘤位于甲状腺中上极靠后背膜的,需要警惕肿瘤有可能侵及喉返神经,难以腔镜下切除(图 5-3-2)。

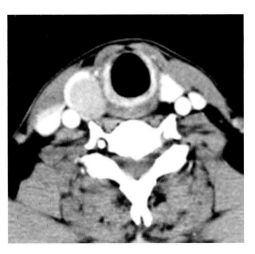

图 5-3-2　肿瘤位于甲状腺背侧,特别是中上极,有侵及喉返神经的可能,不建议选择腔镜手术

　　由于胸骨锁骨的阻挡,清扫中央区及侧颈Ⅳ淋巴结存在视野盲区问题,因此,若术前评估,这些部位有显著淋巴结转移,需要慎重选择胸乳入路,或者采用经胸经口联合入路进行操作。经腋窝入路腔镜手术从肌间入路进行手术,有效操作空间较小、器械干扰,对于大的良性肿瘤手术操作难度较大,由于甲状腺对侧腺叶切除困难,因此对于甲亢疾病,不建议采用经腋窝入路手术。与胸乳入路一样,经腋窝入路面临着锁骨阻挡,在清扫侧颈Ⅳ区及中央区淋巴结时也存在视野盲区,若进行

恶性肿瘤手术需要术前精准评估淋巴结转移分布情况。经口入路手术空间较胸乳入路小,比经腋窝入路要大,由于穿刺器之间距离较近,也存在干扰现象,因此对于大的良性肿瘤,以及Ⅲ度甲亢需要慎重选择。由于经口入路属于头尾角度进行手术,对于胸骨后甲状腺肿有一定优势。对于恶性肿瘤,经口入路在清扫中央区及侧颈Ⅳ区无视野盲区,对于甲状腺癌,适应证相对较宽(图5-3-3),但是,由于下颌骨的阻挡,Ⅱ区淋巴结清扫存在视野盲区,因此对于Ⅱ区转移的患者,需要采用联合经胸,或者经耳后入路的方法进行彻底清扫。

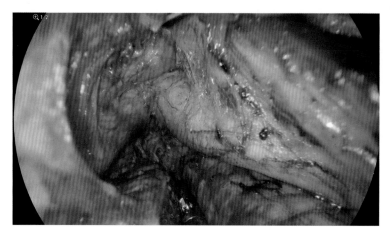

图5-3-3　经口入路腔镜甲状腺癌手术可以彻底地清扫Ⅶ区淋巴结

64. 腔镜甲状腺手术需要哪些硬件设施?

腔镜甲状腺手术所需器械包括腔镜钳子、腹腔镜系统、能量器械、建腔辅助器械、拉钩等(图5-3-4)。

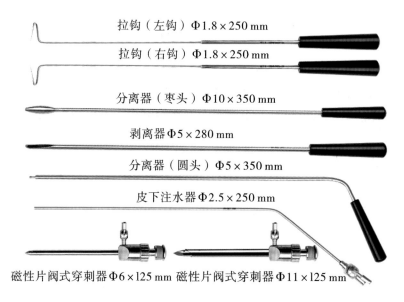

拉钩(左钩)Φ1.8×250 mm
拉钩(右钩)Φ1.8×250 mm
分离器(枣头)Φ10×350 mm
剥离器Φ5×280 mm
分离器(圆头)Φ5×350 mm
皮下注水器Φ2.5×250 mm
磁性片阀式穿刺器Φ6×125 mm 磁性片阀式穿刺器Φ11×125 mm

图5-3-4　腔镜甲状腺手术常用器械一览

　　腔镜甲状腺所需穿刺器,在胸乳入路,由于乳晕距离甲状腺较远,建议采用加长版穿刺器。在经口腔入路时,由于口腔前庭空间较小,为了避免器械干扰,建议采用底座较小的穿刺器进行手术。进行免充气经口腔入路腔镜甲状腺手术时,需要持续吸引排烟,为了外界空气能够迅速进入手术腔内,达到腔内腔外气压平衡,建议观察孔穿刺器采用12 mm穿刺器,并且去除底座与密封圈。此外,免充气腔镜手术还可使用特制穿刺器进行手术,这种穿刺器去除底座密封圈,干扰小,内径增粗,气体流通量更好(图5-3-5和图5-3-6)。

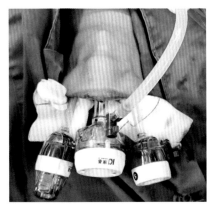 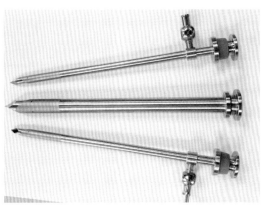

图5-3-5　充气经口腔镜采用传统穿刺器进行手术,底座粗,干扰明显

图5-3-6　免充气腔镜甲状腺手术专用穿刺器,去除底座密封圈,减少器械干扰

　　腔镜钳有多种,有腔镜分离钳、腔镜抓钳。腔镜甲状腺手术操作相对于其他腹腔镜手术更加精细,建议采用精细分离钳进行操作,尤其在寻找喉返神经时,精细分离钳可以起到很好的帮助,减少出血。腔镜甲状腺手术操作中还需要钳夹腺体辅助显露,为了避免钳夹腺体导致包膜破裂出血,这时建议采用无损伤腔镜抓钳较好。

　　由于腔镜甲状腺手术需要精细解剖,建议采用超高清腹腔镜系统进行手术。相对于10 mm直径镜头,5 mm镜头视野清晰度稍差,因此,一般建议采用10 mm 30°镜,视野更好。此外,对于充气腔镜甲状腺手术还需要配备气腹机,由于手术操作过程中需要持续排烟保持视野清晰,建议采用高流量气腹机持续充气,以保证排烟过程中手术操作空间的稳定性。

　　腔镜甲状腺手术所需能量器械分为电器械与超声刀器械。电器械常用的是电勾与双极电凝钳。与超声刀相比,电器械操作更精细。例如:在建腔初始时应用电勾进行分离更容易帮助术者找到正确的解剖层次;在处理Berry韧带时,有些患者组织致密,或者肿瘤与神经很近,这时采用精细双极电凝钳进行切割更安全。超声刀止血效果好,对于直径在5 mm以下的血管,可以有效地封闭止血。甲状腺血供丰富,在腔镜甲状腺切除过程中,大部分操作都需要在超声刀下完成。对于直径较粗的血管,常规能量器械封闭效果有限,建议采用腔镜施夹钳封闭血管,这样做更安全(图5-3-7)。

　　腔镜甲状腺手术由于无自然腔隙,手术需要先建立操作空间,因此需要建腔器械辅助操作,如建腔分离器,通过钝性分离,预建操作空间,便于穿刺器汇合。

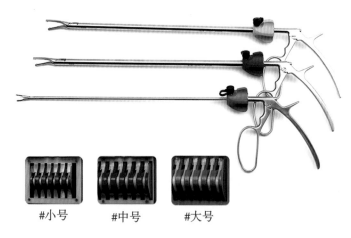

#小号 　　#中号 　　#大号

图 5-3-7 　腔镜施夹钳

65. 如何安全度过腔镜甲状腺手术的学习曲线?

任何技术都需要经历学习曲线才能逐步成熟,学习曲线的长短与不同入路的难易度、主刀医师的开放手术技术以及腔镜手术技术储备、学习方法等相关。一般来说胸乳入路器械干扰小,建腔容易,手术可操作空间大,在所有腔镜入路中,胸乳入路属于最容易开展的。经腋窝入路建腔较容易,但是手术空间小,操作起来有器械干扰,因此,开展难度较胸乳入路难。经口入路建腔最难,也存在器械干扰现象,因此,开展难度最大。腔镜甲状腺手术需要立足于开放手术,开放手术是基础,熟练的开放手术经验,熟悉解剖,更有利于开展腔镜手术。同时学习方法也很重要,开展腔镜手术前,建议术者阅读大量文献,做好技术储备。现在随着互联网的普及,手术视频直播广泛开展,建议术者多看看手术录像以学习具体操作,如有机会建议到上级医院现场观摩手术,避免漏掉一些手术操作细节。此外,开展腔镜甲状腺手术要常规录像,术后及时复盘,回放录像纠正手术不足之处,这样有助于缩短学习曲线。

66. 经口与经胸腔镜甲状腺手术建腔有哪些区别?

胸乳入路建腔是最容易的,在建腔初始时,建议先用皮下分离器先进行分离,预建操作空间,这样三枚穿刺器就更容易在胸骨上凹处汇合。之后,采用电钩进行操作,找到两侧胸锁乳突肌前缘,并以此为标志物进一步拓展操作空间。建腔的范围上界达喉结,两侧超过胸锁乳突肌前缘。经口入路腔镜难度比胸乳大,在建腔开始之前先通过直视下建立观察孔隧道,之后用血管钳沿着皮下间隙,钝性分离颈部皮瓣,预建操作空间。三枚穿刺器置入到喉结附近汇合,先利用电钩分离找到正确的层次,拓展操作空间,如果是免充气手术,此时可以放置建腔悬吊拉钩。之后建议采用超声刀进行建腔,因为超声刀止血效果更好,且不容易烫伤皮肤,因此后续建腔操作用超声刀更安全。经口腔镜建腔范围下达胸骨上凹,两侧超过胸锁乳突肌前缘。建腔层次有两种,一种等同于开放手术层次,在颈深筋膜浅层的浅面,将颈前静脉保留至颈前带状肌上,这种层次进行手术,可以很好地保护颈前血管避免损伤(图5-3-8),但是这种层次对于初学者往往难以把控,有损伤皮瓣的风险。另外一种层次是紧贴带状肌进行分离,即"天黄地红",这种层次对于腔镜手术初学者较容易寻找,但是可能会损伤颈前静脉导致出血(图5-3-9)。

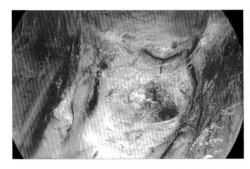 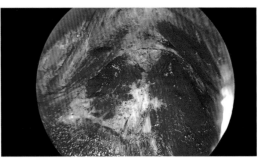

图5-3-8　经胸入路按照颈深筋膜浅层的浅面进行分离建腔,可以很好地保护颈前静脉

图5-3-9　经口入路贴近带状肌建腔,"天黄地红",可以避免皮瓣损伤,但是需要离断颈前静脉

67. 免充气腔镜甲状腺手术建腔方法与优势?

与传统腹腔镜手术不同,腹腔镜手术腹腔内有腹膜可以隔离 CO_2 减少吸收,腔镜甲状腺手术层次深入组织间隙,CO_2 容易吸收导致相关并发症发生。这种情况在经口腔镜手术中更常见,因为口腔组织血供丰富,CO_2 更容易吸收出现高碳酸血症,因此往往需要 CO_2 低压通气进行手术。对于经口腔镜手术,CO_2 充气压力一般推荐≤6 mmHg(1 mmHg≈0.133 kPa),以减少 CO_2 相关并发症发生率。但是低压通气会导致手术空间的不足,因此充气经口腔镜一般推荐联合悬吊的方法进行手术,以维持有效的手术操作空间(图5-3-10)。

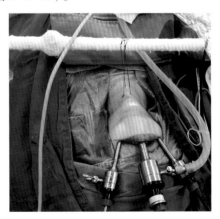

图5-3-10　充气联合悬吊法进行经口腔镜甲状腺手术的空间维持

近年来有报道充气经口腔镜出现过气体栓塞的严重并发症,这种情况是手术过程中静脉破裂未及时处理,CO_2 气体进入血管导致,一般多见于建腔时损伤颈前静脉,由于腔镜初学者经验不足,更容易出现。由于 CO_2 充气建腔的弊端,近年来国内外积极在探索采用免充气的方法进行腔镜甲状腺手术。免充气进行手术操作空间的维持一般采用悬吊的方式进行,可采用经切口置入拉钩以及经皮穿刺悬吊两种方法进行。经切口置入拉钩的方法在腋窝入路腔镜甲状腺手术中得到很好的应用,但是这种方法也存在弊端:首先,拉钩需要购买或者定制;其次,需要建立拉钩置入的隧道,增加手术创伤;再者,由于人的体型不同,拉钩需要不同的长短进行适应。在免充气经口腔镜手术中,由于观察孔切口较小,经观察孔切口置入拉钩挤占观察孔隧道空间,干扰器械操作;同时拉钩置入可导致下唇持续牵拉,造成颏神经损伤(图5-3-11)。

克氏针经皮穿刺悬吊方法较简单,无须购买悬吊器械,因此,在进行经胸及经口入路免充气腔镜手术时,采用克氏针经皮悬吊是更好的选择。但是传统的克氏针悬吊只有水平空间,前后纵深空间不足,一般需要悬吊几根克氏针才能满足空间需求;此外,克氏针悬吊无法调整方向,悬吊后遗留皮肤针眼较多(图5-3-12)。

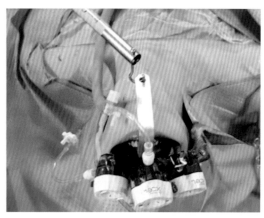 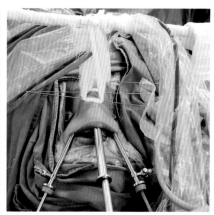

图5-3-11 经口腔观察孔隧道置入拉钩悬吊进行免充气经口腔镜甲状腺手术,拉钩占用局部空间,器械干扰明显

图5-3-12 克氏针经皮穿刺悬吊进行免充气经口腔镜甲状腺手术,空间维持一般需要多根克氏针

因此笔者设计发明了免充气腔镜专用建腔悬吊拉钩,这种拉钩无须购买,可以手工制作,拉钩悬吊手术空间感更好,具有前后与左右空间;此外,拉钩悬吊还可以根据手术的需要进行旋转调整。在经口腔镜手术中,经皮穿刺悬吊的拉钩不会占用观察孔隧道空间,这样,观察孔隧道就可以置入更多的器械进行操作(图5-3-13~图5-3-15)。

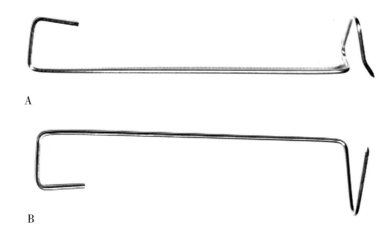

A.建腔悬吊拉钩;B.腔镜甲状腺拉钩。

图5-3-13　2 mm克氏针自制免充气腔镜甲状腺手术拉钩

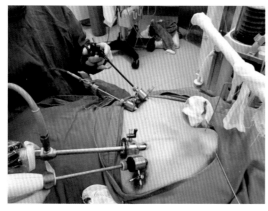

图5-3-14　采用克氏针自制拉钩悬吊进行免充气经胸腔镜甲状腺手术

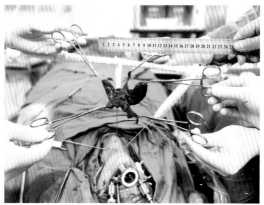

图5-3-15　采用自制拉钩进行免充气经口腔镜甲状腺全切除

68.经口、经胸腔镜甲状腺手术有哪些扶镜技巧?

作为腔镜手术,优秀的扶镜手可以提供清晰的视野,相当于主刀的眼睛。与腹腔镜不同,腔镜甲状腺手术空间较小,建议采用30°镜,这样视角大,方便观察各个角度。由于手术操作空间小,器械容易干扰,扶镜手在扶镜的同时要注意避免干扰主刀操作,胸乳入路观察孔与操作孔距离较远,手术空间大,扶镜手与主刀之间器械干扰小;经口腔镜手术,由于口腔前庭空间小,穿刺器距离近,器械容易干扰,对扶镜手提出更高的要求。为了避免镜头与器械之间的干扰,建议扶镜手将镜头置入在两侧操作器械中间的上方,与操作器械形成等边三角形,保持距离,这样可以有效地减少器械干扰(图5-3-16)。由于腔镜甲状腺手术空间较小,能量器械使用过程中产生的烟雾无法顺利排出会影响镜头的清晰度,为了减少烟雾污染镜头需要做到两点:①扶镜手需要适时进退镜头,避免镜头在超声刀使用时被烟雾污染;②需要及时排出烟雾,充气腔镜建议采用高流量气腹机,在腔镜手术时及时排出烟雾又不会影响手术空间的稳定性,免充气腔镜烟雾排出较为简单,例如在经口腔镜手术中,在观察孔隧道的右侧置入腔镜吸引器持续负压吸引即可迅速排出烟雾。此外,擦拭镜头有讲究,在体内与体外存在显著温差时,镜头容易起雾,因此,建议采用两种方法避免:①用碘伏纱布擦拭镜头,在镜头表面可形成一层碘伏膜,这样可以避免镜头起雾;②用温水浸泡镜头,给镜头加温,这样减少了温差,也可以避免起雾。

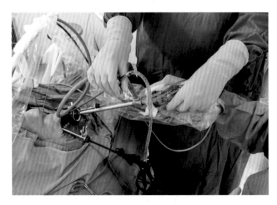

图 5-3-16　扶镜手腔镜镜头与主刀操作孔器械
形成等边三角形,避免器械干扰

69. 经口与经胸腔镜甲状腺手术在流程及难点上有何不同?

这两种入路有各自特点,经胸入路腔镜甲状腺手术属于"尾-头"方向进行手术,在进行甲状腺手术时,下极显露较好,有利于保护下甲状旁腺;在进行喉返神经探查时,一般选择在甲状腺下极寻找,这个部位往往是喉返神经主干,找到主干后,沿着神经主干向远端,可以更好地显示喉返神经的喉外分支,有利于保护。如果甲状腺下极找不到喉返神经,要考虑存在喉不返神经变异的可能。但是经胸入路处理甲状腺上极时,上甲状旁腺由于腺体阻挡,显露较困难,这时需要将腺体向上翻起,显露上旁腺,紧贴腺体进行分离,保护上旁腺血供。经胸入路在清扫中央区淋巴结时,由于受到胸骨与锁骨阻挡,视野往往存在盲区,无法直视下清扫,解决这个难题在于两点:首先在清扫中央区淋巴结时,可以采用"顺藤摸瓜"的方法,将胸骨后方的中央区淋巴脂肪拖出来进行清扫。其次,为了减少盲区,在打开颈白线时,胸骨上凹处的白线尽量需要分离到位,紧贴胸骨上凹,如果局部脂肪组织影响操作,可将其进行剔除。

经口入路属于"头-尾"方向进行手术,这与通常甲状腺手术操作习惯不一样,因此,对于初学者往往不太适应。经口手术在进行甲状腺手术时存在一些难点。首先处理甲状腺上极较困难,特别是甲状腺上极血管很高的患者,因此,对于初学者,需要进行患者的评估,肿瘤位于上极,或者上极特别高的患者是手术相对禁忌证。在处理上极时也有手术技巧,首先为了更好地显露,需要先把颈前带状肌靠近环甲肌进行离断(图5-3-17),这样可以充分显露上极血管。之后断甲状腺悬韧带以及甲状腺上极外侧的血管,将上极进行裸化(图5-3-18),用分离钳将上极拖下来,超声刀凝闭,注意切断上极血管时,尽量减少牵拉的张力,这样血管就不会被撕断出血,而应该是超声刀凝断。甲状腺上极血管往往是甲状腺上极位置最低的,甲状腺上极后方腺体往往位置更高,为了完整切除甲状腺上极,也是需要采用"拔萝卜"的方法进行处理,将上极一点一点地拖下来切除。对于极少数上极很高的患者,笔者遇见过,从正常的带状肌内侧入路离断带状肌仍然无法显露甲状腺上极,这时,可采用从颈动脉三角入路的方法,找到甲状腺上动脉根部进行离断。当然,这种方法需要术者具备丰富的手术经验。经口在处理喉返神经时也与其他入路不同,由于是"头–尾"方向进行手术,我们先分离显露的是喉返神经入喉点附近。通常建议在喉返神经入喉点寻找喉返神经,但是这种方法存在陷阱,需要注意。首先,部分患者存在喉返神经喉外分支,在入喉点之前喉返神经已经分为前支与后支,由于我们分离显露甲状腺上极采用的是由外向内的原则进行神经的寻找,因此,首先找到的可能不一定是神经主干,而是喉返神经的后支,如果此时就离断 Berry 韧带,就可能会离断藏在附近的前支。喉返神经前支主声带内收功能,如果损伤,患者发音会嘶哑。为了避免损伤喉外分支,建议术中采用神经监护,先采用 3 mA 大电流进行神经大概位置的定位,找到神经后,再改成1 mA电流刺激神经,进行精准定位。喉返神经后支 1 mA 电流刺激一般没有电信号,前支与主干可以正常产生电信号;如果是 3 mA 电流刺激,由于电流强,如果前支与后支距离较近的情况下,电流会弥散过去,造成有神经电信号的假象,因此,1 mA 电刺激可以精准确认喉返神经主干或者前支。如果没有术中神经监护,在找到喉返神经的时候,暂时不要离断 Berry 韧带,沿着神经继续向下分离,越过甲状腺下动脉,找到并确认喉返神经主干(图 5-3-19),确定没有喉外分支的情况下再去离断 Berry 韧带,这样才能确保避免损伤喉返神经前支。

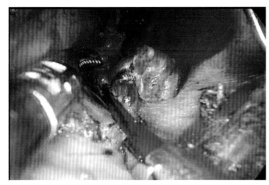

图 5-3-17　离断甲状腺上极带状肌

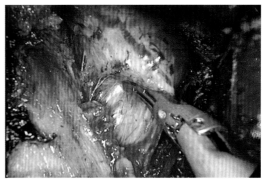

图 5-3-18　充分显露甲状腺上极

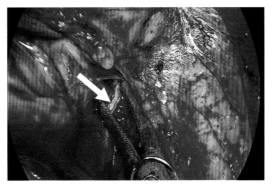

图 5-3-19　显露喉返神经后先不要离断 Berry 韧带,
继续向下分离,确认喉返神经主干

极少数患者存在喉不返神经,在经口腔镜甲状腺手术中如果不注意也是存在损伤风险。由于"头-尾"方向进行手术,在处理甲状腺上极由外向内分离寻找喉返神经时,因为神经通常纵向行径,因此横向血管索带往往被离断,喉不返神经一般横向行径,从甲状腺上极侧面行进入喉(图5-3-20),如果患者为喉不返神经变异,那么这种分离显露方法会导致神经损伤甚至离断。避免损伤喉不返神经的方法,可采用术前识别血管变异的方法,喉不返神经基本在右侧,一般均伴有锁骨下血管变异。通常正常人从主动脉弓发出右侧无名动脉后,继续分为颈总动脉以及锁骨下动脉;喉不返神经的患者,没有无名动脉,其颈总动脉与锁骨下动脉分别从主动脉弓发出。识别变异锁骨下动脉简单的方法就是术前仔细阅读胸部CT,看看食管后方与椎体之间有无横向的粗大动脉(图5-3-21),如果存在,提示该患者存在喉不返神经。那么,这种情况,在分离甲状腺上极外侧时对于横向的脉管组织就需要多加注意,避免损伤神经。

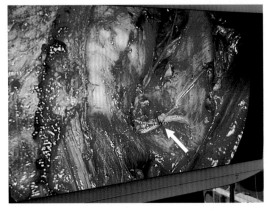 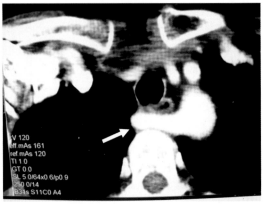

图5-3-20 一例经口腔镜甲状腺手术喉不返神经离断伤(箭头)　　图5-3-21 锁骨下动脉从主动脉弓发出(箭头),提示存在右侧喉不返神经

70. 腔镜侧颈淋巴结清扫主流入路有哪些? 其各自的优缺点是什么?

当今腔镜甲状腺技术研究的热点是腔镜侧颈淋巴结清扫。目前腔镜甲状腺手术在甲状腺切除方面技术已经成熟,现在更多的术者关注到腔镜侧颈淋巴结清扫。这种术式,早期开展难度较大,目前国内少数大型医院的术者已经积累了一些经验,他们发现,相对于腔镜甲状腺手术,腔镜侧颈淋巴结清扫患者获益度更高。传统开放甲状腺癌侧颈淋巴结清扫切口位于颈部,一般采用大弧形切口,或者L形切口,切口巨大,创伤大且术后瘢痕明显,对于颈部功能的影响也较明显。腔镜甲状腺癌侧颈淋巴结清扫手术颈部完全没有瘢痕,由于腔镜的放大作用,可以做到腔镜下精细解剖,更有利于保护颈丛神经。以往对于腔镜甲状腺手术,学术界一直认为不是微创手术,而仅仅是美容手术,当腔镜能够进行侧颈淋巴结清扫的时代来临,或许可以改变这一观点。

目前主流腔镜甲状腺癌侧颈淋巴结清扫主要是经胸入路或者经胸经口联合入路两种手术方式。由于经胸入路手术难度低,手术操作空间较大,并且可以在必要时追加操作孔进行辅助操作,因此,目前这种入路国内外开展最多。但是由于经胸属于"尾-头"方向进行手术,受到胸骨及锁骨的阻挡,器械无法拐弯,对于甲状腺癌中央区及侧颈Ⅳ区淋巴结无法做到直视下清扫,存在质疑

（图5-3-22）。因此，国内吴国洋教授率先提出了经胸经口联合入路的手术方式，采用经胸进行甲状腺切除以及侧颈淋巴结清扫，之后经口入路进行中央区以及Ⅳ淋巴结的补充清扫。其研究结果表明，这种联合入路的确可以增加淋巴结清扫数目，减少淋巴结残留风险。但是，这种联合入路的方法由于操作较繁琐，并且两种入路增加了手术创伤，限制了其在临床进一步推广（图5-3-23）。

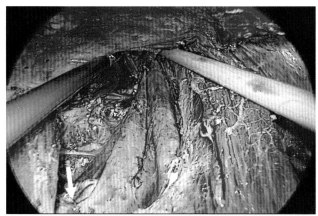
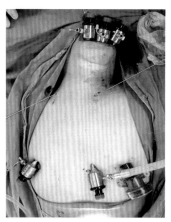

图5-3-22　经胸腔镜侧颈淋巴结清扫，Ⅳ区存在盲区　　图5-3-23　经胸经口联合入路腔镜甲状腺癌侧颈淋巴结清扫

71. 经口侧颈淋巴结清扫的现状与未来如何？

经口腔镜甲状腺手术目前在国际上已经被广为接受，技术日趋成熟，但是侧颈淋巴结清扫还处于临床初期研究阶段。目前国际上单纯经口腔镜侧颈淋巴结清扫的文章仅两篇，同经胸入路一样，由于受到下颌骨的阻挡，经口在清扫Ⅱ区淋巴结时存在视野盲区，无法彻底清扫。此外，由于经口腔镜手术难度较大，器械干扰明显，这些种种弊端限制经口侧颈淋巴结清扫在临床上进一步推广。近年来，笔者方静于2018年设计开展了经皮悬吊免充气经口腔镜甲状腺切除术以来，于2019年开始探索首例免充气经口侧颈淋巴结清扫手术，由于当时技术不成熟，该例患者清扫范围仅限Ⅳ区与部分Ⅲ区。通过不断探索，笔者发现，可以将观察孔隧道进行充分拓宽，降下唇，这样器械就可以在观察孔隧道里做到"翻山越岭"突破下颌骨阻挡，进行Ⅱ区淋巴结清扫，缩小视野盲区（图5-3-24）。同时由于观察孔隧道拓宽，可以经隧道置入更多的器械进行手术操作，降低手术难度（图5-3-25）。

目前笔者中心（安徽省肿瘤医院）已经顺利开展40多例经口侧颈Ⅱ、Ⅲ、Ⅳ区清扫手术（图5-3-26～图5-3-28），平均淋巴结清扫数目31.5枚，与其他报道经胸经口32枚数量相仿。单纯经口入路如果能够进行彻底的侧颈淋巴结清扫将会更有优势。首先，经口腔镜手术体表完全无瘢痕，其次，单入路清扫避免了联合入路的繁琐操作，更容易推广。随着此项技术不断改进，相信在不久的未来，经口腔镜侧颈淋巴结清扫将会成为未来的主流入路。

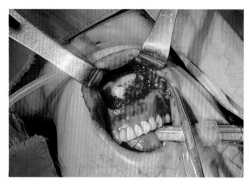

图 5-3-24 免充气经口腔镜侧颈淋巴结清扫,
拓宽观察孔隧道,降下唇,可以"翻
山越岭"

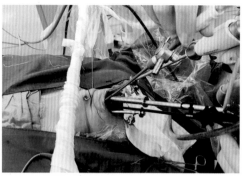

图 5-3-25 观察孔隧道拓宽后,可以置入
更多的器械进行操作

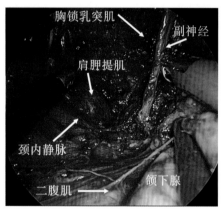

图 5-3-26 免充气经口侧颈淋巴结清
扫可以缩小视野盲区,进
行Ⅱ区清扫

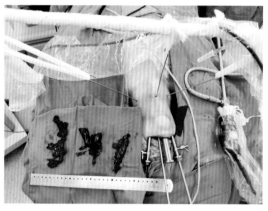

图 5-3-27 免充气经口腔镜甲状腺癌双侧侧颈
淋巴结清扫

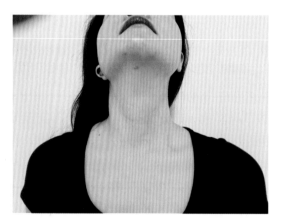

图 5-3-28 免充气经口腔镜侧颈淋巴结清扫术
后半年效果

第四节　经腋窝入路腔镜甲状腺手术

72.经腋窝腔镜后入路甲状腺系膜切除术有何优势?

1.甲状腺系膜的定义

甲状腺系膜:甲状腺表面、甲状腺下方和甲状腺后方的脂肪淋巴组织即气管前、气管旁脂肪组织前后方均有一层颈深筋膜覆盖,前后两层筋膜之间是气管前及气管旁的脂肪组织、淋巴结、淋巴管及甲状腺上、中、下动静脉,其结构呈"三明治"样,其内侧连接甲状腺,外侧连接颈部大血管,这种筋膜的结构和功能与肠系膜相似,这也就是我们提出的甲状腺系膜(图5-4-1)。

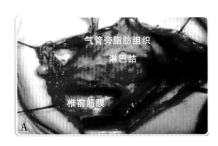
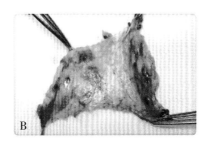

A.基于甲状腺系膜切除术的甲状腺及中央区淋巴结;B.基于甲状腺系膜切除术的中央区淋巴结离体标本。

图5-4-1　甲状腺系膜

2.经腋窝腔镜后入路甲状腺手术的操作优势

(1)经腋窝入路手术切口隐藏于腋窝,腔隙建立过程中不需破坏正常组织结构,颈前区域功能保留,创伤小、美容效果好,患者容易接受。

(2)手术过程中不需要充气,避免气体栓塞风险,手术视野更清晰、稳定,学习曲线短,医生容易掌握。

(3)利用拉钩将肌肉、甲状腺连同中央区淋巴结一并提起,解决视觉盲区问题,同时提供良好张力,解放双手利于操作。

(4)后方入路,层面优先,界限清楚,中央区连同腺体一并切除,避免了腺体切除后脂肪回缩导致的清扫不彻底。

(5)喉返、喉上神经更易显露,甲状腺根部的处理也更容易(图5-4-2)。

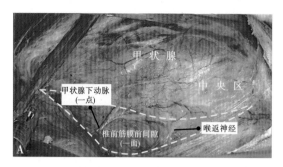
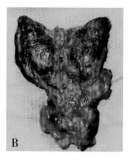

A. 基于甲状腺系膜切除术的经腋窝腔镜后入路暴露甲状腺及中央区淋巴结；B. 经腋
窝腔镜后入路甲状腺系膜切除术的甲状腺及中央区淋巴结离体标本。

图 5-4-2　腔镜下甲状腺系膜

73. 经腋窝腔镜后入路甲状腺系膜切除术需要哪些硬件要求?

除传统甲状腺开放手术常规器械外,无充气经腋窝入路腔镜甲状腺手术还需准备如下物品。

(1)腔镜成像系统　腔镜显示器置于患者健侧床旁颈部水平,正对手术者。建议选择医用检查内窥镜30度视角高清摄像系统(2D分体30°高清镜头),光纤与底座分体的设计,使得镜下视野可随光纤摆动明显扩大,观看头侧角度时光纤需向足侧偏转,观看足侧角度时光纤需向头侧偏转,特殊角度时可辅以底座的适度偏转(图5-4-3)。

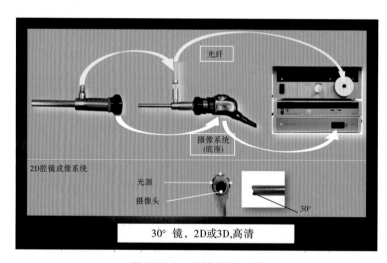

图 5-4-3　腔镜成像系统

(2)经腋窝入路专用悬吊拉钩　主杆支架固定位置位于健侧床边、位于甲状腺区域水平,置入拉钩后,接入负压吸引系统;手术中主要使用的拉钩为角度偏向足侧的弯钩(图5-4-4)。

(3)甲状腺腔镜操作器械　腔镜分离钳1~2把、无损伤抓钳1把、腔镜组织剪1把、腔镜吸引器1个,以及其他术者需要的腔镜操作器械(图5-4-5)。

(4)能量器械　单极电刀、双极电凝、超声刀等。

（5）其他手术者需要的器械　如术中神经监测系统等。

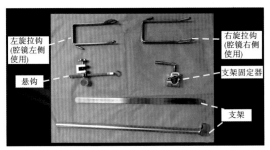
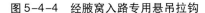

图 5-4-4　经腋窝入路专用悬吊拉钩

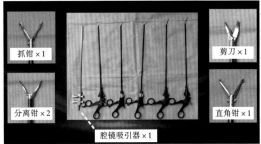

图 5-4-5　甲状腺腔镜操作器械

74.如何实现基于筋膜解剖的经腋窝腔镜甲状腺手术空间建立?

手术空间体系的构建是经腋窝入路手术的重点,可分为 3 个阶段。

1.第一阶段:腋窝切口至锁骨上缘水平间隙的建立

切开皮肤,在切口上端的位置切开皮下脂肪组织,水平向内侧寻找并进入胸大肌表面,保留胸大肌筋膜,以此层面为指引拓展平面。助手用接吸引器的拉钩垂直向上提拉皮瓣,用加长电刀头逆胸大肌肌纤维方向游离皮瓣至锁骨水平,内侧至胸锁乳突肌的胸骨头(显露不清时可考虑暴露胸锁乳突肌在胸骨头的附着点),外侧界至胸锁乳突肌中下 1/3 交界处。第一阶段空间建立并不涉及重要功能的解剖结构,但在锁骨上外侧游离时须注意保护颈丛皮支的锁骨上神经分支和颈外静脉的属支(图 5-4-6)。锁骨上神经分损伤可造成术后锁骨上区域皮肤麻木不适,颈外静脉的属支损伤可造成术中出血或气体栓塞。

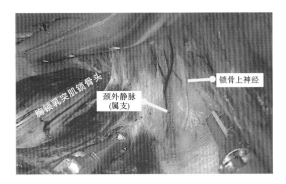

图 5-4-6　建腔时需注意避免损伤颈外静脉属
支、锁骨上神经

2.第二阶段:胸锁乳突肌胸骨头与锁骨头之间间隙的建立

寻找胸锁乳突肌的胸骨头和锁骨头之间的间隙是整个手术体系空间建立的重点和难点。建议参考 3 个解剖标志:胸大肌肌间沟、胸锁乳突肌的胸骨头肌腱及胸锁乳突肌的胸骨头与锁骨头之间的脂肪(图5-4-7)。此间隙分离的要点在于紧贴胸锁乳突肌的锁骨头,钝、锐性相结合分离,该间隙分离成功的标志为看到向外下斜行的肩胛舌骨肌。该间隙的分离范围下至锁骨、上至肩胛舌骨肌上方2~3 cm距离。显露出的胸锁乳突肌的锁骨头部分以及肩胛舌骨肌需要充分松解,保持无张力状态。避免胸锁乳突肌锁骨头上下两端及肩胛舌骨肌的牵拉将胸锁乳突肌锁骨头部分悬吊,造成手术视野遮挡。

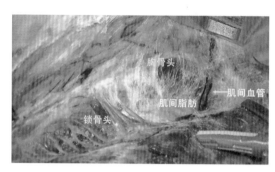

图5-4-7　胸锁乳突肌胸骨头与锁骨头之间间
隙的建立

3. 第三阶段:胸骨甲状肌、甲状腺与颈内静脉间隙的建立

在分离该间隙前须尽可能游离肩胛舌骨肌,游离后在该肌肉内侧水平层面看到的肌纤维即胸骨舌骨肌。结合胸骨甲状肌在肩胛舌骨肌的下方以及胸骨舌骨肌的外下方的解剖基础,在肩胛舌骨肌下方提起该肌,寻找并进入胸骨甲状肌-甲状腺间隙。进入该间隙后不宜行过多分离。因无充气腋窝入路内镜手术为主刀单手辅助操作,缺乏良好的牵拉,如果甲状腺前方与胸骨甲状肌间充分游离,则甲状腺自然下垂,会遮挡手术视野。因此,避免分离甲状腺与胸骨甲状肌间的间隙,利用组织之间的连接将甲状腺悬吊起来,可构建充足的甲状腺背侧操作空间。须注意颈内静脉与甲状腺之间的分离(图5-4-8),两者之间除甲状腺中静脉外,尚有颈襻的降支,颈襻是在颈内静脉表面下降并向内侧走行的神经襻,其U形顶端在此需要离断。经腋窝入路专用悬吊拉钩是除主刀医生外唯一提供稳定张力的器械,外科医生恰当且充分利用拉钩,在手术操作中能提供充足的组织张力和良好的手术术野的显露。经腋窝入路专用悬吊拉钩在第一阶段末期置入,第二阶段及第三阶段随着手术间隙的推进,需要调整2~3次,一旦张力不足须及时调整。

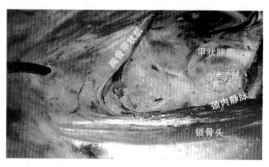

图5-4-8　胸骨甲状肌、甲状腺与颈内静脉间隙
的建立

75. 什么是经腋窝后入路腔镜甲状腺手术"五沉法"?

经腋窝后入路腔镜甲状腺系膜切除术中的"后入路"是甲状腺系膜切除的前提,其技术要点是利用胸骨甲状肌与甲状腺以及中央区淋巴脂肪的筋膜连接将甲状腺及中央区淋巴脂肪用外置拉钩提吊到手术空间的上部分,然后将甲状腺、中央区淋巴自周围的组织结构逐渐解离,按照手术顺序,依次将5个组织结构——胸锁乳突肌锁骨部、颈血管鞘、食管壁、喉返神经以及气管与周围组织之间一一解离而留在手术空间的下部分,故简称为"五沉法"(图5-4-9)。

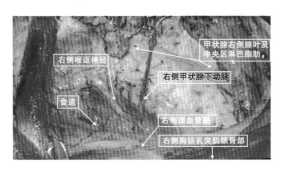

图5-4-9　"五沉法"相关解剖结构

1. 一沉——胸锁乳突肌锁骨部沉降

先与胸骨舌骨肌之间离断,左手手术器械将胸锁乳突肌锁骨部向下方按压,可看到胸锁乳突肌锁骨部与胸骨舌骨肌之间的颈深筋膜的连接,依次离断。游离肩胛舌骨肌上段,逐渐游离肩胛舌骨肌与颈内静脉之间的颈深筋膜。在分离出来的胸锁乳突肌锁骨部的头尾两部分,胸锁乳突肌两部靠近胸锁关节处有纤维连接,在靠近头侧两肌部之间也有纤维连接,两处肌部之间的连接是影响胸锁乳突肌锁骨部的高度的重要部分,需要断开连接,沉降胸锁乳突肌锁骨部(图5-4-10)。

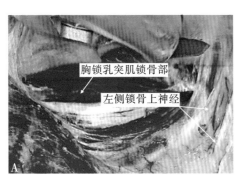
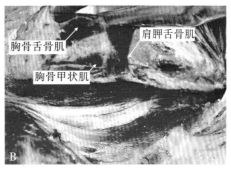

A.沉降前;B.沉降后。

图5-4-10　"一沉"胸锁乳突肌锁骨部沉降

2. 二沉——颈血管鞘沉降

紧贴胸骨舌骨肌外侧剪开颈内静脉与胸骨舌骨肌之间颈深筋膜,将颈内静脉向正下方钝性分离,紧贴胸骨甲状肌边缘,用超声刀离断该处筋膜并向头侧以及足侧拓展该层面,甲状腺中静脉在该层面中穿过,需要离断。特别需要强调的是要尽量避免对甲状腺与胸骨甲状肌之间的筋膜连接做太多离断,后入路甲状腺系膜切除术就是利用甲状腺与胸骨甲状肌之间的筋膜连接,将甲状腺与经腋窝腔镜专用拉钩一起上提,为后续三沉(食管沉降、喉返神经沉降和气管沉降)提供充足的甲状腺悬吊,但需要与专用拉钩前端一样的宽度,以便将拉钩前端置入该处形成稳定的牵拉。完成这一步后,将拉钩调整至甲状腺与胸骨甲状肌之间,为下一步术野显露固定牵拉。

逐渐离断颈总动脉下段与甲状腺之间的连接,见到甲状腺下动脉予以保留,如果需要离断甲状腺下动脉,需要与颈总动脉保持距离,避免损伤颈中神经节。离断该层筋膜后即可进入椎前筋膜前间隙。在需要清扫中央区淋巴结的患者中,需要尽量靠近锁骨分离该层筋膜,在头侧需要分离至甲状腺上极的外侧,方便后续甲状腺上极的离断。在需要清扫右侧喉返神经后方淋巴脂肪的患者中,至少需要分离至喉返神经进入颈血管鞘后方穿出点(图5-4-11)。

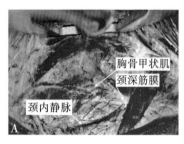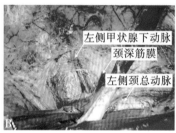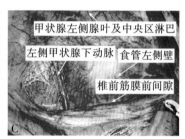

A.颈内静脉与颈深筋膜;B.离断颈内静脉与颈深筋膜后,显露覆盖在颈总动脉与甲状腺之间的颈深筋膜;C.离断颈总动脉与甲状腺之间的颈深筋膜。

图5-4-11 "二沉"颈血管鞘沉降

3.三沉——食管沉降

先自下而上剪开食管后筋膜,向头侧至食管起始部,向上与颊咽筋膜贯通,包绕食管的食管后筋膜,将该筋膜离断后才能裸化食管;继续离断食管与食管后筋膜之间的筋膜连接,该步骤结束后的场景——喉返神经位于食管后筋膜与气管之间;沿喉返神经表面建立神经隧道,即在食管后筋膜无血管区域垂直撑至并进入喉返神经固有筋膜间隙,该部分为下一步喉返神经沉降做铺垫。在右侧颈部,有喉返神经后方ⅥB区淋巴脂肪,随着拉钩向上提拉,右侧中央区淋巴脂肪与喉返神经的关系由原来的喉返神经前方和后方,在视觉上的关系转变成喉返神经的上方以及下方,需要在喉返神经进入颈总动脉后方处显露并裸化喉返神经下段(图5-4-12)。

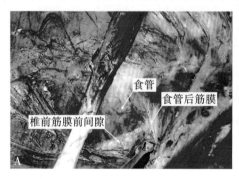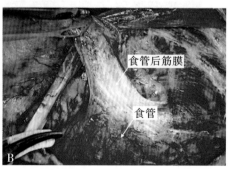

A.显露颈深筋膜中层;B.剪开颈深筋膜中层。

图5-4-12 "三沉"食管沉降

4. 四沉——喉返神经沉降

在食管沉降后,喉返神经位于气管食管沟内,在手术中可以看到喉返神经被食管后筋膜覆盖,并垂直向其表面分离至喉返神经固有筋膜层面,利用神经隧道法,剪开喉返神经表面覆盖的食管后筋膜。左侧喉返神经一直走行在气管食管沟区域,分离操作相对单一,可以采用多孔法,即在覆盖在喉返神经表面的无血管区域的筋膜分离多个孔洞,分束离断。右侧则需要在喉返神经下方与气管前间隙贯通,将中央区淋巴脂肪包裹的喉返神经下方全部游离。需要处理上极分离环甲间隙至喉返神经入喉处,气管前间隙分离拓展至喉返神经入喉处,还需要在 Berry 韧带内侧的气管前间隙镂空,此时喉返神经入喉处的周围 3 个间隙完全拓展出来,可以安全有效地将甲状腺全部切除(图 5-4-13)。

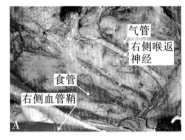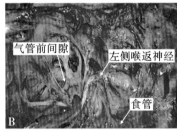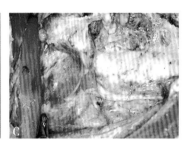

A. 右侧喉返神经的裸化;B. "桥洞法"或"多孔法"游离喉返神经(左侧);C. 喉返神经入喉处处理(右侧)。

图 5-4-13　"四沉"喉返神经沉降

5. 五沉——气管沉降

气管游离最主要的操作是进入气管前间隙,其是潜在的解剖间隙,仅有少量穿支血管,无重要的解剖结构,是甲状腺及峡部后方重要的手术层面。在喉返神经裸化后,自锁骨上水平越过喉返神经内侧进入气管前间隙,并且拓展该间隙上至喉前,对侧至峡部覆盖区域。完成气管前间隙的分离后,甲状腺以及中央区淋巴脂肪背侧的筋膜连接已经完全离断,甲状腺以及中央区淋巴脂肪上方与带状肌连接,中央区下界、峡部及椎体叶离断后,甲状腺腺叶、峡部、中央区淋巴脂肪、喉前淋巴脂肪以及椎体叶完全游离,移出标本,至此完成手术(图 5-4-14)。

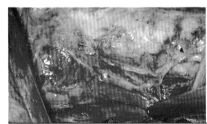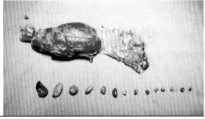

图 5-4-14　"五沉"气管沉降后术野及离体标本

76. 如何完成经单侧腋窝后入路腔镜全甲状腺系膜切除术?

经单侧腋窝后入路腔镜全甲状腺系膜切除术建议从右侧腋窝入路。其优势在于:右侧入路具有更好的观察视角,并可更好地清扫Ⅵb区淋巴结,提高根治性;主力右手操作空间大,可更好地避开腔镜镜头干扰,充分利用超声刀工作弧度,减少操作难度。

1. 体位摆放

全身麻醉及气管插管完成后,患者取平仰卧位,右侧躯干边缘靠近手术床沿,颈后及肩后垫体位垫,使颈部适当过伸。如为颈椎病患者,需控制颈部过伸程度,避免因体位摆放诱发颈椎病发作;如患者锁骨较高,可将肩后体位垫适当向头侧平移少许,减少患侧锁骨与甲状腺术区的高度差,便于手术观察及操作,减少术中器械对锁骨表面的压迫及摩擦,从而减轻患者术后锁骨区域麻木疼痛等不适感。患者的头部可置于正中位或略偏向健侧,偏转程度不宜过大,以10°以内为宜,否则容易增加胸锁乳突肌张力,影响手术操作,严重者可致术后胸锁乳突肌僵硬、肿胀、挛缩(图5-4-15)。

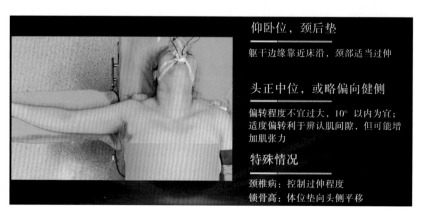

图5-4-15 体位摆放注意事项

2. 右侧上肢摆放

将手托板固定于患者肩关节水平,向外90°展开。右侧上肢自然外展置于托板上,依患者肩关节自然活动度,最大限度显露患侧腋窝,根据上肢外展实际位置适度调整托板位置,使上肢靠近托板边缘(图5-4-15)。虽然手术中镜头缺乏固定装置,但扶镜手可以借患者上肢作为支点(图5-4-16),加强镜头稳定性;同时,上肢自然外展可最大限度减少术后右侧上肢麻木症状的发生。

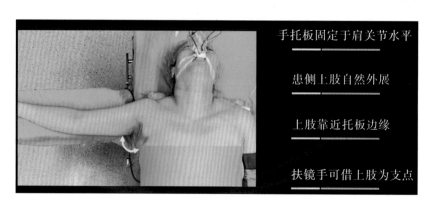

图5-4-16 右侧上肢摆放注意事项

3. 手术切口标记

取右侧腋窝第二皱褶线做切口(根据皮纹走向,可直线或弧线),切口的长度和位置以上肢自然下垂时不能看到为宜,切口内侧端不超过腋前线,长 4~5 cm。距手术切口中点的垂直线 3~5 cm 与腋前线或乳腺边缘交界处为 Trocar 孔。Trocar 孔的位置不宜靠近腋中线,以提起皮肤与锁骨处于同一水平面为宜。手术切口与 Trocar 孔处,皮下注射肾上腺素盐水,浓度为 1∶100 000,以减少切口切开时真皮层的渗血(图 5-4-17)。

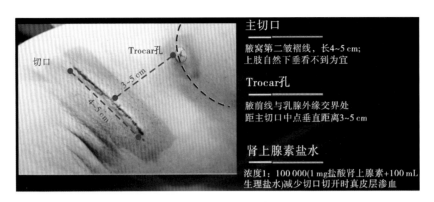

图 5-4-17 手术切口标记

4. 手术区域消毒铺单

消毒范围建议,右侧至腋后线及右侧前臂中段(上肢建议环周消毒),左侧至斜方肌前缘及左侧腋前线,头侧至下颌缘,足侧至剑突水平(图 5-4-18)。铺无菌单时,先以 2 层中单铺垫于患侧上肢及腋窝下方,再用 1 层治疗单包裹右侧上肢前臂及手部,继续铺治疗单、中单、无菌洞巾,范围以能暴露腋窝切口、Trocar 孔、胸前皮下隧道全程、颈前甲状腺区为宜。

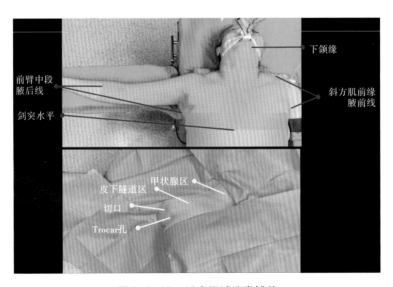

图 5-4-18 手术区域消毒铺单

5. 手术人员配备及位置

人员标准配备为:术者(主刀医生)、扶镜手(第一助手)、第二助手、器械护士。术者与扶镜手分坐于患者右侧上肢两侧,术者位于足侧,扶镜手位于头侧。扶镜手在手术全程需双手扶镜,以右侧上肢为支点加强镜头稳定性。器械护士位于患者足侧。第二助手站立于患者左侧床旁,正对术者,协助直视下手术空间建立过程中的软组织牵拉工作,在置入悬吊拉钩后,第二助手可转至术者同侧,坐位观看手术过程(图5-4-19)。

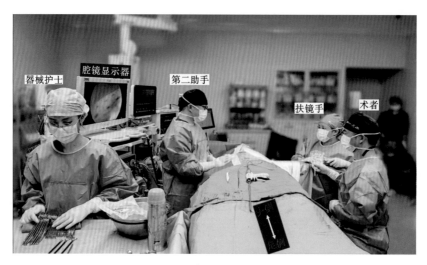

图5-4-19 手术人员配备及位置

6. 经单侧腋窝后入路腔镜全甲状腺系膜切除"七沉法"

经单侧腋窝后入路腔镜全甲状腺系膜切除"七沉法"是在"五沉法"基础上的补充。按照手术顺序,依次将7个组织结构——胸锁乳突肌锁骨部、右侧颈内静脉、右侧颈总动脉、右侧食管侧壁、右侧喉返神经、气管、左侧喉返神经——与周围组织之间一一解离留在手术空间的下部分,利用"后入路"完成全甲状腺系膜切除。因前述已对"五沉法"进行了详尽的叙述,此处仅做概括性阐述。

一沉——胸锁乳突肌锁骨部。剪开将胸锁乳突肌锁骨部牵拉上提的四个部分(胸骨舌骨肌、肩胛舌骨肌、胸锁关节处纤维束、靠近头侧两肌部之间纤维连接),充分降低"门槛",最大化手术的垂直空间。

二沉——右侧颈内静脉。颈内静脉表面覆盖多层颈深筋膜,颈部肌肉肌膜多层融合,逐层离断颈襻神经、颈深融合筋膜,凝闭离断甲状腺中静脉。

三沉——右侧颈总动脉。在颈总动脉内侧,离断与甲状腺相互延续的颈深筋膜、垂直向下进入椎前筋膜前间隙;拓展椎前筋膜前间隙、裸化并寻找离断甲状腺下动脉。

四沉——食管右侧壁。锐性剪开食管后筋膜,上至上极外侧、下至锁骨上缘,同时离断甲状腺系膜的外侧缘,充分辨认食管与甲状腺,避免食管误切。

五沉——右侧喉返神经。利用侧方入路优势,逐层分离筋膜显露喉返神经,充分利用喉返神经表面的固有筋膜层形成的"神经隧道"。右侧喉返神经前后中央区脂肪变成喉返神经上方、下方脂肪,裸化神经的同时切除Ⅵa和Ⅵb区淋巴脂肪组织。

六沉——气管。在气管表面充分拓展气管前间隙后,利用悬吊拉钩将甲状腺、中央区充分向上牵拉,提供充足的气管前间隙的张力,可提高能量器械的工作效率,避免持续激发导致的气管等组织的损伤(图5-4-20)。

七沉——左侧喉返神经。左侧喉返神经沉降是该手术操作的相对难点,因需越过气管,至对侧气管食管沟,寻找、保护并沉降喉返神经。此操作需要扶镜手的密切配合,充分利用光纤和底座的角度,实现手术视角全覆盖,因此,建议使用2D腔镜系统进行全甲状腺系膜切除。当完成气管沉降后,甲状腺及中央区组织已被拉钩向上牵拉,左侧中央区也会因为甲状腺系膜整体牵拉而上移(图5-4-21),将进出甲状腺血管与神经形成垂直交叉。左手利用腔镜分离钳或直角钳,向右侧推移气管,右手使用分离钳,在左侧甲状腺下极下方,"桥洞法"分离并寻找喉返神经,在覆盖在喉返神经表面的无血管区域的筋膜分离多个孔洞,分束离断,减少损伤。因左侧喉返神经位于气管对侧,需实时监测喉返神经信号,以填补视角受限的缺陷。自下而上沿喉返神经分离至左侧甲状腺根部,在确认左侧喉返神经全程及入喉点后,完成甲状腺左侧腺体的全/近全切除。

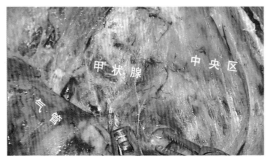
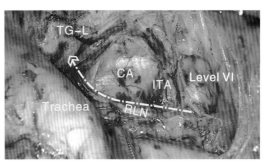

图5-4-20　"六沉"气管沉降　　　　图5-4-21　"七沉"左侧喉返神经沉降

完成以上步骤后,甲状腺以及中央区淋巴脂肪背侧的筋膜连接已经完全离断,离断甲状腺、中央区淋巴脂肪上方与带状肌之间连接,再离断双侧中央区下界,甲状腺、中央区淋巴脂肪、喉前淋巴脂肪以及椎体叶完全游离,移出标本,至此完成手术。

77.经腋窝无充气腔镜甲状腺手术有何难点?

1.胸锁乳突肌间隙的寻找

寻找胸锁乳突肌的胸骨头和锁骨头之间的间隙是整个手术体系空间建立的重点和难点。建议参考3个解剖标志:胸大肌肌间沟、胸锁乳突肌的胸骨头肌腱及胸锁乳突肌的胸骨头与锁骨头之间的脂肪(图5-4-22)。胸大肌肌间沟是最行之有效的寻找间隙的方法,沿自胸大肌边缘向内,沿肌间沟向前推进,就会走行到胸锁关节,在此处小心分离,即可探及胸骨头肌腱,在此处往往可看见自肌间隙穿出的肌间血管。此血管也可作为判定肌间隙位置的重要参考标志。此间隙分离的要点在于紧贴胸锁乳突肌的锁骨头,钝、锐性相结合分离,胸骨头与锁骨头适度分离后,可见到位于两头之间的脂肪,这也是成功进入该间隙的标志。沿锁骨头继续向头侧分离,当看到向外下斜行的肩胛舌骨肌时,即完成了该间隙的成功分离。

2.甲状腺根部的处理

虽然经腋窝入路对于甲状腺根部的处理更方便,但因甲状腺根部 Berry 韧带的固定、喉返神经入喉处血管的包绕这些客观因素的存在,甲状腺根部的处理仍然是经腋窝腔镜甲状腺手术中一个重要的难点。针对此处的处理原则,可以概括为以下16字口诀:首尾夹击,内外包抄,张力充足,小步快跑。收尾夹击是指,处理甲状腺根部之前,先处理甲状腺上极,分离环甲间隙至甲状腺根部,还需自下而上拓展气管前间隙,分离至甲状腺根部。内外包抄是指,为更好地安全地逐渐显露甲状腺根部喉返神经入喉处,不仅需将Berry韧带内侧的气管前间隙镂空,还需小心分离根部筋膜、离断喉返神经外侧勾绕的甲状腺根部血管。操作的原则是全程保持充足张力,更好地使能量器械发挥效果;每一步钳夹或切断的组织不宜过多,按照操作顺序逐渐推进,以免误伤周围神经、食管、气管等组织(图5-4-23)。

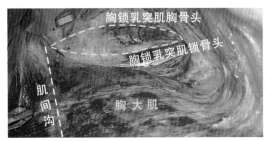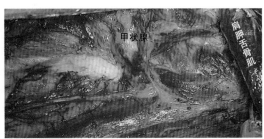

图5-4-22 胸锁乳突肌间隙的寻找　　　　　图5-4-23 甲状腺根部的处理

3. 中央区下界的清扫

经腋窝入路,因其侧方观察及操作视角,在进行中央区淋巴清扫过程中,中央区下界的处理是手术的难点之一。后入路甲状腺系膜切除术,将中央区脂肪淋巴组织与甲状腺作为整体,从后入路逐层推进,整块切除,可以达到中央区淋巴清扫的规范范围(图5-4-24)。当完成腔隙建立,显露甲状腺后,自颈鞘内侧逐层分离筋膜,进入椎前筋膜前间隙后,在分离食管后筋膜,在右侧还可利用此时喉返神经向上的间接提拉作用,充分暴露Ⅵb区,自食管表面小心分离,先切除Ⅵb区淋巴组织,再沿喉返神经走行小心沉降喉返神经上至喉返神经入喉处,下至喉返神经在颈总动脉反折处,在喉返神经前方进入气管前间隙,扩展气管前间隙,上至喉前区域,下至无名动脉上缘,此时甲状腺及中央区脂肪淋巴组织备拉钩牵拉至悬空状态,在带状肌背侧锐钝性分离至健侧带状肌内侧缘。接下来用左手钳夹中央区组织向内上方牵拉,右手持能量工具如超声刀沿颈总动脉内侧向下过度至无名动脉上方,完整离断中央区下界。处理下界时需特别注意甲状腺下静脉等血管的处理,要全层夹闭、慢档激发,谨慎处理血管。

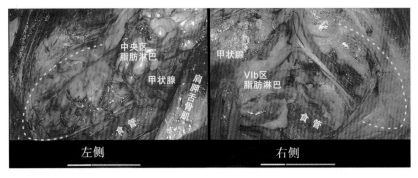

图5-4-24 中央区下界的清扫

4.喉前淋巴清扫、甲状腺椎体叶切除

此部分的操作因位于气管正前方,看似是经腋窝侧方操作的难点。但通过后入路的改良,很大程度地提高了这一部分操作的效率。在完成了气管前间隙的扩展、甲状腺及中央区与气管平面间的粘连充分松解后,依靠拉钩向上牵拉带状肌的作用,甲状腺及中央区被悬吊于术区上方,左手持腔镜抓钳向下按压气管,右手持超声刀沿甲状腺背面向头侧逐渐分离,将锥体叶、喉前淋巴脂肪组织与气管之间的筋膜组织剪开,沿上缘离断,即可将喉前这部分组织一起留在需要切除的甲状腺腺体上,后续完成甲状腺切除时,即可一起切除(图5-4-25)。

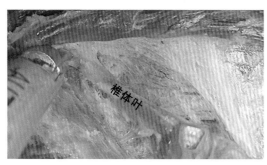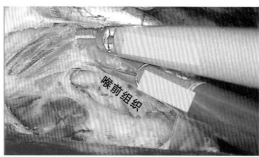

图5-4-25　喉前淋巴清扫、甲状腺椎体叶切除

5.喉上神经外支保护

在处理甲状腺上极时,对喉上神经外支的保护主要采取规避法(图5-4-26)。后入路的操作更容易显露并保护喉上神经外支,在扩展环甲间隙后,避开喉上神经外支的走行路径,贴近甲状腺上极逐束凝闭血管,交替使用分离前钝性镂空甲状腺上极背侧,如果喉上神经外支走行较低,通过上极镂空,可以清晰直视神经走行。

6.峡部切除、气管前清扫

因侧面观的视角,在离断气管前淋巴脂肪组织及甲状腺峡部切除时,需要越过气管最大径,可以利用对侧带状肌辅助判定切除界限。当完成甲状腺及中央区背侧镂空后,在甲状腺与带状肌间锐钝性分离至对侧带状肌内侧缘,此时可以从甲状腺前方看到峡部与对侧腺叶的交界,用左手钳夹中央区脂肪淋巴组织,向内上方牵拉,利用镜头指引超声刀前进方向,于对侧带状肌内侧离断,一直延续到峡部于对侧腺叶交界,继续向上完成喉前组织离断(图5-4-27)。

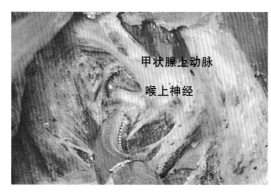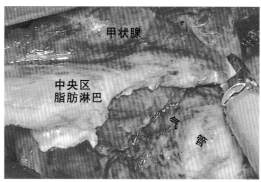

图5-4-26　喉上神经外支保护　　　　　图5-4-27　峡部切除、气管前清扫

7.活性甲状旁腺原位保留

因为腔镜下缺少助手的精细牵拉辅助,活性甲状旁腺的原位保留更加困难。因为下位甲状旁腺的解剖特点,腔镜下原位保留的可能性相对较低,在分离甲状腺及中央区组织时未见到明显下位旁腺时,需注意胸腺的保留,以留下那些位于胸腺顶端的下位旁腺(图5-4-28)。上位旁腺多位于喉返神经入喉处上方,在处理甲状腺上极时,需要逐层分离、仔细辨认,若可清晰辨认旁腺及其供血血管,沿旁腺及血管边缘锐钝性分离,在充分止血前提下,带血管的原位保留甲状旁腺。

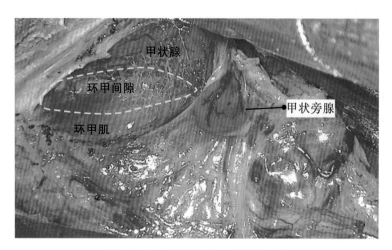

图5-4-28　活性甲状旁腺原位保留

78.无充气腋窝入路腔镜甲状腺手术有哪些扶镜技巧?

与开放手术不同,腔镜手术进展的顺利与否和扶镜手的配合程度明显相关。而无充气腋窝入路腔镜甲状腺手术,因其侧面观视角、镜头与器械共腔隙操作、镜头无固定装置支撑的特点,使得扶镜手与术者的术中配合显得尤为重要。为减少扶镜手与术者之间的相互干扰,保证术野稳定及操作的规范精准,我们总结了"一支点、二入路、三平行、四注意"的扶镜要点。

1.一支点:胸大肌表面

对扶镜手而言,无充气腋窝入路腔镜甲状腺手术的一个难点就是镜头无固定装置的支撑,需要巧用身体结构做支点,维持镜头的稳定性。我们建议的一个支点是:胸大肌表面(近肩关节的位置)。扶镜手可先利用患者患侧上肢作为支撑(切记不可用力下压),在手术区域内再将胸大肌表面作为支点,使镜头与手术者操作器械分别位于两个不同平面,避免手术过程中镜头对器械的干扰以及器械对镜头的遮挡(图5-4-29)。

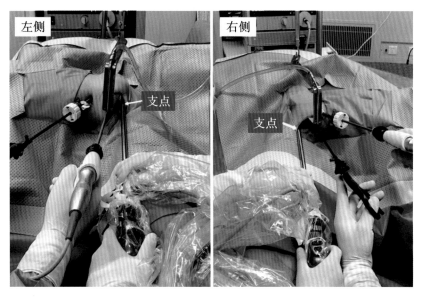

图 5-4-29　一支点：胸大肌表面

2. 二入路：术区头侧，术区正中位

在无充气腋窝入路腔镜甲状腺手术中，镜头与手术器械共用同一个切口入路、同一个操作腔隙，根据手术团队配合习惯，镜头在手术区域内的位置可放置于头侧，或放置于正中位。

（1）放于术区头侧

优点：术者的器械操作均位于镜头足侧（图 5-4-30），镜头受器械影响小，手术全程镜下影像较稳定，手术观赏性较高；且此角度观察中央区下界及后界的视角更好，可以更好地保证淋巴清扫范围。

缺点：此位置的观察路径易受到肩胛舌骨肌遮挡，观察甲状腺上极时角度受限，手术中需要充分游离松解肩胛舌骨肌且分离皮瓣的上界需要向头侧扩展，充分显露甲状腺上极区域，但这种向头侧扩展的分离操作可能增加颈外静脉、锁骨上神经损伤的概率，操作过程中需要小心辨认结构。

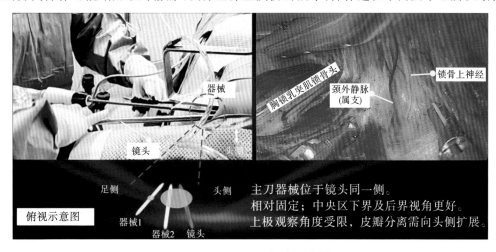

图 5-4-30　二入路：术区头侧

（2）放于术区正中位

优点：镜头始终位于术者两个操作器械中间（图5-4-31），视野集中，镜下视角在手术全程均与手术者操作方向一致，可适当减少建立腔隙的空间范围，省去游离肩胛舌骨肌的步骤，损伤周围神经、血管的可能性降低。

缺点：手术全程镜头受器械操作影响比较大，镜下影像稳定性较差，观赏性会受到一定影响；另外，此位置对中央区下界及后界的观察视角会有一定限制，对于治疗性中央区淋巴清扫的患者，需要有经验的术者充分利用解剖结构标识判定清扫界限，并巧妙利用周围软组织连带牵拉作用弥补视角上的观察缺失。

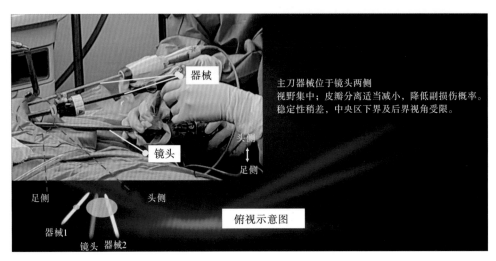

图5-4-31　二入路：术区正中位

3. 三平行：胸大肌，胸锁乳突肌锁骨头，气管水平（头侧高30°）

镜下操作过程中随着操作层次的逐渐深入，可以利用镜下的3个解剖结构设定3个视野参考平面，这3个结构分别为胸大肌、胸锁乳突肌锁骨头、气管水平（头侧高30°）。每个参考平面下需要完成的手术操作如下。

（1）胸大肌平面　此参考平面下需要完成的操作主要是手术空间建立的前半段。在术区头侧或术区正中位放置腔镜镜头，镜头位于胸大肌表面，镜下影像始终与胸大肌平行，通过调整光纤进行镜下操作的视野引导。在镜头引导下完成：①皮瓣分离；②利用胸大肌肌间沟，寻找胸锁乳突肌胸骨头与锁骨头之间间隙，钝性分离间隙，拉钩置入胸锁乳突肌胸骨头深面（图5-4-32）。

（2）胸锁乳突肌锁骨头平面　此参考平面下完成手术空间建立的后半段。随着操作的深入，镜头越过胸大肌、向深部移动，此时镜下影像改为与胸锁乳突肌锁骨头平行。在镜头引导下完成：①向头侧扩展，寻找并暴露肩胛舌骨肌；②游离肩胛舌骨肌；③分离胸骨甲状肌与甲状腺之间间隙，自甲状腺表面向头尾侧分离胸骨甲状肌与甲状腺之间间隙（切勿过度分离），其间小心凝闭离断甲状腺中静脉。完成此间隙分离后，拉钩置入胸骨甲状肌深面（图5-4-33）。

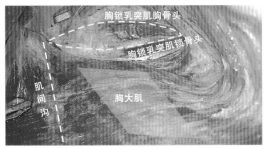
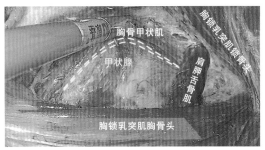

图 5-4-32　三平行:胸大肌　　　　　　图 5-4-33　三平行:胸锁乳突肌锁骨头

（3）气管水平（头侧高 30°）　此参考平面下完成手术的核心操作，建议以气管水平作为参考，为配合术者操作及观察习惯，建议将头侧略抬高，约 30°。鉴于这一部分均为精细操作，需要扶镜手充分利用腔镜镜头光纤及底座的调整，辅助术者顺利进行手术操作。拉钩将胸骨甲状肌向上牵拉，在镜头引导下完成甲状腺和中央区后界与椎前筋膜、食管、气管之间间隙的扩展，甲状腺和中央区前界与胸骨带状肌背侧分离，甲状腺上极离断、中央区下界离断、甲状腺峡部离断等操作（图 5-4-34）。

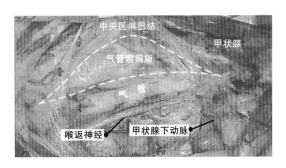

图 5-4-34　三平行:气管水平（头侧高 30°）

4.四注意:远近搭配、进退缓行、避免交叉、中心明确

扶镜手需要充分理解，手术是一个动态过程，镜下视角并非一成不变，要根据手术不同阶段、步骤及视野的要求，动态调整镜头角度及与操作区的距离。

（1）远近搭配　镜头与操作区的距离可分为远景、近景两种。一般在进行皮瓣分离、连续扩展间隙、能量器械激发过程中，使用远景观察，既可以从比较广的角度观察操作区域的分离界限，又可以避免能量器械激发产生的水雾污染镜头。需要精细的分离操作，比如辨认及分离喉返神经表面筋膜、保留甲状旁腺及其血管、分离甲状腺根部神经及血管、辨认喉上神经等，以上操作过程中，均推荐使用近景，以更好地凸显腔镜的镜下结构放大作用，协助术者精准安全地处理精细结构（图 5-4-35）。

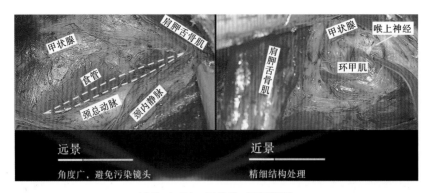

图5-4-35　四注意:远近搭配

　　(2)进退缓行　手术中远景与近景的调整需要稳定进行,尽量在一个视野下完成尽可能多的手术操作,如确实需要运镜调整时,务必做到进退缓行,切勿忽远忽近。进退缓行在进行拉钩调节时具有比较重要的作用。调整拉钩的过程中,扶镜手首先需将光纤向一侧(一般为头侧)大角度的偏转,从拉钩深面直视拉钩前端,跟随拉钩的后撤退镜子,再跟随拉钩的重新置入进镜子。建议术者利用腔镜器械引导拉钩调整,而拉钩调整全程需要扶镜手的密切配合,使深层间隙的拉钩能在镜头直视下完成调整,减少因反复牵拉调整对组织的损伤,同时,还可以明显缩短手术时间(图5-4-36)。

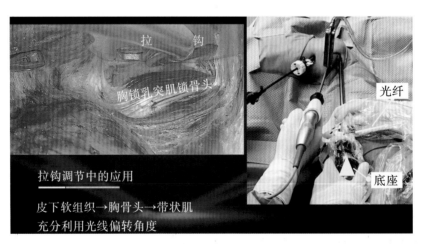

图5-4-36　四注意:进退缓行

　　(3)避免交叉　腔镜甲状腺手术的手术空间相对较小,同时经腋窝入路又是相对独特的侧面观视角,在进行靠近边缘组织的操作时,会出现镜头与器械的相互交叉干扰,这些情况下,扶镜手需要巧妙利用手术空间,在不干扰术者的情况下,看清楚操作区域的结构。

　　对于术区正中位的进镜方法,虽然镜头稳定性相对不足,但因镜头与术者器械始终在同一方向,在避免交叉方面,只需要进行镜头上抬或下压的动作,保持镜头与器械不在同一平面即可达到目的。对于术区偏头侧的进镜方法,虽然在绝大部分手术操作期间,镜头稳定性高、观感较好,但在一些特殊部位,需要扶镜手熟悉并掌握镜头调整的位置及角度。这些部位包括甲状腺上极、甲状腺根部及中央区下界等(图5-4-37)。

(4)中心明确　这一特点是术区正中位进镜的最大优势,采用此种方式进镜的扶镜手只需要跟紧术者操作进程即可。对于从术区偏头侧进镜的方式,扶镜手需要通过镜头整体平移及光纤偏转的结合,保证操作区域位于镜下视野的正中位或黄金分割点,尤其在前述的特殊部位操作时,更需要注意镜头调整,切勿使操作区域偏于镜下视野的边缘或角落(图5-4-38)。

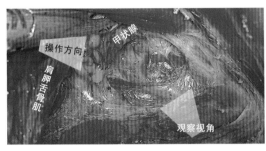

图5-4-37　四注意:避免交叉

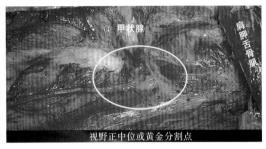

图5-4-38　四注意:中心明确

79. 经腋窝腔镜甲状腺手术能否完成颈侧区淋巴结清扫?

关于经腋窝腔镜完成侧颈区淋巴清扫的问题,葛明华教授团队进行了该手术方式的探索及实施。在完成腔隙建立后,将胸骨头与锁骨头之间的间隙继续向头侧扩展,显露颌下腺下缘、二腹肌、副神经主干,沿颈内静脉表面打开鞘膜,自下而上清扫颈内静脉前方的Ⅲ区淋巴结及ⅡA区淋巴结,上界至二腹肌水平。超声刀从胸锁乳突肌后缘由下至上游离,下至锁骨,上至副神经水平,内至带状肌外侧缘,外侧皮瓣分离至斜方肌内侧缘,显露并保护好颈外静脉和锁骨上神经,拉钩悬吊维持空间稳定。沿颈内静脉表面自下而上打开鞘膜,清扫Ⅳ区及颈内静脉后方的Ⅲ区淋巴脂肪组织,注意保护迷走神经。Ⅳ区在静脉角处显露胸导管或淋巴导管。显露并保护颈横血管、膈神经、副神经,沿椎前筋膜和颈内静脉从内向外、自下而上清扫Ⅳ区、Ⅴb、Ⅲ区淋巴结。单中心回顾性研究认为腔镜在术后美容效果改善、颈部功能保护等方面具有一定优势。此技术因为解剖位置限制,暂无法安全地完成Ⅱb区淋巴结的清扫,因此,对于肿瘤较大或位于上极的肿瘤,合并颈侧区淋巴结转移时,还需谨慎评估手术入路。

第五节　经锁骨下等其他颈外入路腔镜甲状腺手术

80. 除经口、经胸、经腋窝入路外,其他入路的腔镜甲状腺手术有哪些特点?

目前除经口、经胸、经腋窝入路外,主要有经锁骨下入路和经耳后入路。

经锁骨下入路特点:经锁骨下入路腔镜手术因其切口与术区距离较短,具有不易受锁骨和胸锁关节阻挡,中央区清扫彻底;建腔需游离较少的皮下及术区面积,术后吞咽功能良好;手术路径短,器械不易相互干扰,手术操作难度低,学习曲线短,更易推广等特点。

经耳后入路特点:经耳后入路开展较晚且应用较少,但经耳后入路亦有其独特的特点,如分离皮瓣时对视野下方的耳大神经暴露好,较少发生建腔过程中神经损伤带来的术区麻木,也因手术路径的不同,避免了其他入路如经腋窝和锁骨下入路易损伤锁骨上神经而引起局部皮肤麻木以及经口腔前庭入路损伤颏神经导致口周麻木等不适。同时,该入路同经口入路类似,具有从上而下的手术视野,无胸骨等遮挡,中央区淋巴结清扫彻底。

经锁骨下入路对硬件要求不高,只需用于悬吊建腔的 3 只不同长度的特制悬吊拉钩(图 5-5-1)。

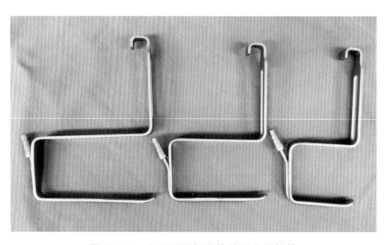

图 5-5-1　3 只不同长度的特制悬吊拉钩

81. 锁骨下入路腔镜甲状腺手术有哪些优势与不足?

优势:与对比开放手术,经锁骨下入路切口位于锁骨下方皮纹内,衣物能遮挡皮纹,美观性好。

对比经腋窝入路,因其操作距离较长且受到锁骨与胸锁关节阻挡,皮下分离范围大且长、操作难度较大。相比之下,锁骨下入路操作距离较短且不易受锁骨和胸锁关节阻挡,皮下分离面积少、操作难度低,中央区显露更广,术区麻木更少。对比经口入路,操作距离短,皮下分离面积少,创伤更少,且不会因损伤颏神经导致口周麻木。

不足:隐蔽性及美容性较经口和经腋窝入路差,且术后仍有少部分患者出现颈前区皮肤麻木和吞咽障碍。

82. 锁骨下入路甲状腺腺叶切除术及中央区清扫的流程?

1. 麻醉、体位、切口定位及手术室布局

患者清醒状态时,头偏健侧,使用记号笔标出胸锁乳突肌胸骨头、锁骨头及锁骨之间三角间隙,即标出胸锁乳突肌胸骨头后缘和锁骨头前缘,以及标记锁骨下手术切口,切口上缘紧邻锁骨下缘,长度为3.5~4.0 cm(图5-5-2)。全身麻醉,推荐使用神经监护插管。患者仰卧位,肩部垫高,枕部放置头圈,颈部稍后仰并偏向健侧。在患者健侧平行肩部安装麻醉架(图5-5-3)。医生站位:术者和扶镜助手均位于患侧,扶镜助手位于头侧,主刀位于腹侧,术者及扶镜助手均采用坐位操作,高清腔镜显示器放置于患者健侧,正对于术者,有条件者可手术视频同步刻录。

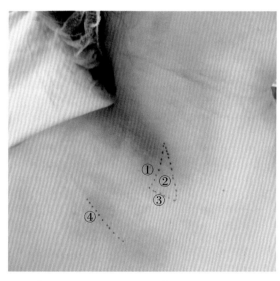

①胸锁乳突肌锁骨头前缘;②胸锁乳突肌胸骨头后缘;③锁骨上缘;④锁骨下切口(皮纹内上端紧邻锁骨下缘)。

图5-5-2 锁骨下切口及三角间隙

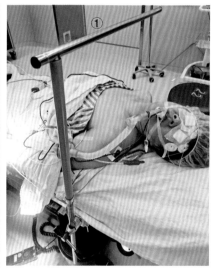

图5-5-3 麻醉架(健侧平行肩部安装麻醉架)

2. 手术操作空间建立

小圆刀沿已标记好的切口切开皮肤至颈阔肌深面,直视下用电刀紧贴颈阔肌深面向胸锁乳突肌胸骨头和锁骨头三角间隙方向分离(术前标记间隙的作用),注意保护锁骨上神经;切口处使用切口保护套保护切口(图5-5-4)或将皮缘与中单缝合,置入自制带负压吸引特制悬吊拉钩向上提吊皮肤,拉钩用无菌绷带悬吊于麻醉架(图5-5-5)。置入高清腔镜并开始刻录视频,超声刀分离显露胸锁乳突肌胸骨头后缘和锁骨头前缘自然间隙,上界至甲状软骨下缘水平,下界至胸锁乳突肌胸骨附着处,分离胸锁乳突肌胸骨头深面,调整拉钩将胸锁乳突肌胸骨头向上悬吊;游离肩胛舌骨肌(如手术难度大或初学者可切断,以获得更好的视野),辨认胸骨甲状肌外侧缘,紧贴并稍微打开胸骨甲状肌与甲状腺腺体之间间隙,避免损伤颈内静脉,调整拉钩将胸锁乳突肌胸骨头和带状肌向上悬吊,根据操作距离的长短,选用长度合适的悬吊拉钩。建腔的范围:上界为甲状腺上极水平,下界为胸骨上切迹(为充分显露中央区下段,可适当打开胸骨甲状肌与胸骨头处部分附着),外侧界为颈动脉鞘。避免过多分离胸骨甲状肌与甲状腺腺体之间间隙而导致提吊效果欠佳(图5-5-6)。

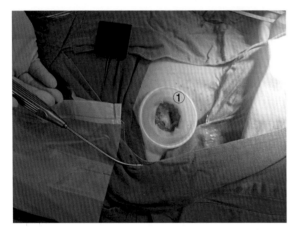

①商品化切口保护套。

图5-5-4 切口保护套

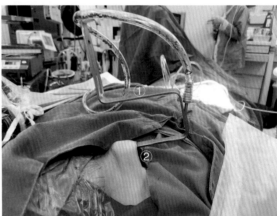

①自制带负压吸引特制悬吊拉钩;②切口下缘与中单缝合。

图5-5-5 手术操作架

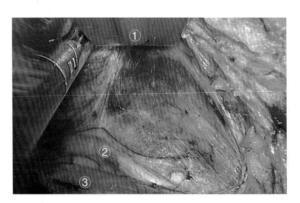

①自制带负压吸引拉钩;②迷走神经;③颈内静脉。

图5-5-6 将胸骨甲状肌与甲状腺腺体整体向上提
拉,避免过多分离

3. 解剖喉返神经

超声刀凝闭甲状腺中静脉,由于未过多分离胸骨甲状肌与甲状腺腺体,将拉钩勾住甲状腺与胸骨甲状腺肌,使得甲状腺腺体向内上方整体提起,于甲状腺下极水平解剖出喉返神经,向上解剖至喉返神经入喉处,向下解剖至无名动脉水平(右侧),解剖时避免将超声刀功能头正对神经,防止神经热损伤(图5-5-7)。

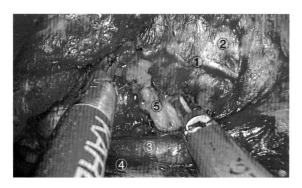

①喉返神经;②喉返神经上方筋膜;③颈总动脉;④颈内静脉;⑤喉返神经深面组织。

图5-5-7　整体甲状腺与胸骨甲状腺肌,喉返神经上方筋膜牵拉喉返神经,使得喉返神经上提,清扫喉返神经深面淋巴结更方便彻底

4.清扫气管前及喉返神经周围淋巴结

清扫气管前及喉返神经周围淋巴结,清扫的淋巴结组织同甲状腺腺体连接,解剖下位甲状旁腺并尽量原位保留。右侧喉返神经深面淋巴结应在完整解剖喉返深面后尽早切除,此时神经上方仍有筋膜提拉,可将整个神经提吊,清扫深面更彻底方便。注意把握层次,避免过深操作损伤食管。

5.解剖甲状腺上极及上极背侧

将甲状腺上极向外下方牵引,超声刀凝闭上极血管,注意保护喉上神经、上位甲状旁腺及颈内静脉及其分支。

6.切除甲状腺腺叶、气管前及喉返神经周围淋巴结

将标本向气管侧牵引,解剖喉返神经至入喉点处,紧贴气管离断甲状腺,腔镜下湿纱条覆盖喉返神经,整块切除甲状腺腺叶、气管前及喉返神经周围淋巴结,若中央区下段显露不够充分,可打开胸骨甲状肌与胸骨头部分附着,以充分显露中央区下段;右侧中央区清扫需常规清扫喉返神经深面淋巴结,应用拉钩提吊甲状腺腺体及喉返神经,解剖喉返神经同时清扫神经深面淋巴结,喉返神经近锁骨下动脉处需充分显露并清扫(图5-5-8)。

7.清扫喉前淋巴结

及时调整拉钩,充分显露双侧环甲肌,清扫甲状软骨表面淋巴结,可将患者头部偏向操作侧,以充分显露喉前区域。

8.标本内甲状旁腺处理

在切除标本内仔细寻找甲状旁腺,经冰冻切片病理学检查证实为甲状旁腺后切碎,匀浆注射法移植于左侧前臂肱桡肌内或胸锁乳突肌内(图5-5-9)。

9. 关闭切口

大量温蒸馏水冲洗创面并止血,放置引流管,缓慢退镜并检查术区及通道是否止血充分,缝合切口。

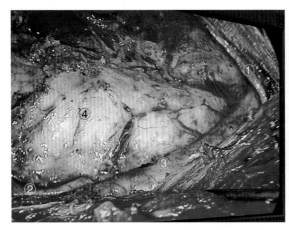

①带状肌(可适当打开);②喉返神经;③无名动脉;④气管。

图 5-5-8　中央区下界及气管前清扫范围

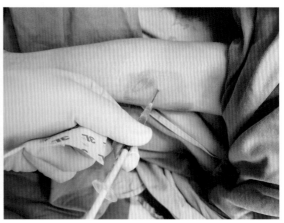

①切碎的甲状旁腺与生理盐水混匀;②移植处左前臂肱桡肌内,肘下 5～6 cm 处偏外 1 cm 处,进针 1 cm。

图 5-5-9　匀浆法移植甲状旁腺于左前臂肱桡肌

83. 如何经锁骨下入路清扫颈侧区淋巴结?

1. 麻醉、体位及手术室布局

神经监测气管插管全身麻醉,患者肩部垫高,枕部放置头圈,颈部稍后仰。行颈侧区淋巴结清扫时,使患者颈部偏向健侧。行颈侧区清扫时,主刀和第一拉钩助手位于患侧,扶镜助手与第二拉钩助手位于健侧;行腺叶切除和中央区清扫时,主刀和扶镜助手位于患侧。行同侧腺叶切除和中央区清扫时,颈部偏向健侧;行对侧甲状腺腺叶切除及中央区清扫时,颈部偏向患侧并倾斜手术床适当抬高健侧。

2. 切口设计及保护

术前做好切口标记,沿锁骨下缘皮纹走行标记出长约 5.0 cm 斜形切口,切口上端紧邻锁骨下缘,切口中点位于胸锁乳突肌后缘延长线上(图 5-5-10)。延标记好的切口切开,沿颈阔肌深面翻瓣并避免损伤颈丛神经锁骨上分支,皮瓣分离范围为Ⅳ区及Ⅴb区。切口内置入商品化切口保护套。

3. 同侧甲状腺腺叶切除术及中央区清扫术同上述。

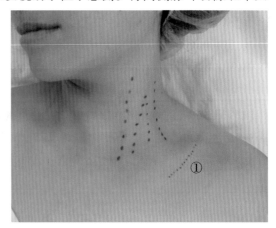

①切口位置(锁骨下缘皮纹标内约 5.0 cm 斜形切口,切口上端紧邻锁骨下缘,切口中点位于胸锁乳突肌后缘延长线上)。

图 5-5-10　经锁骨下入路切口标记

4.对侧腺叶切除术及中央区清扫术

将患者头部转向操作侧,并将手术床整体偏向操作侧,打开对侧带状肌与甲状腺腺体之间间隙,用建腔拉钩将带状肌向上悬吊;分离甲状腺与气管附着处,神经监护下于甲状腺下极解剖出喉返神经,向下解剖至无名动脉水平,并向上解剖至喉返神经入喉点,解剖喉返神经入喉点处时,由于气管遮挡,操作困难,此时第二助手可用腔镜吸引器将气管推向操作侧,以便于充分显露喉返神经入喉点处,运用神经监测辅助定位解剖喉返神经;解剖甲状腺上极,将甲状腺腺体向对侧牵引,沿腺体分离上位甲状旁腺,整块切除对侧甲状腺腺叶及中央区淋巴结(图5-5-11);在切除标本内寻找甲状旁腺,经冰冻证实后切碎注射法移植于左侧前臂肱桡肌内。

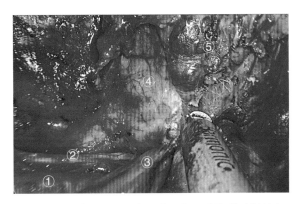

①气管;②对侧喉返神经;③腔镜吸引器;④对侧颈内静脉;⑤对侧甲状腺连同清扫组织。

图5-5-11　用腔镜吸引器将气管推向操作侧,以便于充分显露喉返神经入喉点处

5.颈侧区淋巴结清扫术:Ⅳ区及Ⅴb区清扫

直视或腔镜辅助视野下操作,打开胸锁乳突肌后缘并向内牵引,清扫Ⅴb和Ⅳ区组织,保护颈横动脉、臂丛神经、膈神经及颈丛神经分支,颈静脉角处尤其是左侧需要预防乳糜漏,术中需仔细结扎淋巴管;清扫胸锁乳突肌与带状肌肌间淋巴结。

6.建立腔镜下操作空间

用建腔拉钩于胸锁乳突肌后缘将肌肉向上悬吊,分离Ⅲ区外侧界及胸锁乳突肌内侧面,解剖保护颈丛神经根;腔镜下向上分离胸锁乳突肌胸骨头和锁骨头间隙,用建腔拉钩将胸锁乳突肌胸骨头向上悬吊,建立高度稳定的垂直操作空间;分离Ⅱ区胸锁乳突肌内侧面,运用一只特制深长牵引拉钩将胸锁乳突肌向外侧牵引,另一只特制深长牵引拉钩向内侧牵引,建立可灵活调节的水平操作空间(图5-5-12)。

7.解剖二腹肌后腹

寻找颌下腺并于颌下腺下方解剖出二腹肌后腹表面,解剖至二腹肌与胸锁乳突肌交叉处,注意保护面静脉及舌下神经。

8.解剖副神经

于胸锁乳突肌内侧面中上1/3处解剖副神经主干,运用神经监测仪可帮助定位副神经,打开副

神经表面纤维脂肪组织,解剖至二腹肌后腹下缘水平,360°全程游离副神经主干,注意避免损伤颈内静脉。超声刀打开Ⅱ区外侧界至椎前筋膜表面,注意保护副神经主干及分支。

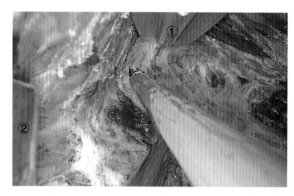

①垂直方向拉钩将胸锁乳突肌胸骨头向上悬吊,建立高度稳定的垂直操作空间;②水平方向拉钩将胸乳突肌向外侧牵引,建立可灵活调节的水平操作空间。

图 5-5-12　腔镜下操作空间

9. 解剖颈内静脉表面

超声刀打开颈内静脉表面(Ⅱ、Ⅲ区)。

10. 颈动脉三角区清扫

该区域血管分支较多,注意解剖保护;保护舌下神经。

11. 清扫颈内静脉深面淋巴结(Ⅱ、Ⅲ区)

用特制长拉钩将颈内静脉向内侧牵引,将颈内静脉深面淋巴脂肪组织向外侧牵引,解剖颈内静脉后方至椎前筋膜水平;注意保护颈鞘及颈交感神经。

12. 整块标本切除

自上而下切除Ⅱ、Ⅲ区淋巴组织,将Ⅳ、Ⅴb区组织向上提起,紧贴椎前筋膜表面,整块切除颈侧区淋巴脂肪组织(图5-5-13)。

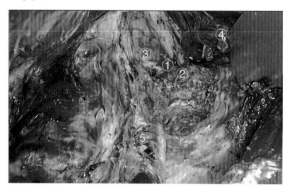

①二腹肌后腹;②副神经;③茎突舌骨肌;④胸锁乳突肌;⑤颈内静脉。

图 5-5-13　整块切除颈侧区淋巴脂肪组织

13. 冲洗术区

中央区及颈侧区各放置一根引流管;美容缝合关闭切口。

第六节　纵隔相关的甲状腺疾病以及局部晚期甲状腺癌

84. 甲状腺癌上纵隔转移淋巴结有哪些分区？

甲状腺癌上纵隔转移淋巴结并不少见，但目前仍缺乏合理的甲状腺癌的上纵隔淋巴结分区方法，鉴于此，我们提出了一种新的甲状腺癌上纵隔淋巴结分区方法，为外科医生行上纵隔淋巴结清扫术提供参考。

我们根据经颈部直视、经颈部腔镜辅助、胸腔镜、经颈部腔镜辅助联合胸腔镜及正中开胸5种手术清扫甲状腺癌上纵隔转移淋巴结的特点，结合甲状腺癌颈部分区（Ⅳ区及Ⅵ区）方法及中央区清扫范围，参考肺癌上纵隔淋巴结分区及命名方法，将甲状腺癌上纵隔淋巴结分为10个区域（表5-6-1）。甲状腺癌上纵隔淋巴结分区方法中2R、2L及3A区范围与肺癌不同（不同点为颈胸交界处），并将2R区分解为2Ra及2Rb区，将2L区分解为2La及2Lb区，将4L区分解为4La及4Lb区，并增加了1区，3P区和4R区与肺癌相同。具体解释如下：1、2Ra和2La区属于中央区范围，相当于文献报道的Ⅶ区，但不包括食管后淋巴结（划入3P区）。由于无名动脉与胸骨柄上缘水平的位置关系并非恒定，当无名动脉与气管右侧壁交汇处达到胸骨柄上缘时，解剖结构上无2Ra区；当无名动脉与气管左侧壁交汇处达到胸骨柄上缘时，解剖结构上无1区。当主动脉弓上缘水平线达到胸骨柄上缘水平时，解剖结构上无2La区。其余区域（2Rb、2Lb、3A、3P、4R、4La及4Lb区）均常规存在。2Rb区上段位于右颈总动脉外侧，与颈部Ⅳ区及Ⅵ区相邻。2Lb区为左上气管旁颈总动脉外侧淋巴结，该区域容易被忽视。3A区两侧上界为锁骨，与颈部Ⅳ区相邻，中线区上界为无名动脉或胸骨柄上缘（无名动脉高于胸骨柄上缘时），这种划分方法既体现出甲状腺癌中央区清扫特点（无名动脉为中央区清扫的下界），又可避免与1区重合。3P区和4R区与肺癌相同。

表5-6-1　甲状腺癌上纵隔淋巴结分区、命名、界限及相邻区域

区域	界限	解剖结构	相邻区域
1区 无名动脉上方气管前淋巴结	上界	胸骨柄上缘	Ⅵ区
	下界	无名动脉上缘与气管前壁交汇处	2Rb
	前界	胸骨柄后缘	
	后界	气管前壁	
	左界	气管左侧壁	2La
	右界	气管右侧壁	2Ra、2Rb
	上界	胸骨柄上缘	Ⅵ
	下界	无名动脉上缘与气管右侧壁交汇处	2Rb

续表 5-6-1

区域	界限	解剖结构	相邻区域
2Ra 区 右上气管旁动脉内侧淋巴结	前界	胸骨柄后缘	
	后界	气管后缘水平延长线	3P
	左界	气管右侧壁	1
	右界	无名动脉、右颈总动脉	2Rb
	上界	右锁骨	右Ⅳ
	下界	无名静脉下缘与气管交汇处	4R
2Rb 区 右上气管旁动脉外侧淋巴结	前界	无名静脉前缘	3A
	后界	气管后缘水平延长线	3P
	左界	上:无名动脉、右颈总动脉	1、右Ⅵ
		下:气管左侧壁	2La
	右界	右纵隔胸膜	
	上界	胸骨柄上缘	左Ⅵ
	下界	主动脉弓上缘	4L
2La 区 左上气管旁颈总动脉内侧淋巴结	前界	左无名静脉前缘	3A
	后界	气管后缘水平延长线	3P
	左界	左颈总动脉内侧缘	2Lb
	右界	气管左侧壁	1、2Rb
	上界	左锁骨	左Ⅳ
	下界	主动脉弓上缘	
2Lb 区 左上气管旁颈总动脉外侧淋巴结	前界	左无名静脉	3A
	后界	气管后缘水平延长线	3P
	左界	左纵隔胸膜	
	右界	左颈总动脉内侧缘	2La、左Ⅵ
	上界	左:左锁骨	左Ⅳ
		右:右锁骨	右Ⅳ
		中:无名动脉上缘或胸骨柄上缘	1
3A 区 前纵隔淋巴结	下界	气管隆突	
	左界	左纵隔胸膜	
	右界	右纵隔胸膜	
	前界	胸骨后缘	
	后界	上腔静脉、无名静脉、升主动脉、主动脉弓 胸部顶点	2Rb、2La、2Lb
	上界		
	下界	气管隆突	

续表 5-6-1

区域	界限	解剖结构	相邻区域
3P区 气管后淋巴结、后纵隔淋巴结	左界	左纵隔胸膜	2Ra、2Rb、2La、2Lb、4R、4L
	右界	右纵隔胸膜	
	前界	气管后缘水平延长线	
	后界	胸椎前壁及外侧壁	
4R区 右下气管旁及气管前淋巴结	上界	无名静脉下缘与气管交汇处	2Rb
	下界	奇静脉下缘	
	左界	气管左侧壁	4L
	右界	右纵隔胸膜	
	前界	上腔静脉、升主动脉和主动脉弓	3A
	后界	气管后缘水平延长线	3P
	上界	主动脉弓上缘	2La
	下界	主动脉弓下缘	4Lb
4La区 左下气管旁主动脉弓后方淋巴结	左界	主动脉弓	
	右界	气管左侧壁	4R
	前界	主动脉弓	
	后界	气管后缘水平延长线	3P
	上界	主动脉弓下缘	4La
	下界	左肺动脉上缘	
4Lb区 左下气管旁主动脉弓下方淋巴结	左界	动脉韧带	
	右界	气管左侧壁	4R
	前界	升主动脉	
	后界	气管后缘水平延长线	3P

85. 甲状腺癌纵隔转移有哪些外科处理策略?

手术是治疗甲状腺癌纵隔转移最有效的方法。传统甲状腺癌上纵隔淋巴结清扫术常用方法为经颈部直视和开胸手术,经颈部直视可完成上纵隔较高区域的淋巴结清扫,当颈部直视不能安全完成时可采用开胸手术。目前腔镜辅助在甲状腺恶性肿瘤上纵隔淋巴结的清扫方面,技术已成熟。当转移淋巴结较大或主动脉弓位置较低时,直视下视野较差,腔镜辅助视野可更好地显露无名动静脉、左颈总动脉、主动脉弓和左喉返神经,其下界可达主动脉弓下界(左侧)和奇静脉下缘水平(右侧)。显著提高手术安全性,并减少淋巴结残留概率;当转移灶侵犯重要组织器官或腔镜下无法安全分离时,仍需采用开胸手术。

1. 手术方式的选择

纵隔淋巴结清扫为择区性清扫,可根据不同的病情选择经颈部直视、经颈部腔镜辅助、胸腔镜、经颈部腔镜辅助联合胸腔镜及胸骨正中切开5种不同的手术方式。1区和2Ra区清扫采用经颈部直视方法,2La区清扫采用经颈部直视或经颈部腔镜辅助方法,2Rb、2Lb、4R、4La区清扫采用经颈部腔镜辅助方法,3A、3P、4Lb区清扫采用胸腔镜方法,转移灶同时位于腔镜辅助和胸腔镜视野区域内采用经颈部腔镜辅助联合胸腔镜方法;转移灶侵犯重要组织器官或腔镜下无法安全分离时,采用正中开胸方法。

2. 上纵隔清扫手术步骤

(1)麻醉及体位　气管插管全身麻醉,患者肩部垫高,枕部放置头圈,颈部后仰,全甲状腺切除术及中央区淋巴结清扫为直视下进行、侧颈区淋巴结清扫为腔镜辅助下进行;行颈部入路腔镜辅助上纵隔淋巴结清扫时,保持颈部位于正中体位。需要行胸腔镜上纵隔淋巴结清扫患者,麻醉插管需用双腔管,术中须单肺通气,并根据转移灶位置采取不同手术体位。

(2)手术室布局　术者和扶镜助手位于患者头侧,拉钩助手位于患者尾侧。

(3)手术器械　包括一般器械、腔镜器械和特殊器械。一般器械为开放甲状腺手术器械;腔镜器械包括5 mm或10 mm腔镜镜头、高清显示屏、23 cm杆长超声刀、腔镜分离钳及抓钳、腔镜吸引器;特殊器械为特制全套深长拉勾(带和不带负压吸引头)。

(4)手术步骤及注意事项　①2La区清扫。切开左侧颈总动脉及无名动脉表面筋膜至主动脉弓上缘水平,逆行解剖左侧喉返神经至主动脉弓上缘水平,解剖至主动脉弓三分叉处,清扫左上气管旁颈总动脉内侧淋巴结。②2Lb区清扫。切开左侧颈总动脉鞘(胸骨柄至主动脉弓水平),显露转移淋巴结并切除。注意保护左迷走神经及左侧锁骨下动脉。③2R区清扫。切开右侧颈总动脉至无名动脉表面,游离无名动脉主干,用1根血管牵引带将无名动脉向左上方牵引并固定,充分游离无名动脉,在无名动脉与胸锁关节间隙建立腔镜入路;在颈根部解剖出右侧迷走神经并向下分离至右迷走神经及喉返神经反折处,解剖保护右侧喉返神经,继续向下解剖右侧胸腔段迷走神经;沿右侧颈内静脉向下解剖右无名静脉至上腔静脉汇合处。显露并清扫该区域淋巴结。注意事项:对于高龄患者,无名动脉分叉处常伴有动脉斑块,术中应轻柔牵拉无名动脉,防止斑块脱落导致脑血管栓塞;右侧喉返神经在反折处易受损伤,需仔细辨认保护,神经监测仪对于辨认神经有帮助;该区域清扫完成后应与右侧中央区完全贯通,防止无名动脉深面淋巴结残留。④4R区清扫。解剖上腔静脉后壁,用长拉钩将上腔静脉向前牵引,显露上腔静脉后方淋巴结,解剖右侧胸腔段迷走神经,清扫下界为气管隆突或奇静脉水平。⑤4La区(主动脉弓后方)清扫。在腔镜下沿无名动脉向下解剖至主动脉弓上缘水平;用长拉勾将主动脉弓向左侧轻轻牵拉,将气管向右侧牵拉,解剖保护左侧喉返神经,清扫主动脉弓后方淋巴结。⑥止血、冲洗创面,颈部放置引流管,胸膜腔开放须放置胸腔闭式引流管。

(5)胸腔镜上纵隔淋巴结清扫　根据转移灶位置,选择不同的手术入路。①转移淋巴结位于3A、3P和(或)4Lb区,采取右进胸入路,患者采取左侧卧位,右侧第6肋间腋中线为观察孔,置入10 mm戳卡,右侧腋前线第3/4肋间2 cm小切口为操作孔,置入切口保护套,使用电钩及超声刀完整切除对应区域淋巴结及脂肪组织,直至和颈根部术野相通。②转移淋巴结仅位于4Lb区,采取右进胸入路,切开气管和食管之间的后纵隔胸膜,游离奇静脉弓,必要时离断,充分暴露气管左侧壁,注意保护左侧喉返神经,清扫转移淋巴结及脂肪组织。③转移淋巴结仅位于3A区,采取右进胸或剑突下入路。右进胸:患者左侧45°半卧位,右上肢悬吊,取右侧腋中线第6肋间为观察孔置入

10 mm戳卡,右侧锁骨中线第6肋间置入5 mm戳卡,右侧腋前线第3肋间置入12 mm戳卡,经观察孔戳卡充入CO_2,维持压力8 mmHg,制造右侧人工气胸,使用超声刀完整切除前纵隔折返胸膜,胸腺,转移淋巴结及周围脂肪组织,直至和颈根部术野相通。剑突下入路:剑突下3 cm小切口,沿剑突钝性游离心包前组织间隙,置入10 mm穿刺器后丝线封闭其余部分皮肤切口,双侧锁骨中线肋弓下切口置入5 mm戳卡,经观察孔戳卡充入二氧化碳,维持压力8 mmHg,制造右侧人工气胸,使用超声刀完整切除前纵隔反折胸膜,胸腺,转移淋巴结及周围脂肪组织,直至和颈根部术野相通。止血、冲洗创面,放置胸腔闭式引流管。

86. 如何处理侵犯神经、气管、喉、食管及血管等的局部晚期甲状腺癌?

　　局部晚期甲状腺癌主要指肿瘤明显侵犯周围重要结构如喉返神经、气管、食管、喉、颈部大血管、上纵隔或广泛皮肤肌肉,预后较差,是甲状腺癌患者主要的死亡原因之一。局部晚期甲状腺癌的手术范围广,创伤较大,涉及重要器官的切除和重建。其手术风险大,手术并发症发生率较高,如处理不当,不仅肿瘤容易残留和复发,而且可能危及生命。对于困难病例,由多学科协作(MDT)评估讨论,联合诊治处理,有助于进一步提高切除率,减小手术风险,降低术后并发症发生率和病死率,延长生存期,提高生活质量。为了规范局部晚期甲状腺癌手术治疗及提高其安全性和有效性,中国医师协会外科医师分会甲状腺外科医师委员会、中国研究型医院学会甲状腺疾病专业委员会甲状腺手术学组、中国中西医结合学会普通外科专业委员会甲状腺与甲状旁腺专家委员会,共同编写了局部晚期甲状腺癌手术治疗中国专家共识。

　　共识指出,在保证手术安全的前提下,尽可能完成R0切除,可明显延长生存期,降低复发率;即使仅能达到R1切除(即仅显微镜下肿瘤残留),通过后续[131]I治疗或局部外放射,仍能获得良好的局部控制率;对于重要组织或器官的重建,须慎重;须严格控制手术并发症,如声音嘶哑、永久性甲状旁腺功能减退、术后大出血、创面感染、乳糜漏、窒息、食管瘘、皮瓣坏死。局部晚期甲状腺癌的治疗应在根治肿瘤和提高生活质量间取得平衡,合理应用损伤控制和加速康复外科理念。

　　术中喉返神经监测有助于寻找、保护、判断神经功能状态以及术中决策。分离喉返神经时,需要了解术前双侧声带功能和肿瘤侵犯程度。争取至少保护一侧喉返神经功能完好,以避免气管切开,在局部晚期甲状腺癌手术中非常重要。除非明确肿瘤侵犯,否则应尽量原位可靠保护上位甲状旁腺及血供;对于下位甲状旁腺,应注意仔细分辨和原位保护,如不慎切除和血供不佳,应尽快移植。

　　颈段气管被甲状腺两叶和峡部覆盖呈"Ω"形环绕,是局部晚期甲状腺癌容易侵犯的部位,一旦侵犯,可引起呼吸困难,手术切除是唯一治愈的手段。

　　(1)仅侵犯气管外膜,可局部削除。

　　(2)侵犯气管壁软骨环和软骨环之间纤维组织,或达到黏膜层甚至气管腔内,需要局限全层切除气管壁。术中切缘距离肿瘤至少0.5 cm,须对切缘行术中冰冻切片病理学检查证实阴性。通常,侵犯气管切除后缺损不大,重建方式有2种:①气管袖状切除后端端吻合。袖状切除长度一般不宜>2.5 cm,切除长度较长时,喉部或胸段气管适当松解,以减少吻合口张力。术毕常规将下颌皮肤间断牵引缝合到胸部,术后使头颈弯曲,并佩戴颈托。如果喉返神经保护良好,一般不行气管切开造口。②窗式切除后胸锁乳突肌锁骨膜瓣转移缝合,多需要另外行气管造口。一般用于缺损长度较长无法行袖状切除,而宽度一般<气管环周的1/2。③偶尔碰到极少范围侵犯,可以局限切除,局部拉拢缝合。

(3)广泛侵犯,切除后缺损较大者采用:①游离复合自体组织瓣修复等技术进行缺损修补;②直接行喉旷置和远端气管造口术,以待二期重建(如局部皮肤转瓣修复)。

(4)对确实无法切除、有窒息或明显咯血症状时,可行气管支架置入、气管切开造口等。手术后应评估气道通畅情况及吻合口是否满意。一般待拔除气管插管后再由监护病房转回,尽量避免延迟拔管和机械通气。若气道有暂时性不畅,可考虑行气管切开,切开处应远离吻合口以免影响吻合口血液供应。术后行雾化吸入治疗可缓解气管痉挛,减少呼吸道分泌物,减轻炎性反应。术后保持引流通畅,常规抗感染治疗。咳痰困难时定期吸痰和拍背,严重时仍须行气管切开。

局部晚期甲状腺癌或部分中央区转移淋巴结可侵犯食管,尤其是左侧,常同时伴有喉返神经侵犯或气管侵犯。侵犯食管后可逐渐发展引起吞咽困难、消化道出血,推荐行手术切除。术前常规留置胃管有助于术中辨认食管。多数情况下仅侵犯食管肌层,少数情况下侵犯深达食管黏膜。

(1)仅侵犯肌层时,可以局限切除后将食管肌层缝合;如肌层侵犯范围较广,切除后可用胸锁乳突肌瓣覆盖修复。

(2)局限侵犯食管全层,不超过半周,也可全层切除,无张力分层横行缝合。

(3)食管半周至全周受侵时,则需要行节段切除,切除后形成的环周缺损可以选择多种皮瓣一期修复。大的缺损需要游离空肠代食管,甚至采用胃上提术式。具体选用何种术式个体化修复,取决于局部组织和血管条件,以及修复团队的经验和偏好。对于确实无法切除合并吞咽困难的患者,可行胃或空肠造口术。

食管由于血运较差,手术后容易发生食管瘘并发感染,腐蚀颈部大血管,导致大出血危及生命,需要颈部充分引流;禁食1~2周以上;术后常规抗感染治疗。常规行食管造影无食管瘘时可从流质、半流质逐渐过渡至软食。甲状腺癌侵犯喉下咽较少见,如为浅层浸润,可以局部切除;如浸润较深,可能需行半喉切除或喉次全切除术。

甲状腺癌侵犯颈内静脉壁,甚至癌栓形成,多可直接切除,但须保持对侧颈内静脉通畅。颈动脉侵犯少见,多为外膜累及,可以仔细剥除;对于动脉全层侵犯,切除后多须移植自体静脉或人工血管,注意术前认真评估脑供血情况和防止脑梗死致偏瘫。局部晚期甲状腺癌广泛侵犯皮肤肌肉,切除后,建议可用游离或不游离的带蒂肌皮瓣等修补充填,以保护颈部重要器官。甲状腺癌原发灶可能侵犯上纵隔血管,或上纵隔存在明显淋巴结转移,建议胸骨劈开手术。也可尝试腔镜辅助下纵隔淋巴结清扫。

第七节　并发症

87.甲状腺癌根治术可能出现哪些相关神经的损伤及其处理?

甲状腺癌根治术手术区域最容易损伤的神经包括喉返神经及喉上神经。

1.喉返神经的损伤

单侧喉返神经损伤主要表现为声嘶及发声无力,双侧喉返神经损伤可并发严重的呼吸困难。临床处理如下。

(1)术中处理　如今直视下显露喉返神经主干及分支,保护喉返神经解剖完整性以降低术后声带麻痹发生率,成为甲状腺手术中喉返神经保护的金标准。喉返神经的位置及分支有诸多变异,肉眼识别喉返神经,应借助解剖标志寻找,留意神经变异,分清解剖层次,保持术野清洁,个体化分析喉返神经可能出现的走行变化,如巨大肿瘤压迫推移、甲状腺癌腺体外侵犯及再次手术解剖层次改变、瘢痕粘连等导致的喉返神经位置改变。甲状腺下极下方气管食管沟和甲状腺上极背侧喉返神经入喉处是常见的解剖标志。解剖喉返神经动作应轻柔,避免用力牵拉神经,应特别注意喉返神经及其分支的解剖变异,保护并勿过度解剖喉返神经平面以下组织及滋养喉返神经的细小血管。在处理邻近神经的血管时应避免热损伤,可使用蚊式钳钳夹离断结扎或双极电凝离断。应避免使用吸引器直接吸引神经引起神经水肿等钝性损伤。组织病理学证实喉返神经的牵拉伤主要是神经外膜和神经束膜改变,神经内膜结构(包括髓鞘和轴突)完好,而热损伤多伤及神经内膜甚至髓鞘。故神经牵拉伤后功能恢复较热损伤快。术中喉返神经医源性横断损伤后,应立即行一期神经端端吻合术,如缺损较大,无法端端吻合者可行桥接吻合或神经移植。复旦大学最新有研究报道将右侧迷走神经喉返神经分支从锁骨下动脉下游离后,将右侧喉返神经转变成非返性神经来获取足够的游离神经再进行无张力端端吻合。因肿瘤侵犯致神经无功能而行神经切除者,单侧可不修复,也可行神经移植。对于肿瘤侵犯神经浅表的情况下,被侵犯的喉返神经功能仍存在,可行削除或部分神经鞘膜切除,以最大限度保护喉返神经功能。

(2)喉返神经监测技术的应用　神经监测技术的实时动态监测喉返神经功能可协助识别与解离喉返神经,协助判断神经功能完整性,协助分析神经的损伤机制,协助识别罕见的神经变异,有效降低喉返神经损伤风险。

(3)其他　术前术后喉镜评估声带功能,声带麻痹的保守治疗(药物治疗、发音训练)和声带外科修复(声带内移、声带外展)等方法。患者功能恢复的诉求和心理预期以及麻痹声带功能恢复与否的动态依据是决定外科修复的三大要素。

3. 喉上神经的损伤

喉上神经内支支配感觉,损伤后可造成饮水呛咳,误吞误咽。喉上神经外支支配环甲肌运动,损伤后可造成声音低钝、音调降低。

临床处理:喉上神经内支因位置较高,在甲状腺手术中损伤并不多见,损伤一般只发生在甲状腺上极过高或较大甲状腺上极肿瘤者。与甲状腺手术相关的主要是外支损伤,原因为在处理甲状腺上极时,结扎甲状腺上极过高或大块结扎上极等。在甲状腺手术中是否需要常规显露喉上神经,目前仍存有争议。有学者认为喉上神经外支与甲状腺上动脉关系密切,变异较多,在缺乏精确定位指导下的解剖显露本身有误伤神经的可能,可采用紧贴被膜结扎甲状腺上极血管,不常规识别喉上神经外支的区域保护法。有学者建议甲状腺手术中常规显露喉上神经,采用结扎甲状腺上极血管前常规肉眼识别显露喉上神经外支保护法。笔者方静认为,在处理甲状腺上极时,不提倡大块结扎上极,应暴露充分,精细解剖甲状腺上极血管前后支,同时在环甲间隙仔细辨认喉上神经外支,可使用神经监测辅助识别。在喉上神经外支下方进行甲状腺上极血管的离断及结扎。因存在解剖变异,未识别出喉上神经外支者,可紧贴甲状腺上极逐支结扎甲状腺上极血管,确保结扎处无可疑神经组织。

88. 甲状旁腺功能保护有何新进展?

甲状旁腺功能保护在甲状腺手术中是非常重要的,因为甲状旁腺功能减退症导致的低钙血症可引起一系列临床症状,严重时甚至会危及生命。近年来,关于甲状旁腺的识别和功能保护的研究一直在进行,并取得了一些新的进展。

1. 甲状旁腺的常用显影及光学定位技术

(1)纳米炭甲状旁腺负显影技术　纳米炭混悬液主要成分为直径 150 nm 的纳米炭颗粒,纳米碳颗粒直径小于毛细淋巴管内皮细胞间隙,又大于毛细血管内皮细胞间隙,可通过淋巴管而不能通过毛细血管,而甲状旁腺中几乎没有淋巴管,因此将纳米炭注射至甲状腺可导致甲状腺与引流淋巴结变暗,而甲状旁腺无变化,呈负显影。目前临床上还有示踪用盐酸米托蒽醌注射液具有类似作用。

(2)吲哚菁绿(indocyanine green,ICG)血管造影　ICG 是一种无毒、无放射性的惰性、水溶性造影剂,可与血浆蛋白结合并停留在血管内。在近红外光下,ICG 会发出荧光,具有较强的穿透作用,使深层的血管或组织显影,而甲状旁腺是高度血管化的器官,ICG 可提供实时的甲状旁腺血管造影信息,并评估术后其灌注与功能情况,ICG 半衰期很短,术中可重复使用。然而,现阶段 ICG 荧光定位甲状旁腺有一定局限性,如 ICG 剂量与效应关系、给药时间、出血后荧光"污染"术野等情况。

(3)近红外自体荧光显影(NIRAF)　甲状旁腺在近红外光下表现出比周围组织强得多的自发荧光特性,具有实时性与无标记性,可作为无创性"光学活检",但这种特性不受甲状旁腺血供的影响,无法判断甲状旁腺血供及其活性信息。NIRAF 作为一种非侵入性、实时、自动、免造影剂、可重复的体内甲状旁腺检测方法,有很好的应用前景。不足之处在于成本较高,现阶段难以推广。国内相关研究尚处于起步阶段。

（4）激光散斑对比成像（LSCI）　激光散斑是一种光学干涉现象，对微血管血流相当敏感，能够采集血流的时空参数，检测区域血流的分布。在甲状腺手术中，LSCI可早于肉眼识别甲状旁腺颜色改变，判断甲状旁腺血供状态。LSCI有望作为一种实时、无造影剂、客观的方法，帮助减少甲状腺手术后的甲状旁腺功能减退症。然而，LSCI易受运动的干扰，如患者的呼吸等。目前国内外相关研究较少，还需要临床进一步探索。

（5）光学相干断层成像（OCT）　OCT的工作原理与超声相似，但使用的是光而非超声波，是一种非接触、无创、分辨率达微米级别的断层成像技术。一项基于16例患者248张OCT图像的体外分析研究表明，识别甲状旁腺的准确率达到99.21%。然而，OCT能区分甲状旁腺、甲状腺和脂肪组织，但对于甲状旁腺与淋巴结易混淆。且目前体内研究较少，在活体应用中，血液流动状态、呼吸、心率等可以影响OCT成像状态，故现阶段OCT对于术中甲状旁腺识别的作用有限。

2. 组织学检测

甲状旁腺组织中甲状旁腺激素（PTH）水平明显高于周围组织及血液，且呈悬崖状分布，因此，术中可通过细针穿刺法或组织匀浆法获取组织洗脱液，利用胶体金免疫层析试纸或荧光免疫层析试纸等方法快速检测组织洗脱液中PTH水平，从而有效识别甲状旁腺。

3. 甲状旁腺自体移植

对于甲状腺术中误切的甲状旁腺，及时自体移植是主要补救措施。目前最常移植的部位为胸锁乳突肌，因其已暴露在术区，且高度血管化，是安全且容易操作的部位。移植方法主要包括颗粒包埋法与匀浆注射法。

89. 如何预防及处理淋巴漏？

颈部手术后的淋巴漏属于较严重的手术并发症之一，它一般多发生在侧颈淋巴结清扫术后，极少数也发生于中央区淋巴结清扫术后。结合笔者的临床经验，以下是预防和处理淋巴漏的一些建议。

1. 预防性措施

手术规划和技术：熟悉淋巴管解剖、操作轻柔细致、关键部位确切结扎是预防淋巴漏的关键。淋巴导管的损伤多发生于锁骨上颈静脉角区域，在此区域行淋巴结清扫时，应熟悉解剖，谨慎使用高能量器械，对胸导管或右淋巴导管等部位及周围组织应采用钳夹、结扎（图5-7-1）。传统做法多采用钳夹缝扎的方法，但存在缝扎不确切以及缝合针刺破淋巴管的可能。对于术中发现淋巴漏，行颈内静脉角淋巴管结扎或缝合不够确切时，可采用生物蛋白胶封闭、可吸收明胶海绵填塞或局部转移肌瓣等方法。手术结束前应对术区再次检查，观察有无透明发亮液体积聚，可在麻醉医师的配合下增加患者胸膜腔内压，观察有无淋巴液漏出。放置创面引流管时应与颈内静脉角保持一定距离，避免引流管过分接近胸导管、右淋巴导管及其分支。

在甲状腺癌中央区淋巴结清扫时，如果存在淋巴管变异情况，也会出现淋巴漏，尽管很少见。清扫结束时仍然需要仔细检查创面，防止变异淋巴管淋巴漏的发生（图5-7-2和图5-7-3）。

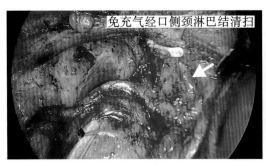

图 5-7-1 经口左侧侧颈淋巴结清扫术中显露胸导管(箭头),附近的组织用血管夹夹闭,避免淋巴漏

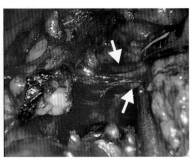

图 5-7-2 一例经口腔镜左侧中央区淋巴结清扫患者中央区淋巴管异常丰富(箭头),予以钳夹封闭

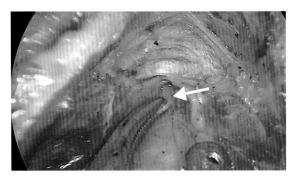

图 5-7-3 一例罕见病例,甲状腺手术胸骨上凹淋巴管变异,术中发现淋巴漏(箭头)

2. 淋巴漏的处理

(1) 饮食控制及营养支持 确诊淋巴漏发生后,应给予高热量、高蛋白、低钠、低脂饮食甚至无脂饮食,必要时给予静脉营养支持,保证患者术后恢复所需营养及水、电解质。食物中宜仅含中链甘油三酯,直接经门静脉吸收,减少胸导管乳糜液量。严重的病例可禁食,改为全静脉营养支持,因禁食可让胃肠道充分休息,大大减少淋巴液的产生和丢失,有助于淋巴管的瘘口愈合。研究发现,应用生长抑素或其类似物(奥曲肽等)可用于治疗淋巴漏,其机制可能是生长抑素可抑制多种胃肠道激素的释放和消化液的分泌,抑制肠道吸收,减少淋巴液的形成和漏出。

(2) 保持引流通畅 术区有效的引流对于治疗淋巴漏十分重要,对于轻度的淋巴漏,往往经单纯引流、术区加压包扎及饮食调整就可达到治愈的目的。

(3) 外加压 将棉球或纱布压迫于锁骨上窝的颈静脉角处,再用阔胶布或绷带外加压。

(4) 腔内药物注射 如50%的葡萄糖液、复方泛影葡胺等。机制有以下几点:高渗溶液使组织脱水,减少组织液的渗出,进而减少淋巴液渗出;直接堵塞淋巴管;与周围组织形成无菌性炎性反应,促进组织粘连;进入淋巴管,损伤其内皮细胞,使淋巴管硬化、狭窄。但是甲状腺癌再次手术率较其他恶性肿瘤高,使用腔内药物注射治疗,可引起局部组织广泛粘连,导致正常解剖关系改变,给再次手术带来极大困难,并容易遗漏转移病灶,因此,使用药物注射治疗甲状腺癌术后乳糜漏应慎重。

(5)手术治疗　再次手术的时间仍存在较大争议,吴高松等认为淋巴管有自愈倾向,即使引流量大于 500 mL/d,也可以尝试保守治疗,尽量避免再次手术,且少数患者术中可能因为局部组织粘连、水肿、质脆,无法找到明显的瘘口。多数学者认为引流量超过 500~1000 mL/d,保守治疗病程超过 1 周,或者已经出现严重营养不良和电解质紊乱等并发症,需要积极手术治疗。术前进食牛奶以利于手术探查瘘口,找到瘘口后重新缝扎。如未发现瘘口,可依据胸导管解剖位置予以缝扎并给予医用凝胶局部封闭。顽固严重的乳糜漏或并发乳糜胸可通过胸腔镜结扎胸导管。

90. 腔镜手术可能出现哪些意外、并发症及如何处理?

腔镜甲状腺手术是一种通过小切口和腔镜器械进行的美容手术技术,用于甲状腺手术。目前腔镜甲状腺手术各种入路,百花齐放。腔镜甲状腺手术入路常见的有经口腔前庭、经胸乳、经腋窝、经颏下、经耳后、经锁骨下或联合入路等等,空间维持方法为充气型、免充气型及混合型。尽管腔镜甲状腺手术具有许多优势,如隐蔽的伤口和更好的美容效果,但仍然有一些特有的意外和并发症。以下是腔镜甲状腺手术可能出现的一些常见意外和并发症及其处理方法。

(1)CO_2 相关并发症(高碳酸血症、皮下气肿和纵隔气肿、气体栓塞等)　充气甲状腺手术可能会出现 CO_2 相关并发症,严重者可致空气栓塞危及生命。特别是对于初学者,在建腔过程中,因层次把握不清,容易损伤浅静脉致出血,从而增加 CO_2 气体栓塞的风险。空间维持过程中为了保持空间的张力及镜头的清晰,需要高流量的 CO_2 气腹,并保持一定的气体压力。气体在体内潴留入血可致高碳酸血症,严重者可导致呼吸性酸中毒。CO_2 的注入压力过高可造成广泛而严重的皮下气肿,甚至纵隔气肿,影响呼吸和循环功能。降低此类并发症发生率的方法为避免过高的 CO_2 灌注压。当然,完全避免此类并发症的方法则为开展免充气腔镜甲状腺手术。

(2)皮肤损伤　主要包括皮肤瘀斑、皮肤锐器伤及皮肤热电灼伤。腔镜空间的建立应在颈胸部皮下的潜在间隙,即颈部在颈阔肌与颈前带状肌及胸锁乳突肌之间,胸部在胸大肌筋膜浅面。层次过浅,可导致皮肤瘀斑,严重者出现皮肤烫伤甚至破损。层次过深,易损伤血管致出血(图 5-7-4)。预防此类并发症的关键是对层次的掌握,经口入路建腔的层次有 2 种:①沿着颈深筋膜浅层建腔,以颈阔肌为解剖标记,在颈阔肌下游离,这种层次可以保留颈前静脉,层次观赏性好,不易出血,但是,对于初学者不容易掌握层次的深浅,容易导致皮瓣损伤;②沿着颈前带状肌筋膜建腔,这种层次较深,紧贴肌肉,不容易损伤皮瓣,适合于初学者,但是可能需要离断颈前静脉,此外,视野偏红,观赏性差。在经口入路中,还可能存在 Trocar 放置过程中皮肤锐性损伤。在经口入路置入 Trocar 时,应紧贴下颌骨面,依靠手腕的力量,转动前进,切忌暴力推进,以免 Trocar 直接刺穿下颌下皮肤。对于锐器损伤,一期缝合切口即可。

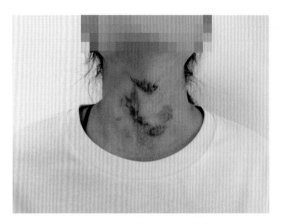

图5-7-4 一例经口腔镜手术皮瓣损伤,教训深刻

(3)术后出血 相对于开放手术,腔镜手术由于建腔范围大,术后出血不容易压迫气管导致窒息。如果二次手术仍然采用腔镜进行止血,由于腔镜手术准备过程烦琐、时间长,对于活动性大出血不合适,建议直接转开放手术,争取时间。对于出血量中等,可以采用二次腔镜下止血,但是,腔镜下清除血凝块比开放手术困难。对于少量的出血,分析出血部位采取局部加压的方法较适合。腔镜甲状腺手术术后出血大部分由颈前静脉损伤引起,因此手术结束时需要仔细检查颈前静脉,确保万无一失。此外,经胸入路观察孔隧道较粗,在穿刺的过程中容易损伤血管导致出血,术毕时,也需要仔细检查(图5-7-5)。

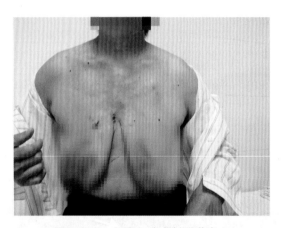

图5-7-5 经胸入路穿刺隧道出血

(4)颏神经损伤 颏神经损伤是经口入路甲状腺手术特有的并发症,主要表现为下唇部皮肤感觉麻木不适,多为挫伤,3~6个月能自行恢复,无须特殊处理,少数为横断伤,无法恢复感觉功能。笔者中心的经验为将两侧操作孔切口设计位于两侧第一前磨牙颊黏膜附近处,平行于唇线靠近口角唇侧。平行于唇线的切口与口轮匝肌肌纤维方向一致,可减少对口轮匝肌的损伤,亦不容易在术中撕裂。两侧切口靠近口角唇侧可减少对颏神经的损伤,同时也为两个操作器械提供了更大的角度和空间,减少器械间碰撞,避免筷子效应(图5-7-6)。

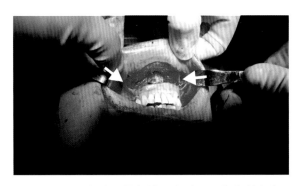

图 5-7-6 主动显露颏神经有助于了解颏神经解剖,避免损伤

(5)肿瘤种植 主要是因为术中肿瘤包膜撕裂,或取标本过程中标本袋破裂。预防该并发症的关键是手术操作严格遵守无瘤原则,进行甲状腺及区域淋巴结的整块切除术。标本体积过大时,要适当拓宽隧道,以免标本袋破裂。术后常规使用 1000 mL 蒸馏水冲洗术腔。

(6)喉返神经损伤 喉返神经损伤是甲状腺手术中最常见的并发症,与开放甲状腺手术相比,腔镜甲状腺手术下视野及视线不同,喉返神经的暴露及保护对术者的经验及手术技巧要求较高;但由于腔镜有明显放大作用,对于技术完善的医生,合理使用 IONM 技术后,喉返神经损伤发生率并不一定高于开放甲状腺手术。由于不同入路腔镜手术显露喉返神经的角度不同,在喉返神经保护方面存在差异。胸乳入路与腋窝入路腔镜手术显露喉返神经的角度与开放手术基本相同,一般都是从甲状腺下极喉返神经主干处进行神经的探查。经口入路则有所不同,因为属于头尾角度进行手术,需要逆向寻找喉返神经,也就是在神经入喉点寻找。神经入喉点可能存在喉返神经喉外分支的变异,首先找到的不一定就是神经主干,可能是喉返神经后支,如果此时离断 Berry 韧带,就有可能损伤喉返神经前支(图5-7-7)。笔者的经验为在经口入路甲状腺手术中,离断上极后,紧贴甲状腺被膜充分游离甲状腺,在入喉点处暴露喉返神经,解剖标志为环甲肌与咽下缩肌交界处,使用分离钳轻柔解剖,找到喉返神经后,自上而下撑开隧道,确保看清喉返神经主干走行后再进行 Berry 韧带离断,避免误伤喉返神经分支。

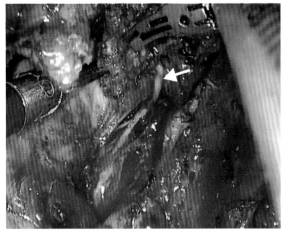

图 5-7-7 经口腔镜手术中,误将喉返神经后支认作主干,离断了喉返神经前支(箭头)

(7)喉上神经损伤　喉上神经外支的保护在甲状腺外科日益受到重视。对于喉上神经保护,笔者的经验是充分暴露甲状腺上极,仔细辨认喉上神经外支,可使用神经监测辅助识别,未识别出喉上神经者则采用规避法,紧贴腺体处理上极血管。在经口入路甲状腺术中,笔者常规离断部分带状肌以充分暴露上极,可获取最佳视野识别并保护喉上神经。

(8)甲状旁腺损伤　腔镜甲状腺手术中保护甲状旁腺的原则与开放手术相同,经口甲状腺手术中的旁腺保护的难点为下位甲状旁腺的识别与保护。笔者中心在腔镜观察孔中新增了腔镜吸引器,可辅助显露,有助于下位甲状旁腺的显露。据报道,目前有显微智能荧光内窥镜系统可用于腔镜甲状腺手术中,术中实现甲状旁腺自体荧光显影,期待其在临床的推广使用,有望减少甲状旁腺损伤概率。还有特殊器械是一种特制的拉钩(minilap),这种拉钩的直径约2.4 mm,十分纤细,可经皮肤直接插入,无须套管针,愈合后几乎无瘢痕,并且拉钩的尖端具有4种不同功能的钳口,腔镜手术中助手可用minilap轻轻将甲状旁腺拉离甲状腺,可减少超声刀对甲状旁腺的热损伤,有助于保护甲状旁腺。

(9)气管损伤　气管损伤是严重的并发症,处理不当可导致严重的颈部感染。在气管周围操作时,超声刀功能刀头在激发时应旋转并远离气管(图5-7-8)。气管误损伤后,若缺损不大,可腔镜下缝合,气管缝合建议顺应气管纵轴纵向缝合,如果缝合角度不好,必要时可再在颈部适当位置置入一枚Trocar,辅助操作。如无法在腔镜下缝合的,要果断中转开放,防止发生严重的感染。气管损伤修补后需要应用抗生素预防颈部感染,放置引流管通畅引流,引流管放置时间建议大于一周,因为少数患者可能存在迟发性气管瘘。如果术中未发现气管损伤,术后出现气管瘘,这种情况瘘口一般较小,可采用保守的治疗措施,需要确保引流管引流通畅,避免局部积液感染,全身应用抗生素、化痰,局部加压包扎,大部分患者可以保守治疗成功。

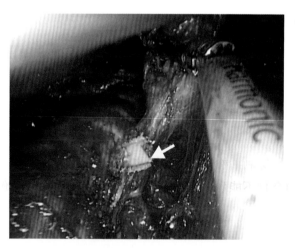

图5-7-8　经口腔镜术中损伤右侧气管壁(箭头),
超声刀使用不当

第八节 甲状腺结节的介入治疗

91. 甲状腺结节的介入治疗包括哪些方法?

甲状腺结节是发病率较高的疾病之一,超声引导下对甲状腺结节进行微创治疗具有创伤小、可重复性高、费用低等优势,目前在临床上取得了较好的疗效。其中,硬化治疗和热消融治疗是临床中最常用的微创治疗方法。超声引导下硬化治疗主要用于以囊性成分为主的甲状腺良性结节,其治疗原理是使用硬化剂破坏囊壁细胞的分泌功能,从而使囊壁闭合,达到治疗的目的。目前临床常规使用的硬化剂为无水乙醇、聚桂醇或两者联合使用。甲状腺结节的硬化治疗并发症较少,主要包括疼痛、发热、醉酒感以及出血,部分患者可因酒精外渗造成较严重的并发症。

超声引导下热消融技术主要包括射频消融、微波消融、激光消融等,其主要原理是利用热量使肿瘤组织发生凝固性坏死和细胞凋亡,通过机体的免疫系统清除吸收,实现局部灭活病灶的治疗效果。微波消融主要用于甲状腺良性结节、甲状腺腺瘤,而射频消融主要用于甲状腺微小乳头状癌及甲状腺乳头状癌术后局部淋巴结转移,且射频针的针尖更锐利,便于操作者使用。微波消融、激光消融和射频消融的并发症类似,包括颈部皮下血肿、发热、严重的疼痛、声音改变、皮肤灼伤、水肿和甲减。

92. 甲状腺结节消融治疗的适应证和禁忌证有哪些?

1. 甲状腺良性结节消融的适应证

(1)超声提示良性,细针穿刺活检证实为良性的结节。

(2)经评估,患者自身条件不能耐受外科手术治疗或患者主观意愿拒绝外科手术治疗的。

(3)同时满足条件(1)(2),再满足以下条件之一:①结节明显增长(1年内体积增大50%以上,或至少有2条径线增加超过20%或超过2 mm);②患者存在与结节明显相关的自觉症状(如异物感、颈部不适或疼痛);③结节明显外凸影响美观并要求治疗;④患者思想顾虑过重影响正常生活而拒绝临床观察;⑤自主功能性结节引起甲亢症状。

2. 甲状腺良性结节消融的禁忌证

(1)巨大胸骨后甲状腺肿或大部分甲状腺结节位于胸骨后方(相对禁忌,分次消融可考虑)。

(2)甲状腺内存在粗大钙化灶。

(3)病灶对侧声带功能不正常。

（4）严重凝血机制障碍。

（5）严重心肺疾病。

3. 根据 WHO 甲状腺肿瘤分类

甲状腺良性结节包括：①滤泡结节性病变，超声多表现为中等或中高回声，形态规则、边界清晰，内见裂隙样或片状无回声区，彩色多普勒显示结节周边或实性成分内可探及血流信号；②滤泡腺瘤，超声多表现为实性中高或高回声，形态规则、边界清晰，边缘可见均匀的低回声晕环，彩色多普勒显示结节周边、内部可探及血流信号。两者需通过细针穿刺活检的病理结果进行鉴别。

4. 甲状腺囊性结节的硬化治疗

超声引导下硬化治疗，又称化学消融，主要用于以囊性成分为主的甲状腺良性结节，其治疗原理是使用硬化剂破坏囊壁细胞的分泌功能，从而使囊壁闭合，达到治疗的目的。目前临床常规使用的硬化剂为无水乙醇、聚桂醇或两者联合使用。甲状腺结节的硬化治疗并发症较少，主要包括疼痛、发热、醉酒感以及出血，部分患者可因乙醇外渗造成较严重的并发症。

适应证：①囊性成分占 50% 以上及囊腔最大径线大于 2 cm 的囊性结节；②病史在 3 个月以上（其间复查囊腔变大或未见明显缩小）；③病史短暂但结节疼痛、有压迫症状和/或影响美观。

禁忌证：①超声检查显示囊内存在富血供乳头状结节及微钙化等疑为恶性病变的成分，并被细针抽吸活检所证实为恶性；②甲状腺癌病史；③乙醇过敏史。

5. 甲状腺恶性结节消融的适应证

（1）非病理学高危亚型（如高细胞、岛状细胞、柱状细胞癌）。

（2）超声提示单发可疑结节，最大径≤1 cm。

（3）结节内部无粗大钙化。

（4）肿瘤未侵犯甲状腺被膜。

（5）无淋巴结或远处转移证据。

（6）无甲状腺癌家族史，无青少年或童年时期颈部放射暴露史。

（7）经评估患者自身条件不能耐受外科手术治疗或患者主观拒绝外科手术治疗。

（8）患者思想顾虑过重影响正常生活且拒绝临床观察（患者要求微创介入治疗）。

6. 甲状腺恶性结节消融的禁忌证

（1）发现颈部淋巴结转移或远处转移。

（2）存在严重出血倾向的凝血机制障碍或正在服用抗凝药物。

（3）严重心、肺疾病，肝、肾功能衰竭。

（4）意识障碍或颈部伸展障碍不能耐受热消融治疗。

（5）甲状腺微小癌内存在粗大钙化灶。

（6）穿刺活检显示另一种癌或与其他甲状腺恶性肿瘤并存，如髓样癌。

（7）妊娠。

（8）病理高危亚型的甲状腺微小乳头状癌，如高细胞、岛状细胞、柱状细胞癌。

（9）体内有心脏起搏器或金属支架等植入物，不行单极射频消融。

7. 复发性甲状腺癌的热消融治疗

甲状腺癌术后复发灶或术后淋巴结转移,患者自身条件不能耐受/不愿意外科手术治疗,或者¹³¹I治疗效果不佳,要求微创介入治疗。

93. 甲状腺结节热消融治疗前需要做哪些术前评估与准备?

(1)详细询问病史,有心脑血管疾病、糖尿病、严重高血压、甲亢等应先给予相应治疗,有手术史及过敏史等需严格把握禁忌证。

(2)术前检查血常规、血型、凝血功能、传染病筛查、甲状腺功能、甲状旁腺激素、生化、肿瘤标记物(降钙素原)、胸片、心电图、喉镜等,消融目标结节需进行超声造影和穿刺活检。

(3)充分告知患者或其法定代理人患者的疾病情况、治疗目的、治疗风险、当前治疗现状和替代治疗方法,并于术前签署知情同意书。

(4)行局麻镇痛,必要时静脉麻醉,以便患者更好配合。

(5)可指导患者练习屏气动作,以配合手术。

(6)建立静脉通路,方便静脉给药。

(7)备齐穿刺用品、急救药品及用物:包括无菌穿刺包、消毒手套、2%利多卡因、穿刺针具、生理盐水、肾上腺素、气管插管、凝血酶等。

94. 甲状腺结节热消融的操作流程有哪些?

(1)建立静脉通路,连接心电监护。

(2)患者处于头部伸展的姿势,常规消毒铺巾,根据病灶的位置,超声引导下在皮下组织间隙及甲状腺前被膜周围行局部浸润麻醉。

(3)超声引导下经皮穿刺,在甲状腺腺体周围注射隔离液,以保护甲状腺周围颈动脉、食管、甲状旁腺及喉返神经等相邻脏器和组织免受损伤。

(4)一般使用功率为20~30 W的射频消融仪对甲状腺微小乳头状癌进行射消融治疗,使用功率为35~40 W的射频消融仪或微波消融仪对体积较大的甲状腺良性结节进行消融。消融次数由操作者根据结节的大小、位置以及消融效果动态调整。

(5)术后进行超声造影对即刻消融范围进行评估,经患者左侧肘正中静脉团注法推入超声造影剂,生理盐水冲管,超声造影显示消融区域无造影剂进入,呈无增强,提示消融有效

(6)术后确认患者生命体征平稳、发音正常、无嘶哑,超声显示消融区域无出血,休息2 h后患者安返。

95. 甲状腺结节热消融的哪些技术要领能体现个体化治疗策略?

(1)固定消融技术与移动消融技术　固定消融技术是将消融针直接刺入结节中央位置,消融开

始后可见围绕针尖出现组织气化形成的高回声,当高回声图像覆盖整个结节区域时结束消融。对于体积较大或不规则的肿瘤,可采取多点进针,使整个结节被消融范围覆盖。但使用固定消融技术常因治疗时间和所用能量的不同而导致结节及其周围组织治疗不足或过度治疗,因而建议采用移动消融技术。移动消融是将结节划分成多个小的单元,由深至浅逐步消融,此过程可有效避免消融后的高回声对声窗的限制,进而能够扩大消融范围,达到完全消融的目的。

(2)液体隔离技术　液体隔离带是人为地在结节与周围重要结构间注入隔离液形成的保护屏障,可避免对重要结构造成不必要的热损伤和机械损伤。隔离液多选择生理盐水。为了保证手术全程拥有足够量的隔离液,可将穿刺针留置在病灶周围,以进行隔离液的持续注入。

(3)血管消融技术　对于血供丰富的结节,可先通过彩色多普勒超声评估结节血供分布。在处理结节血管结构时,可先寻找到结节的供血动脉进行消融,然后再处理结节边缘部位的引流静脉,从而避免血管造成的热沉效应,提高消融疗效,减少结节边缘再生,而且可降低手术过程中的出血风险。

(4)经峡部消融技术　经峡部消融具有如下优势:首先,消融针经峡部到达目标结节,操作者能够实施监测针尖在危险三角区域的位置,进而有效控制热沉效应对喉返神经的损伤;其次,靶结节和电极插入部位之间的正常峡部实质可防止热消融液体渗漏到甲状腺周围区而导致的疼痛;最后,通过峡部手术,即使患者说话或咳嗽,电极的位置也能保持稳定。

(5)分次消融技术　对于结节体积较大,单次消融无法耐受的患者,选择分次进行消融。

另外,在消融过程中患者如出现声音嘶哑,应即刻终止消融,后期根据喉镜评估结果行二次消融治疗。

(6)联合消融技术　对于甲状腺囊性结节及以囊性为主的囊实性结节,可先采用无水乙醇硬化治疗,再行热消融治疗。而针对大体积实性结节,采用无水乙醇联合热消融治疗,可提高热消融的有效性,减少并发症,同时可提高患者的耐受性。必要时采取液体隔离,巨大结节首次消融安全部位时无须液体隔离。

96. 甲状腺结节热消融有哪些并发症?

(1)喉返神经损伤　消融前喉镜检查若提示一侧声带麻痹,不建议进行消融治疗。在消融过程中,声音嘶哑如发生在首次消融一侧时,应即刻终止。后期根据喉镜评估结果行二次消融治疗。术后若出现声音嘶哑,推荐使用营养神经的药物。

(2)喉上神经损伤　出现饮水呛咳推荐使用维生素类药物治疗。

(3)甲状旁腺损伤　个别患者出现双手虎口区皮肤麻木,复查血钙及血 PTH 并无变化,一般无须处理。如出现血钙降低或 PTH 降低,可以补充钙剂和骨化三醇。

(4)甲状腺危象　发生率极低,如遇甲状腺危象发生,应以丙硫氧嘧啶、大剂量糖皮质激素和复方碘溶液治疗。心率过快可以使用较大剂量的β肾上腺素受体阻滞剂。

(5)气管受压　常规准备一次性气管插管,插管困难者可考虑气管切开术。

(6)局部出血　术前凝血功能差、血小板低或长期服用抗凝/抗血小板药物的患者暂不行消融治疗。消融术中小血管出血可采用超声探头压迫数分钟,必要时应对可疑出血部位进行消融止血。

对大血管的误损伤出血,先行压迫止血,如不能有效控制,及时外科手术止血。

(7)颈部软组织水肿　一般在48 h左右明显吸收,必要时可以硫酸镁湿敷。

(8)感染　消融部位出现红肿热痛、白细胞升高,应及时给予抗菌药物、伤口换药,形成脓肿者,早日穿刺引流。

97. 甲状腺结节热消融术后管理包括哪些内容?

(1)即刻疗效评估。消融后进行超声造影对即刻消融范围进行评估,观察消融病灶热毁损范围,以发现残余病灶,及时补充消融。

(2)甲状腺良性结节热消融疗效评估主要包括消融范围、体积缩小率[(治疗前体积−随访时体积)/治疗前体积×100%]、症状评分及美容评分,当灰阶超声对消融病灶显示欠清时,可结合超声造影评估消融范围、消融区域周边内部的血供情况以及是否出现复发。

(3)甲状腺恶性结节射频消融治疗后需定期复查超声,关注消融区域的变化,以及是否出现复发和颈部淋巴结转移,随着消融区域坏死组织的吸收,消融区域体积逐渐缩小、边缘逐渐模糊,此时结合超声造影检查能更清晰地观察消融范围和消融区域的血供情况。

(4)记录相关并发症及其治疗、恢复情况。甲状腺结节消融患者随访时需检测甲状腺功能指标,包括游离三碘甲腺原氨酸(FT$_3$)、游离甲状腺素(FT$_4$)、促甲状腺激素(TSH)、甲状腺球蛋白(Tg)及甲状旁腺激素(PTH)等。

98. 如何正确客观认识颈部淋巴结的热消融治疗?

(1)颈部淋巴结热消融治疗的适应证　热消融可用于已行规范性外科手术切除及颈部淋巴结清扫术后出现的复发或转移淋巴结。这些患者已进行过至少一次颈部手术,术区解剖结构出现改变及粘连,存在手术风险大、难度高、患者不易接受二次手术等问题。另外,部分患者会出现[131]I治疗无效的情况,需要进一步局部外科手术或热消融处理。相较而言,热消融具有操作风险较小、难度较低等独特优势,使患者多了一种可靠的治疗选择。

(2)颈部淋巴结热消融治疗的禁忌证　首诊即存在颈部淋巴结转移者,热消融为绝对禁忌证。美国甲状腺协会等多个权威指南认为,对于首诊时即存在颈部淋巴结转移者,如仅有中央区淋巴结转移者,可行中央区淋巴结清扫;仅有侧颈部淋巴结转移者,在行侧颈部淋巴结清扫术的同时,可考虑同时行预防性单侧或双侧中央区淋巴结清扫术;同时存在中央区及侧颈部淋巴结转移者,需同时行中央区及侧颈部淋巴结清扫术。因此对于首诊即存在颈部淋巴结转移者,明确不适用于热消融治疗。

(3)颈部淋巴结热消融治疗的术前评估　术前对消融的淋巴结进行细针穿刺活检及穿刺洗脱液Tg检测。详细询问手术史、碘治疗病史,是否有心脑血管疾病、糖尿病、严重高血压、过敏史等。

(4)颈部淋巴结热消融治疗的技术要领　患者取仰卧位,充分暴露颈部。常规消毒铺巾,用2%

实用甲状腺疾病诊疗——甲状腺结节

利多卡因进行局部麻醉。0.9% NaCl 溶液 10～20 mL 制作隔离液,必要时注入以分离周围组织与转移性淋巴结,形成安全隔离区域。采用固定消融法并通过适当扩大消融区域达到局部根治;对于较大的转移性淋巴结,需酌情进行多点消融。热消融输出功率需从小到大逐步调节,具体需结合病灶大小、周边解剖等因素决定。当实时超声显示转移性淋巴结完全被强回声覆盖时消融完成。消融完成后可行超声造影检查,病灶无增强则表明消融完全。并发症的预防及处理同甲状腺结节消融。

(5)术后管理 消融后进行超声造影对即刻消融范围进行评估,观察淋巴结热毁损范围,以发现残余病灶,及时补充消融。治疗后需定期复查超声,关注消融区域的变化,以及是否出现其他部位的颈部淋巴结转移,结合超声造影检查能更清晰地观察消融范围和消融区域的血供情况。

记录相关并发症及其治疗、恢复情况。随访时需检测血清 Tg。

病例:甲状腺结节的硬化治疗

病史:患者,女性,54 岁,发现甲状腺左叶结节 3 年,近 6 个月结节体积逐渐增加,吞咽时出现颈部异物感,无甲状腺疾病家族史及放射线接触史。

超声声像图:甲状腺左叶结节占据左叶大部,大小约 4.3 cm×2.8 cm×2.0 cm,内以无回声为主,壁上可见中等回声,范围约 2.0 cm×1.1 cm,内部蜂窝状无回声(图 5-8-1A),CDFI:周边血流部分环绕,内部穿入规则血流信号(图 5-8-1B)。

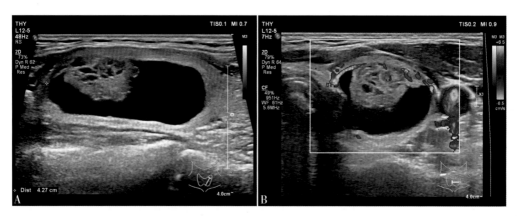

A.甲状腺左叶结节占据左叶大部,大小约 4.3 cm×2.8 cm×2.0 cm,内以无回声为主,壁上可见中等回声,范围约 2.0 cm×1.1 cm,内部蜂窝状无回声;B.CDFI:周边血流部分环绕,内部穿入规则血流信号。

图 5-8-1 甲状腺左叶结节超声声像图

超声造影:SonoVue 1.0 mL 肘静脉团注,该结节囊性成分无微泡进入,实性成分造影剂进入同周边实质,分布不均匀,内有小片状灌注缺损区,呈不均匀等增强,周边可见环状增强(图 5-8-2)。细针穿刺活检提示为良性滤泡性结节,无基因突变。

226

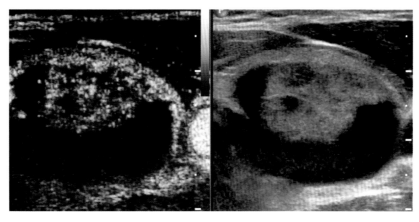

SonoVue 1.0 mL 肘静脉团注,该结节囊性成分无微泡进入,实性成分造影剂进入同
周边实质,分布不均匀,内有小片状灌注缺损区,呈不均匀等增强,周边可见环状增强。
细针穿刺活检提示为良性滤泡性结节,无基因突变。

图 5-8-2　甲状腺左叶结节超声造影

超声引导下硬化治疗:取 18G 活检针对甲状腺左叶囊实性结节进行穿刺,抽出褐色黏稠囊液8 mL
(图 5-8-3A),注入 8 mL 无水乙醇及生理盐水反复冲洗,保留无水乙醇液 2 mL(图 5-8-3B)。

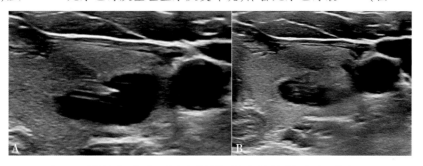

A. 取 18G 活检针对甲状腺左叶囊实性结节进行穿刺,抽出褐色黏稠囊液 8 mL;B. 注
入 8 mL 无水乙醇及生理盐水注射液反复冲洗,保留无水乙醇液 2 mL。

图 5-8-3　超声引导下硬化治疗

硬化治疗后6 个月复查:甲状腺左叶可见低回声,大小约 1.2 cm×0.7 cm×0.8 cm,边缘模糊,中
心呈中高回声(图 5-8-4A),CDFI:未见血流信号(图 5-8-4B)。体积缩小率约 97%。

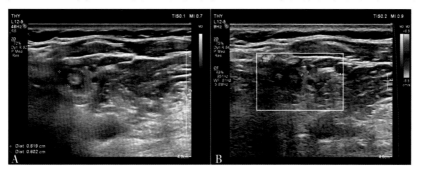

A. 甲状腺左叶可见低回声,大小约 1.2 cm×0.7 cm×0.8 cm,边缘模糊,中心呈中高回
声;B. CDFI:未见血流信号。体积缩小率约 97%。

图 5-8-4　硬化治疗后 6 个月复查

硬化治疗后 1 年复查:甲状腺左叶消融区域隐约可见低回声,大小约 0.1 cm×0.2 cm×0.3 cm,边缘模糊(图 5-8-5A),CDFI:边缘条状血流信号(图 5-8-5B)。体积缩小率接近 100%。

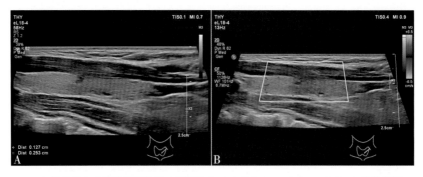

A.甲状腺左叶消融区域隐约可见低回声,大小约 0.1 cm×0.2 cm×0.3 cm,边缘模糊;

B.CDFI:边缘条状血流信号。体积缩小率接近 100%。

图 5-8-5 硬化治疗后 1 年复查

病例:甲状腺良性结节的热消融治疗

病史:患者,女,47 岁,体检发现甲状腺左叶结节 2 年,患者自觉颈部异物感,无声音嘶哑、吞咽困难等症状,无家族史及放射线接触史。

超声声像图:甲状腺左叶囊实性囊性为主结节,大小约 3.0 cm×2.2 cm×1.4 cm,形态规则,边界清晰,边缘可见中等回声(图 5-8-6A),CDFI:中等回声内可见条状血流信号(图 5-8-6B)。细针穿刺活检提示为良性滤泡性结节,无基因突变。

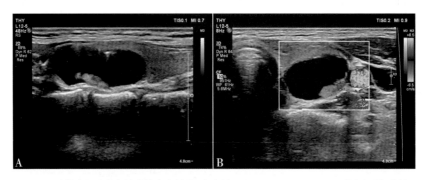

A.甲状腺左叶囊实性囊性为主结节,大小约 3.0 cm×2.2 cm×1.4 cm,形态规则,边界清晰,边缘可见中等回声;B.CDFI:中等回声内可见条状血流信号。细针穿刺活检提示为良性滤泡性结节,无基因突变。

图 5-8-6 甲状腺左叶结节超声声像图

超声引导下射频消融治疗:取 18 G 活检针对甲状腺左叶囊实性结节穿刺,注入生理盐水冲洗,将内部无回声抽出,为淡红色血性黏稠液体 5 mL,结节迅速缩小(图 5-8-7A)。于甲状腺左叶被膜下、气管前方及左侧注射隔离液,功率 30 W,消融时间 20 min(图 5-8-7B)。消融后超声造影(SonoVue 1.0 mL 肘静脉团注)提示消融区域无微泡进入,呈无增强,消融范围约 2.3 cm×2.0 cm×1.5 cm(图 5-8-7C)。

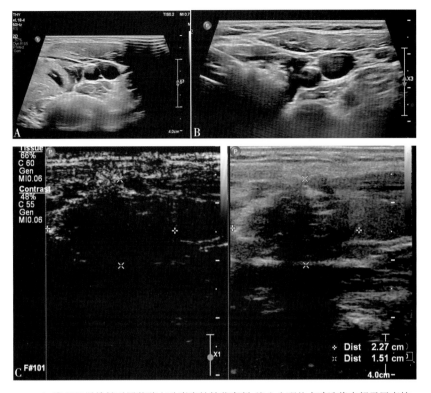

　　A.取18G活检针对甲状腺左叶囊实性结节穿刺,注入生理盐水冲洗将内部无回声抽出,为淡红色血性黏稠液体5 mL,结节迅速缩小;B.于甲状腺左叶被膜下、气管前方及左侧注射隔离液,功率30 W,消融时间20 min;C.消融后超声造影(SonoVue 1.0 mL肘静脉团注)提示消融区域无微泡进入,呈无增强,消融范围约2.3 cm×2.0 cm×1.5 cm。

图5-8-7　超声引导下射频消融治疗

　　射频消融治疗后1周复查:甲状腺左叶消融区域呈低回声,大小约2.5 cm×1.1 cm×1.1 cm(体积缩小率约56%),边界清晰,内回声不均,可见条状强回声(图5-8-8A),CDFI:未见血流信号(图5-8-8B)。

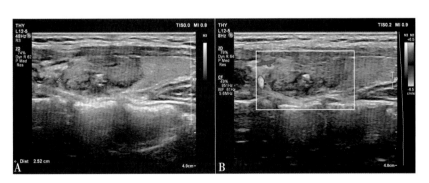

　　A.甲状腺左叶消融区域呈低回声,大小约2.5 cm×1.1 cm×1.1 cm(体积缩小率约56%),边界清晰,内回声不均,可见条状强回声;B.CDFI:未见血流信号。

图5-8-8　射频消融治疗后1周复查

射频消融治疗后 3 个月复查：甲状腺左叶消融区域呈低回声，大小约 2.0 cm×0.9 cm×1.0 cm（体积缩小率约 74%），边界清晰，边缘呈极低回声（图 5-8-9A），CDFI：边缘可见点状血流信号（图 5-8-9B）。超声造影（SonoVue 1.0 mL 肘静脉团注）提示消融区域可见零星微泡自周边进入，整体呈无增强，与周围腺体分界清晰（图 5-8-9C）。

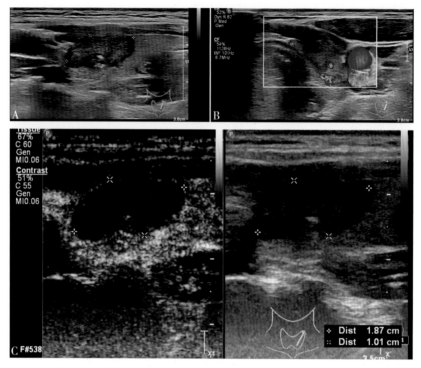

A. 甲状腺左叶消融区域呈低回声，大小约 2.0 cm×0.9 cm×1.0 cm（体积缩小率约 74%），边界清晰，边缘呈极低回声；B. CDFI：边缘可见点状血流信号；C. 超声造影（SonoVue 1.0 mL 肘静脉团注）提示消融区域可见零星微泡自周边进入，整体呈无增强，与周围腺体分界清晰。

图 5-8-9　射频消融治疗后 3 个月复查

射频消融治疗后 6 月复查：甲状腺左叶消融区域呈低回声，大小约 1.5 cm×0.8 cm×0.6 cm（体积缩小率约 79%），部分边界模糊（图 5-8-10A、B）。超声造影（SonoVue 1.0 mL 肘静脉团注）提示动脉期消融区域可见微泡自周边向内灌注，静脉期迅速退出，整体呈无增强，与周围腺体分界欠清（图 5-8-10C）。应变力弹性成像显示消融区域中心质地硬，周边质地偏软（图 5-8-10D）。

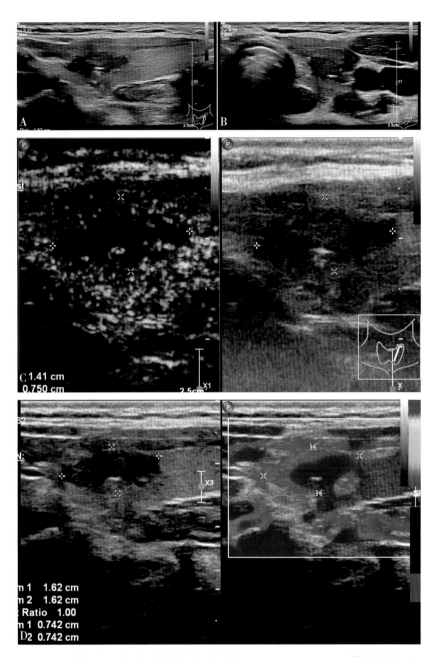

A、B.甲状腺左叶消融区域呈低回声,大小约1.5 cm×0.8 cm×0.6 cm(体积缩小率约79%),部分边界模糊;C.超声造影(SonoVue 1.0 mL肘静脉团注)提示动脉期消融区域可见微泡自周边向内灌注,静脉期迅速退出,整体呈无增强,与周围腺体分界欠清;D.应变力弹性成像显示消融区域中心质地硬,周边质地偏软。

图5-8-10 射频消融治疗后6个月复查

射频消融治疗后1年复查:甲状腺左叶消融区域呈低回声,大小约0.7 cm×0.5 cm×0.3 cm(体积缩小率约98%),边界模糊,内可见条状强回声(图5-8-11A),CDFI:内见点条状血流信号(图5-8-11B)。超声造影(SonoVue 1.0 mL肘静脉团注)提示动脉期消融区域可见微泡晚于周边实质进入,自周边向内灌注,呈低-无增强(图5-8-11C)。

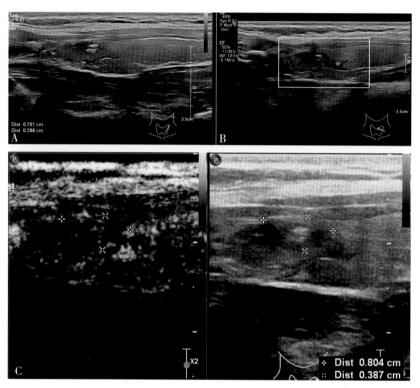

A.甲状腺左叶消融区域呈低回声,大小约0.7 cm×0.5 cm×0.3 cm(体积缩小率约98%),边界模糊,内可见条状强回声;B. CDFI:内见点条状血流信号;C. 超声造影(SonoVue 1.0 mL肘静脉团注)提示动脉期消融区域可见微泡晚于周边实质进入,自周边向内灌注,呈低-无增强。

图5-8-11 射频消融治疗后1年复查

病例:甲状腺恶性结节的热消融治疗

病史:患者,女性,32岁,体检发现甲状腺结节1年余,外院细针穿刺活检提示甲状腺乳头状癌,超声密切随诊1年后,患者要求行介入微创治疗。

超声声像图:甲状腺左叶上中部可见低回声,0.57 cm×0.46 cm×0.47 cm,形态不规则,纵横比>1,远离气管软骨(图5-8-12A、B)。微血流成像:结节内可见较丰富条状血流(图5-8-12C)。

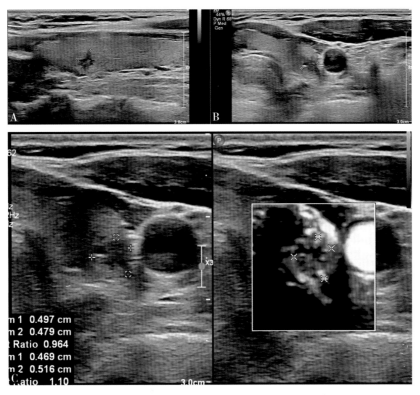

A、B.甲状腺左叶上中部可见低回声,0.57 cm×0.46 cm×0.47 cm,形态不规则,纵横比>1,远离气管软骨;C.微血流成像显示结节内可见较丰富条状血流。

图5-8-12 甲状腺左叶结节超声声像图

超声引导下射频消融治疗:于甲状腺左叶上中部实性结节被膜前方与颈总动脉周围注射隔离液,行超声引导下经皮射频消融治疗(图5-8-13A)。术后超声造影(SonoVue 1.0 mL 肘静脉团注),左叶上中部消融范围约2.3 cm×1.2 cm×1.3 cm,无微泡进入,呈无增强(图5-8-13B)。

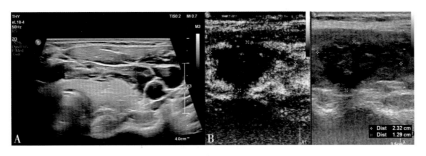

A.于甲状腺左叶上中部实性结节被膜前方与颈总动脉周围注射隔离液,行超声引导下经皮射频消融治疗;B.术后超声造影(SonoVue 1.0 mL 肘静脉团注),左叶上中部消融范围约2.3 cm×1.2 cm×1.3 cm,无微泡进入,呈无增强。

图5-8-13 超声引导下射频消融治疗

射频消融治疗后 1 个月复查：甲状腺左叶上中部可见消融区域，呈低回声，范围约 1.9 cm×1.0 cm×0.9 cm（体积缩小率约 48%），边界清晰（图 5-8-14A、B）。

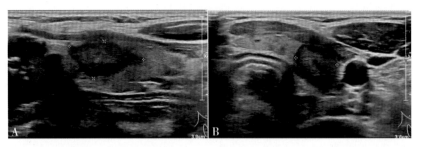

A、B.甲状腺左叶上中部可见消融区域，呈低回声，范围约 1.9 cm×1.0 cm×0.9 cm（体积缩小率约 48%），边界清晰。

图 5-8-14　射频消融治疗后 1 个月复查

射频消融治疗后 3 个月复查：甲状腺左叶上中部可见消融区域，呈低回声，范围约 1.4 cm×1.0 cm×0.7 cm（体积缩小率约 73%），部分边界欠清（图 5-8-15A、B）。超声造影（SonoVue 1.0 mL 肘静脉团注）：消融区域无微泡进入，呈无增强（图 5-8-15C）。

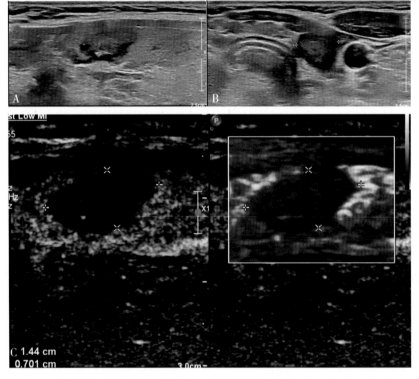

A、B.甲状腺左叶上中部可见消融区域，呈低回声，范围约 1.4 cm×1.0 cm×0.7 cm（体积缩小率约 73%），部分边界欠清；C.超声造影（SonoVue 1.0 mL 肘静脉团注）：消融区域无微泡进入，呈无增强。

图 5-8-15　射频消融治疗后 3 个月复查

　　射频消融治疗后6个月复查:甲状腺左叶上中部可见消融区域,呈低回声,范围约1.1 cm×0.5 cm×0.7 cm(体积缩小率79%),部分边界模糊,CDFI:边缘点状血流信号(图5-8-16A、B)。超声造影(SonoVue 1.0 mL肘静脉团注)提示动脉期消融区域可见星点状微泡自周边进入,静脉期迅速退出,整体呈无增强,与周围腺体分界清晰(图5-8-16C)。双颈部未见异常肿大淋巴结。

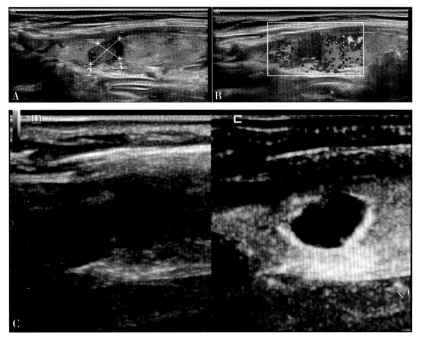

　　A、B.甲状腺左叶上中部可见消融区域,呈低回声,范围约1.1 cm×0.5 cm×0.7 cm(体积缩小率79%),部分边界模糊,CDFI:边缘点状血流信号;C.超声造影(SonoVue 1.0 mL肘静脉团注)提示动脉期消融区域可见星点状微泡自周边进入,静脉期迅速退出,整体呈无增强,与周围腺体分界清晰。

图5-8-16　射频消融治疗后6个月复查

　　射频消融治疗后1年复查:甲状腺左叶上中部隐约可见低回声消融区域,范围约0.3 cm×0.4 cm×0.3 cm(体积缩小率约99%),边界模糊(图5-8-17A、B)。超声造影(SonoVue 1.0 mL肘静脉团注)显示动脉期微泡与周边实质同时进入,静脉期微泡早于周边实质退出,呈低增强(图5-8-17C)。双颈部未见异常肿大淋巴结。

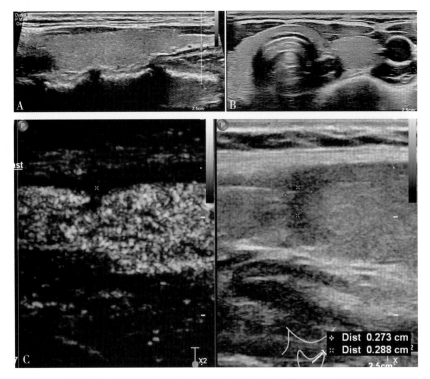

A、B.甲状腺左叶上中部隐约可见低回声消融区域,范围约 0.3 cm×0.4 cm×0.3 cm (体积缩小率约99%),边界模糊;C.超声造影(SonoVue 1.0 mL 肘静脉团注)显示动脉期微泡与周边实质同时进入,静脉期微泡早于周边实质退出,呈低增强。

图 5-8-17　射频消融治疗后 1 年复查

病例:颈部淋巴结的热消融治疗

病史:患者,女性,52 岁,甲状腺乳头状癌全切除术后 2 年,左颈 Ⅱ ~ Ⅴ 区异常低回声结节,FNA 诊断甲状腺乳头状癌淋巴结转移。未见远处转移。

超声声像图:灰阶超声示左颈 Ⅱ ~ Ⅴ 区低回声淋巴结,大小约 0.8 cm×0.5 cm×0.4 cm,形态欠规则,皮髓质分界消失(图图 5-8-18A),CDFI:边缘条状血流信号(图 5-8-18B)。

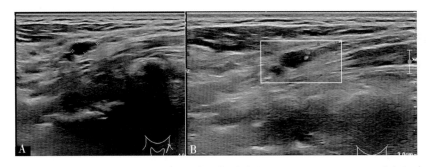

A.灰阶超声示左颈 Ⅱ ~ Ⅴ 区低回声淋巴结,大小约 0.8 cm×0.5 cm×0.4 cm,形态欠规则,皮髓质分界消失;B. CDFI:边缘条状血流信号。

图 5-8-18　超声声像图

超声造影:SonoVue 1.0 mL 肘静脉团注,该淋巴结超声造影后动脉期呈不均匀低增强,静脉期与周围组织同步消退呈低增强(图 5-8-19)。

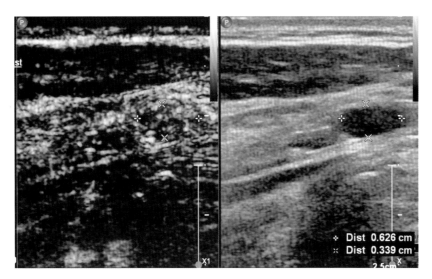

SonoVue 1.0 mL 肘静脉团注,该淋巴结超声造影后动脉期呈不均匀低增强,静脉期与周围组织同步消退呈低增强。

图 5-8-19　超声造影

超声引导下射频消融治疗:消融后即刻被高回声覆盖(图 5-8-20A)。射频消融治疗术后即刻造影,超声造影显示消融治疗处呈无增强(图 5-8-20B)。

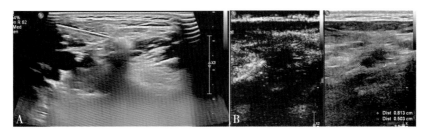

A.消融后即刻被高回声覆盖;B.射频消融治疗术后即刻造影,超声造影显示消融治疗处呈无增强。

图 5-8-20　超声引导下射频消融治疗

射频消融治疗术后 1.5 个月复查:消融治疗处呈低回声,范围约 0.5 cm×0.4 cm×0.2 cm,CDFI:未见血流信号(图 5-8-21)。

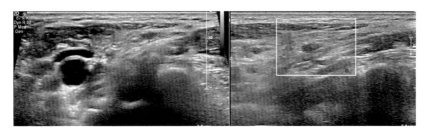

消融治疗处呈低回声,范围约 0.5 cm×0.4 cm×0.2 cm,CDFI:未见血流信号。

图 5-8-21　射频消融治疗术后 1.5 个月复查

参考文献

［1］KIM K, KIM J H, PARK I S, et al. The updated AJCC/TNM staging system for papillary thyroid cancer (8th edition)：from the perspective of genomic analysis［J］. World J Surg,2018, 42：3624-3631.

［2］TAM S, BOONSRIPITAYANON M, AMIT M, et al. Survival in differentiated thyroid cancer： comparing the AJCC cancer staging seventh and eighth editions［J］. Thyroid, 2018, 28： 1301-1310.

［3］ZHANG X J, LIU D, XU D B, et al. Should level V be included in lateral neck dissection in treating papillary thyroid carcinoma?［J］. World J Surg Oncol,2013,11(1)：304.

［4］VAYISOGLU Y, OZCAN C. Involvement of level Ⅱb lymph node metastasis and dissection in thy-roid cancer［J］. Gland Surg,2013,2 (4)：180-185.

［5］AGARWAL S, CHAND G, AGARWAL A, et al. Is routine dissection of level Ⅱ-B and V-A necessary in patients with papillary thyroid cancer undergoing lateral neck dissection for FNA-confirmed metastases in other levels［J］. World J Surg,2010,34(8)：1987.

［6］YANG J, GONG Y, YANS, et al. Risk factors for level V lymph node metastases in solitary papillary thyroid carcinoma with clinically lateral lymph node metastases［J］. Cancer Med,2016,5 (8)：2161-2168.

［7］SUN G, WANG Y, ZHU Y, et al. Lymph node metastasis between sternocleidomastoid and sternohyoid muscle in clinically node-positive papillary thyroid carcinoma［J］. Head Neck,2013, 35(8)：1168-1170.

［8］向俊,李端树,沈强,等.甲状腺乳头状癌咽旁淋巴结转移13例分析［J］.中国实用外科杂志, 2014,34(10)：978-980.

［9］KIM S J, PARK S Y, LEEY J, et al. Risk factors for recurrence after therapeutic lateral neck dissection for primary papillary thyroid cancer［J］. Ann Surg Oncol,2014,21(6)：1884-1890.

［10］GIORDANO L, PILOLLI F, TOM A S, et al. Parapharyngeal metastases from thyroid cancer： surgical management of two cases with minimally-invasive video-assisted technique［J］. Acta Otorhi-nolaryngol Ital,2015,35(4)：289-292.

［11］TAE K, JI Y B, SONG C M, et al. Robotic and endoscopic thyroid surgery：evolution and advances［J］. Clin Exp Otorhinolaryngol,2019,12(1)：1-11.

［12］WOLF G T, FERLITO A, SOM P M, et al. Consensus statement on the classification and terminology of neck dissection［J］. Arch Otolaryngol Head Neck Surg,2008,134(5)：536-538.

［13］VAYISOGLU Y, OZCAN C, TURKMENOGLU O, et al. Level Ⅱb lymph node metastasis in thyroid papillary carcinoma［J］. Eur Arch Otorhinolaryngol,2010,267(7)：1117-1121.

[14]URKEN M L, MILAS M, RANDOLPH G W, et al. Management of recurrent and persistent metastatic lymph nodes in well-differentiated thyroid cancer:a multifactorial decision-making guide for the Thyroid Cancer Care Collaborative[J]. Head Neck,2015,37(4):605-614.

[15]TUFANO R P, CLAYMAN G, HELLER K S, et al. Management of recurrent/persistent nodal disease in patients with differentiated thyroid cancer:a critical review of the risks and benefits of surgical intervention versus active surveillance[J]. Thyroid,2015,25(1):15-27.

[16]HAUGEN B R, ALEXANDER E K, BIBLE K C, et al. 2015 American Thyroid Association Management Guidelines for Adult Patients with Thyroid Nodules and Differentiated Thyroid Cancer:the American Thyroid Association Guidelines Task Force on Thyroid Nodules and Differentiated Thyroid Cancer[J]. Thyroid,2016,26(1):1-133.

[17]中华耳鼻咽喉头颈外科杂志编委会,中华医学会耳鼻咽喉科学分会.头颈部恶性肿瘤颈淋巴转移的治疗方案和手术命名(2004 年,大连)[J].中华耳鼻咽喉头颈外科杂志,2005,40(2):84-86.

[18]SHAHA A R. Complications of neck dissection for thyroid cancer[J]. Ann Surg Oncol,2008,15(2):397-399.

[19]KERAWALA C J, HELIOTOS M. Prevention of complications in neck dissection[J]. Head Neck Oncol,2009,1(1):1-6.

[20]嵇庆海,王宇.改良性颈淋巴清扫术手术要点[J].中华耳鼻咽喉头颈外科杂志,2007,42(4):319-320.

[21]嵇庆海.颈淋巴结清扫术[M].上海:上海科学技术出版社,2017.

[22]KEUM H S, JI Y B, KIM J M, et al. Optimal surgical extent of lateral andcentral neck dissection for papillary thyroid carcinoma located in one lobe with clinical lateral lymph node metastasis[J]. World J Surg Oncol,2012,10(1):221.

[23]PACINI F, CASTAGNA M G, BRILLI L, et al. Thyroid cancer:ESMO Clinical Practice Guidelines for diagnosis,treatment and follow-up[J]. Ann Oncol,2012,23(Suppl 7):vii110-119.

[24]ARDITO G, REVELLI L, POLISTENA A, et al. Complications of neck dissections in papillary thyroid carcinoma:a modified procedure to reduce parathyroid morbidity[J]. In Vivo,2016,30(3):303-308.

[25]SEO G H, CHAI Y J, CHOI H J, et al. Incidence of permanent hypocalcaemia after total thyroidectomy with or without central neck dissection for thyroid carcinoma:a nationwide claim study[J]. Clin Endocrinol (Oxf),2016,85(3):483-487.

[26]刘杰,唐平章,徐震纲.甲状腺乳头状癌颈后三角淋巴结隐匿转移的临床分析[J].中华肿瘤杂志,2010,32(4):313-315.

[27]KWAN W Y, CHOW T L, CHOI C Y, et al. Complication rates of central compartment dissection in papillary thyroid cancer[J]. ANZ J Surg,2015,85(4):274-278.

[28] 张浩. 分化型甲状腺癌术后复发的处理策略[J]. 中华普外科手术学杂志(电子版),2016,10(5):373-375.

[29] 樊友本,郑起. 局部晚期甲状腺癌的多科联合诊治[M]. 上海:上海交通大学出版社,2017.

[30] 中国医师协会外科医师分会甲状腺外科医师委员会,中国研究型医院学会甲状腺疾病专业委员会. 分化型甲状腺癌颈侧区淋巴结清扫专家共识(2017 版)[J]. 中国实用外科杂志,2017,37(9):985-991.

[31] CHÉREAU N,BUFFET C,TRÉSALLET C,et al. Recurrence of papillary thyroid carcinoma with lateral cervical node metastases:predictive factors and operative management[J]. Surgery,2016,159(3):755-762.

[32] 徐震纲,刘绍严,朱一鸣. 分化型甲状腺癌颈侧区淋巴结清扫术若干问题[J]. 中国实用外科杂志,2017,37(9):941-943.

[33] 中华医学会内分泌学分会,中华医学会外科学分会甲状腺及代谢外科学组,中国抗癌协会头颈肿瘤专业委员会,等. 甲状腺结节和分化型甲状腺癌诊治指南(第二版)[J]. 中华内分泌代谢杂志,2023,39(3):181-226.

[34] 中国医师协会外科医师分会甲状腺外科医师委员会,中国研究型医院学会甲状腺疾病专业委员会. 分化型甲状腺癌术后管理中国专家共识(2020 版)[J]. 中国实用外科杂志,2020,40(9):1021-1028.

[35] 中国超声医学工程学会浅表器官及外周血管专业委员会. 甲状腺及相关颈部淋巴结超声若干临床常见问题专家共识(2018 版)[J]. 中国超声医学杂志,2019,35(3):12.

[36] 中国医师协会外科医师分会甲状腺外科医师委员会,中华医学会外科学分会甲状腺及代谢外科学组,中国研究型医院学会甲状腺疾病专业委员会. 甲状腺围手术期甲状旁腺功能保护指南(2018 版)[J]. 中国实用外科杂志,2018,38(10):1108-1113.

[37] 田文,罗晋. 中国与美国甲状腺结节与分化型甲状腺癌诊治指南比较[J]. 中国实用外科杂志,2013,33(6):475-479.

[38] 张浩,孙威. 颈淋巴结清扫术易遗漏转移淋巴结部位及其对策[J]. 中国实用外科杂志,2017,37(09):965-970.

[39] 樊友本,田文,房居高,等. 局部晚期甲状腺癌手术治疗中国专家共识(2020 版)[J]. 中国实用外科杂志,2020,40(04):369-376.

[40] 王宇,嵇庆海,李端树等. 甲状腺癌侧颈淋巴结清扫易遗漏的区域与对策[J]. 临床外科杂志,2017,25(11):805-808.

[41] 王宇,田文,李超,等. 局部进展期甲状腺癌新辅助治疗中国专家共识(2023 版)[J]. 中国实用外科杂志,2023,43(8):841-848.

[42] 罗定存,丁金旺. 甲状腺癌侧颈淋巴结清扫的技巧与思考[J]. 临床外科杂志,2017,25(11):809-811.

[43] 朱精强,雷建勇,李根棚. 甲状腺癌颈侧区淋巴结清扫局部解剖及临床应用[J]. 中国实用外科杂志,2017,37(9):948-952.

［44］LAMARTINA L,GODBERT Y,NASCIMENTO C,et al. Locally unresectable differentiated thy-roid cancer:outcomes and perspectives［J］. Endocrine,2020,69(1):133-141.

［45］NIXON I J,SIMO R,NEWBOLD K,et al. Management of invasive differentiated thyroid cancer［J］. Thyroid,2016,26(9):1156-1166.

［46］SHINDO M L,CARUANA S M,KANDIL E,et al. Management of invasive well-differentiated thy-roid cancer:an American Head and Neck Society consensus statement. AHNS consensus statement［J］. Head Neck,2014,36(10):1379-1390.

［47］WANG J,TAKASHIMA S,MATSUSHITA T,et al. Esophageal invasion by thyroid carcinomas:prediction using magnetic resonance imaging［J］. J Comput Assist Tomogr,2003,27(1):18-25.

［48］WANG J R,ZAFEREO M E,DADU R,et al. Complete surgical resection following neoadjuvant dabrafenib plus trametinib in $BRAF^{V600E}$-mutated anaplastic thyroid carcinoma［J］. Thyroid,2019,29(8):1036-1043.

［49］中国抗癌协会甲状腺癌专业委员会,中国抗癌协会头颈肿瘤专业委员会,中华医学会肿瘤学分会甲状腺肿瘤专业委员会.晚期甲状腺癌靶向药物应用中国专家共识（2022年版）［J］.中华普通外科杂志,2022,37(12):881-889.

［50］HUANG N S,WANG Y,WEI W J,et al. A systematic review of neoadjuvant targeted therapy in locally advanced thyroid cancer［J］. Holist Integr Oncol,2022,1:16.

［51］KAPLAN S L,MANDEL S J,MULLER R,et al. The role of MR imaging in detecting nodal disease in thyroidectomy patients with rising thyroglobulin levels［J］. Am J Neuroradiol,2009,30(3):608-612.

［52］YU S T,GE J,WEI Z,et al. The lymph node yield in the initial lateral neck dissection predicts recurrence in the lateral neck of papillary thyroid carcinoma:a revision surgery cohort study［J］. Int J Surg,2023,109(5):1264-1270.

［53］YU S T,GE J N,SUN B H,et al. Lymph node yield in the initial central neck dissection (CND) associated with the risk of recurrence in papillary thyroid cancer:a reoperative CND cohort study［J］. Oral Oncol,2021,123:105567.

［54］葛军娜,魏志刚,孙百慧,等.无充气腋窝入路内镜甲状腺系膜切除术［J］.中国实用外科杂志,2021,41(12):1434-1436.

［55］雷尚通,丁自海,葛军娜,等.气管前筋膜的再认识及其在甲状腺癌手术中的意义［J］.中国临床解剖学杂志,2015,33(2):126-128,133.

［56］STACK B C JR,FERRIS R L,GOLDENBERG D,et al. American Thyroid Association consensus review and statement regarding the anatomy,terminology,and rationale for lateral neck dissection in differentiated thyroid cancer［J］. Thyroid,2012,22(5):501-508.

［57］YU S T,GE J N,SUN B H,et al. Lymph node metastasis in suprasternal space in pathological node-positive papillary thyroid carcinoma［J］. Eur J Surg Oncol,2019,(11):2086-2089.

[58]中国抗癌协会甲状腺癌专业委员会.中国抗癌协会甲状腺癌整合诊治指南(2022精简版)[J].中国肿瘤临床,2023,50(7):325-330.

[59]中国临床肿瘤学会指南工作委员会.中国临床肿瘤学会(CSCO)分化型甲状腺癌诊疗指南2021[J].肿瘤预防与治疗,2021,34(12):1164-1200.

[60]中国医师协会外科医师分会甲状腺外科医师委员会,中国研究型医院学会甲状腺疾病专业委员会.分化型甲状腺癌颈侧区淋巴结清扫专家共识(2017版)[J].中国实用外科杂志,2017,37(9):985-991.

[61]中华医学会内分泌学分会,中华医学会外科学分会甲状腺及代谢外科学组,中国抗癌协会头颈肿瘤专业委员会,等.甲状腺结节和分化型甲状腺癌诊治指南(第二版)[J].国际内分泌代谢杂志,2023,43(2):149-194.

[62]王健,刘绍严.预防性颈侧区淋巴结清扫在甲状腺髓样癌治疗中价值及争议[J].中国实用外科杂志,2020,40(9):1049-1052.

[63]广东省医学教育协会甲状腺专业委员会,广东省基层医药学会细胞病理与分子诊断专业委员会.甲状腺癌基因检测与临床应用广东专家共识(2020版)[J].中华普通外科学文献(电子版),2020,14(3):161-168.

[64]葛军娜,谭洁,余诗桐,等.基于筋膜解剖建立经腋窝无充气腔镜甲状腺手术空间安全性和有效性分析[J].中国实用外科杂志,2023,43(4):440-443.

[65]葛军娜,余诗桐,谭洁,等.经腋窝后入路无充气腔镜甲状腺系膜切除术"五沉法"[J].中国普通外科杂志,2023,32(5):718-723.

[66]孙百慧,余诗桐,葛军娜,等.经腋窝无充气后入路腔镜甲状腺手术的"场景化"辅助操作[J].中国普通外科杂志,2023,32(5):724-730.

[67]徐加杰,郑传铭,张怡宁,等.无充气经腋窝腔镜甲状腺乳头状癌侧颈部淋巴结清扫的临床应用[J].中华内分泌外科杂志,2023,17(1):5-10.

[68]章德广,何高飞,李建波,等.改良无充气经锁骨下入路腔镜甲状腺手术治疗甲状腺乳头状癌70例疗效分析[J].中国实用外科杂志,2022(006):042.

[69]周雨秋,李超,田文,等.经耳后发际切口无充气完全腔镜下甲状腺手术1例[J].肿瘤预防与治疗,2021,34(12).

[70]LI J,TANG Q,YANG X,et al. Autologous parathyroid gland in left-brachioradialis transplantation:a single-center study and long-term follow-up[J]. Asian J Surg,2023 46(4):1550-1555.

[71]章德广,何高飞,李建波,等.改良无充气经锁骨下入路腔镜甲状腺手术治疗甲状腺乳头状癌70例疗效分析[J].中国实用外科杂志,2022,42(6):691-694,699.

[72]章德广,张虎,何高飞,等.甲状腺癌上纵隔转移淋巴结分区的初步探讨[J].中华普通外科杂志,2021,36(6):426-431.

[73]章德广,陈剑,何高飞,等.腔镜上纵隔淋巴结清扫术在甲状腺乳头状癌治疗中的运用[J].中国普通外科杂志,2018,27(12):1583-1588.

[74]章德广,张虎.腔镜下甲状腺癌上纵隔淋巴结清扫技术要点[J].中国实用外科杂志,2020, 40(9):1100-1103.

[75]HU J Q,YU P C,TAN L C,et al. A novel method to reconstruct right recurrent laryngeal nerve by transforming into nonrecurrent laryngeal nerve:the end-to-free vagal laryngeal branch end anastomosis[J]. Head Neck,2021,44(3):805-809.

[76]FUNDAKOWSKI C E,HALES N W,AGRAWAL N,et al. Surgical management of the recurrent laryngeal nerve in thyroidectomy:American Head and Neck Society Consensus Statement[J]. Head Neck,2018,40(4):663-675.

[77]YUNG K C,LIKHTEROV I,COUREY M S. Effect of temporary vocal fold injection medialization on the rate of permanent medialization laryngoplasty in unilateral vocal fold paralysis patients[J]. Laryngoscope,2011,121(10):2191-2194.

[78]A E M,GIJU T,NAIRA B,et al. Assessing intraoperative laser speckle contrast imaging of parathyroid glands in relation to thyroidectomy patient outcomes[J]. Thyroid:Official Journal of the American Thyroid Association,2021,31(10):1558-1565.

[79]张颖超,伍波,樊友本.术中甲状旁腺光学定位与活性判断在甲状腺和甲状旁腺外科的应用前景[J].中华内分泌外科杂志,2020,14(05):432-435.

[80]黄沛飞,苏畅,郝伟,等.甲状旁腺术中识别方法及血运保护研究进展[J].中国实验诊断学, 2022,26(5):765-768.

[81]殷德涛,赵波.甲状腺手术中甲状旁腺保护要点与技巧[J].中国实用外科杂志,2018,38 (6):615-619.

[82]吴高松,黄丽丽,涂顺桂,等.颈部手术后乳糜漏的保守治疗[J].中华耳鼻咽喉头颈外科杂志,2009,44(5):404-406.

[83]孙团起.甲状腺手术后颈部乳糜漏的预防及处理[J].中国实用外科杂志,2018,38(6): 628-630.

[84]张宇航.甲状腺癌颈淋巴结清扫术后淋巴漏的原因及治疗[J].中国现代普通外科进展, 2021,24(6):467-470.

[85]王平,谢秋萍.全腔镜甲状腺手术并发症及防治[J].中国实用外科杂志,2018,38(6):635-638,642.

[86]SUN H,ZHENG H,WANG X,et al. Comparison of transoral endoscopic thyroidectomy vestibular approach,total endoscopic thyroidectomy via areola approach,and conventional open thyroidectomy:a retrospective analysis of safety,trauma,and feasibility of central neck dissection in the treatment of papillary thyroid carcinoma[J]. Surg Endosc,2020,34(1):268-274.

[87]高明,葛明华.甲状腺肿瘤学[M].北京:人民卫生出版社,2018.

[88]闻卿,张超,陈建设,等.介入性超声在甲状腺疾病诊疗中的应用进展[J].中国临床医学影像杂志,2021,32(8):4.

［89］罗渝昆,张明博,阎琳,等.甲状腺结节超声引导下热消融治疗的研究进展［J］.中华医学超声杂志(电子版),2021,18(9):5.

［90］朱乔丹,王立平,徐栋.对《甲状腺良性结节、微小癌及颈部转移性淋巴结热消融治疗专家共识(2018版)》的解读［J］.中华医学超声杂志(电子版),2020,17(3):4.

［91］中国医师协会超声医师分会.甲状腺微小乳头状癌热消融诊疗指征专家共识［J］.中华医学超声杂志(电子版),2019,16(8):571-574.

［92］中国医师协会外科医师分会甲状腺外科医师委员会,中国研究型医院学会甲状腺疾病专业委员会甲状腺手术学组,中国中西医结合学会普通外科专业委员会甲状腺与甲状旁腺专家委员会.局部晚期甲状腺癌手术治疗中国专家共识(2020版)［J］.中国实用外科杂志,2020,40(4):369-376.

第六章

特殊人群甲状腺结节的处理

甲状腺癌是近年来发病率增加最快的实体肿瘤之一,也是育龄期女性最常见的内分泌系统恶性肿瘤,其中分化型甲状腺癌占绝大部分。随着国家计划生育政策的调整和对优生优育的重视,妊娠期甲状腺结节的诊疗越来越受到人们关注。而与成人相比,儿童甲状腺肿瘤在生物学特性、临床特点及长期预后等方面存在明显差异。

第一节 儿童甲状腺结节的处理

99.儿童分化型甲状腺癌的处理有何特殊性?

儿童甲状腺结节的发病率远低于成人,但儿童甲状腺结节的恶性率明显高于成人。目前,甲状腺乳头状癌(papillary thyroid carcinoma,PTC)是儿童和青少年最常见的甲状腺恶性肿瘤,占所有儿童甲状腺癌的90%以上。儿童甲状腺结节发展的危险因素包括辐射暴露史、甲状腺癌家族史、碘缺乏、已患有其他甲状腺疾病、TSH升高以及多种遗传病等。尽管儿童甲状腺癌较成人更具侵袭性,但仍有望获得较好的预后。即便是复发患者,儿童甲状腺癌生存率也不低于成人。鉴于甲状腺癌较高的生存率,治疗的重要任务是最大限度降低治疗并发症。

《中国儿童甲状腺结节及分化型甲状腺癌专家共识》(2020版)指出,推荐所有甲状腺结节患儿进行甲状腺超声检查,不推荐电子计算机断层扫描(CT)作为甲状腺结节的常规检查,也不推荐其作为除外肺部转移的常规方法,对于侵犯范围较大的甲状腺肿瘤,推荐增强MRI作为制定手术方案的辅助检查,推荐甲状腺功能、Tg及甲状腺球蛋白抗体(thyroglobulin antibody,TgAb)作为甲状腺结节术前常规检查,且建议两者同时检测作为初始临床状态及血清学指标基线评估,推荐FNAB作为术前诊断甲状腺结节性质及可疑淋巴结的常规方法,不推荐也不反对分子诊断作为儿童甲状腺癌辅助诊断方法。

超声检查在儿童甲状腺疾病评估中的作用至关重要,是评估结节位置、数量、大小、特征和有无淋巴结转移的首选影像检查,也是术后随访的重要手段。高分辨率超声可检出甲状腺内直径>2 mm的微小结节,清晰地显示其边界、形态及内部结构等信息。另外,超声引导下进行细针抽吸活检(fine-needle aspiration biopsy,FNAB),能显著提高穿刺精准性,是儿童分化型甲状腺癌(children differentiated thyroid carcinoma,cDTC)术前评估的主要手段之一。cDTC的超声特征与成人存在差异,高度怀疑恶性的重要指标包括微钙化、可疑淋巴结及边缘不规则,而成人特异性最高的超声特征为边缘不规则、微钙化及纵横比>1。纵横比>1在成人诊断中特异性高,在儿童中文献报道较少。低回声特征在诊断成人和儿童甲状腺癌中特异性均不高。儿童及青少年弥漫性硬化型PTC所占比例远高于成人,可表现为一侧叶或整个腺体弥漫性肿大,如发现微钙化及可疑颈部淋巴结,则高度提示PTC。若超声提示完全囊性、高回声、边缘规则及边缘血流结节,则提示良性病变可能性大。儿童PTC的颈部淋巴结转移发生率较成人高。超声提示淋巴结转移的特征包括淋巴结肿大、变圆、淋巴门消失、强回声、囊性变、微钙化及血流增加,其中微钙化、血流增加的特异度最高,但灵敏度均不高。需要指出的是,任何单独一个超声特征的灵敏度都不足以评估甲状腺结节的性质及判定淋巴结是否转移。另外,超声对颈深部组织,如上纵隔(Ⅶ区)、咽后、咽旁和锁骨下区域转移的识别敏感性差。

所有甲状腺结节患儿均应检查甲状腺功能,需要注意,青春期早期女性雌激素对免疫系统的诱导作用会影响 TgAb 的水平。在没有甲亢的情况下,应对任何具有可疑特征的结节进行超声引导的细针穿刺。目前,因为研究结果存在矛盾,TSH 水平升高并未用于临床预测结节的性质。在没有 MTC 危险因素（MTC 或 MEN 2 家族史、存在嗜铬细胞瘤）的情况下,不建议常规检测降钙素。因为散发性儿童 MTC 患病率非常低。在甲状腺疾病中,Tg 水平通常升高,这一发现并不是甲状腺癌所特有的,因此,Tg 检测不应作为评估甲状腺结节常规检测的一部分。

2015 版 ATA《儿童甲状腺结节和分化性甲状腺癌诊治指南》推荐的结节早期评估和治疗均类似于成年人,但有几种情况例外。是否行 FNA 检查应基于超声特点（例如边缘不规则,低回声或微钙化）和临床症状,而不单单依据结节大小。因为甲状腺腺体会随年龄增长发生变化,而结节的绝对大小并不能准确预示恶性。儿童甲状腺结节的恶性比例和穿刺结果不能明确良恶性的概率较成人高。儿童甲状腺结节中穿刺结果为 AUS/FLUS 的患者术后为恶性的比例为 28%,穿刺结果为 FN,术后病理为恶性的比例为 58%。因此,更倾向于行甲状腺腺叶切除术,而不是反复 FNA 或监测随访。同时,因儿童甲状腺癌患者发生淋巴结转移的概率较高,所有儿童甲状腺结节患者均需行淋巴结超声检查,可疑结节需进一步行 FNA 以明确是否转移。

cDTC 发病率低,以甲状腺乳头状癌（PTC）为主,其病理亚型与成年 PTC 相比弥漫硬化亚型所占比例较高。分子特征方面呈更高的基因重排率以及更低的原癌基因点突变率。在临床特征方面,儿童 PTC 常表现为多灶及双侧分布,易出现区域性颈部淋巴转移,经血行转移至肺的发生率可达 25%,并通常仅发生于广泛的淋巴结转移之后。典型的儿童 FTC 则多呈单一病灶分布,早期就易经血行转移至肺和骨,而区域淋巴结转移并不常见。尽管 cDTC 比成人更具侵袭性,但仍有望获得较好的预后。cDTC 的复发率很高,可达 11%~34%,然而即便是复发患者,cDTC 生存率也不低于成人。

手术是甲状腺结节的治疗方式之一。是否需要手术,主要取决于结节是否为恶性肿瘤。因此,在甲状腺结节的临床评估中,应首先确定结节的良恶性。对 FNAB 证实为良性、最大径≤4 cm 的甲状腺结节,《中国儿童甲状腺结节及分化型甲状腺癌专家共识》（2020 版）推荐进行定期超声随访,当超声检查异常时行甲状腺腺叶加峡部切除术;最大径>4 cm 的良性实性结节,生长趋势明显的甲状腺结节及高功能腺瘤推荐行甲状腺腺叶加峡部切除术;既不推荐也不反对常规使用左甲状腺素（Levothyroxine,L-T$_4$）治疗儿童良性甲状腺结节;对于 DTC 患者,推荐甲状腺全切除术作为 DTC 首选治疗,对于部分局限于单侧腺体内且不伴有淋巴结转移的肿瘤,可选择行腺叶/腺叶加峡部切除,单侧甲状腺局灶癌变,推荐先行同侧中央区淋巴结清扫,根据术中情况决定是否再行对侧中央区清扫,只有当影像学或 FNAB 提供明确转移证据时,才应进行颈侧区淋巴结清扫,且其清扫范围不应小于 Ⅱ、Ⅲ、Ⅳ 和 Vb 区。

儿童 FTC 是一种少见的恶性肿瘤,约占儿童甲状腺癌的不足 10%。普遍认为碘缺乏是其发病的主要原因,而电离辐射在 FTC 发病中作用尚不清楚。不推荐 FNAB 及术中快速冷冻病理作为 FTC 的诊断方法;对微小浸润型 FTC,推荐行甲状腺腺叶切除或腺叶加峡部切除术。对于广泛侵袭型及侵犯超过 3 条血管、肿瘤直径>4 cm 或有远处转移证据的微小浸润型 FTC,推荐行甲状腺全切除术,术后行放射性碘治疗;对 FTC 患儿,推荐行 PTEN 基因检测以除外巨头畸形或 PTEN 相关错构瘤肿瘤综合征的可能。

儿童甲状腺结节的诊断检查一般包括完整详细的病史、专科体格检查、甲状腺功能检查、甲状腺超声和细针穿刺活检。对于恶性肿瘤分子标记物，儿童与成人相比有所不同，并且在临床中不常使用。从生物学性质、临床表现、临床处理、治疗相关并发症、长期预后等很多方面，儿童甲状腺癌都有其不同于成人的特点，如区域淋巴结转移率和远处转移率更高，术后复发率也更高等。cDTC 外科治疗的总体目标是保持低疾病特异性死亡率、降低复发率，同时减少手术相关并发症。需要手术团队对儿童 DTC 的诊治理念有深刻理解，具备熟练的手术技巧，并在手术过程中进行精细的解剖操作。

FNAB 明确提示甲状腺乳头状癌者，应考虑行甲状腺全切除术（total thyroidectomy，TT）。FNAB 可疑恶性肿瘤者，可先行腺叶及峡部切除术，术中病理提示恶性后再行甲状腺全切除术。对于大多数 PTC 儿童，推荐全甲状腺切除术，切除范围为双侧腺叶、锥体叶和峡部。主要是基于以下 3 点：①儿童 PTC 多为双侧或多灶性发病，比例分别高达 30% 和 65%，进行腺叶切除复发需再次手术的风险明显高于全切或近全切。有研究通过长达 40 年的随访发现，与腺叶切除相比，甲状腺全切患儿局部复发率从 35% 降至 6%。②甲状腺全切有利于术后碘治疗。③甲状腺全切除后 Tg 可作为监测肿瘤持续存在或复发的标志物。

但是，对于儿童和青少年人群中低风险甲状腺乳头状癌患者的手术切除范围，目前仍存在争议。在成人中，对于原发肿瘤直径<1 cm 且不伴有淋巴结转移者，为低风险患者采取单侧甲状腺切除术即可，而且证据表明疾病风险从肿瘤直径>1 cm 开始上升，提示在成人中疾病进展与肿瘤直径呈正相关，但儿童中尚无充分的研究证据得出此结论。同时，儿童期患者有其特殊性，例如：①儿童身体发育尚未完成；②甲状腺全切后口服甲状腺激素是否能够替代甲状腺的所有功能尚不清楚；③全切术的并发症发生风险也更高，并发症对患者的影响也更长久。鉴于以上考虑，是否必须对所有 cDTC，尤其是低风险患者一律进行甲状腺全切尚待商榷。基于目前的研究结果，对于部分单侧病变、肿瘤局限于腺体内且无颈部淋巴结转移的病例，可选择行腺叶加峡部切除术，但术后需密切随访监测对侧腺叶情况。有放射线暴露史或家族史等危险因素的儿童，仍然建议进行甲状腺全切除术。cDTC 淋巴结和远处转移率均高于成人，确诊时 60% ~80% 的患者有局部淋巴结受累，20% 的患者有远处转移。因此，颈部淋巴结清扫对 cDTC 患者尤为重要。儿童颈侧区淋巴结处理方式与成人基本一致。

甲状腺癌术后 TSH 抑制治疗非常重要，特别是高危组人群。儿童 TSH 抑制的目标应根据风险等级设定，低、中及高风险患儿 TSH 目标分别为 0.5 ~1.0 mU/L、0.1 ~0.5 mU/L 和<0.1 mU/L，如发现或怀疑疾病持续存在，可维持该目标，否则可在监测一段时间后将 TSH 恢复到正常低值。需要指出的是，儿童 TSH 抑制治疗存在特殊性：儿童每千克体重需更多的 L-T$_4$ 剂量以达到完全抑制；同时医源性亚临床甲亢会影响生长、行为和学习能力。关于儿童患者 L-T$_4$ 长期治疗的安全性和潜在副作用的数据有限，需进一步研究。

由于 cDTC 预后好于成人 DTC，加之近年来有关碘治疗引起继发肿瘤的相关报道，ATA 儿童指南对 cDTC 的碘治疗指征把握也较前更严格。

所以，儿童甲状腺结节的发病率低于成人，但儿童甲状腺结节的恶性率明显高于成人。当发现结节时，我们的主要目标是辨别结节是否为恶性以及是否需要手术治疗。甲状腺结节的评估包括病史、体格检查、颈部超声、实验室检查、必要时的 FNAB。cDTC 相比成人 DTC 有着较为特殊的病理生理及临床特征，因此个体化的治疗决策尤为重要。通过术后评估、风险分层、动态随访评估等方法对患儿施行分层管理与动态疗效评价，强调碘治疗疗效的充分发挥，严格把握再次治疗指征以避免过度治疗，使 cDTC 治疗的获益最大化。

第二节　妊娠期甲状腺结节的处理

100.如何管理妊娠期甲状腺结节?

妊娠是否会增加甲状腺癌的复发风险?有研究表明,有 DTC 治疗史的妇女,如果妊娠前没有结构(超声是否有可疑癌症结节)或生化(Tg 水平是否升高)复发的证据,妊娠不会增加肿瘤复发的风险,妊娠期间无须额外监测。然而,若患者妊娠前存在结构或生化异常,妊娠对甲状腺癌可能是刺激因素,需要监测。

年龄是妊娠期甲状腺结节发病的危险因素。然而,随着近年来甲状腺疾病检出率的提高,妊娠期甲状腺结节的发病率可能已经无法准确反映目前的情况。妊娠期甲状腺癌主要有两种情况。一种是在妊娠期间新发现的甲状腺癌,另一种是既往已经确诊为甲状腺癌正在进行治疗的患者发生妊娠。有研究证实在妊娠期间,甲状腺结节的发病率可能会增高,但大部分结节都在 5 mm 以下,无须特殊处理。因此,现有的证据并不建议在妊娠期间常规筛查甲状腺结节。

评估甲状腺结节的根本目的是发现那些可能需要治疗的甲状腺肿瘤。诊疗的原则也与非妊娠患者基本相同,但是需要充分考虑针对肿瘤的治疗对妊娠可能带来的影响,包括妊娠期间心理状态的影响。

评估患者时,应当详细询问病史,包括患者是否存在既往放射暴露史以及是否有甲状腺癌家族史。查体时也需要留意患者结节的大小、位置,颈部淋巴结有无肿大,声音是否嘶哑等。所有的妊娠期甲状腺结节患者都需要行甲状腺及颈部淋巴结超声和血生化检查(包括甲状腺激素和 TSH,降钙素是否需要常规筛查仍有争议)。应当避免进行 CT 及核医学相关的检查。对于评估可疑高功能腺瘤的核医学检查,应当推迟到产后进行。

当超声或其他临床征象提示恶性可能时,可考虑进行 FNAB。活检的指征与非妊娠患者的指征基本相同:对于超声提示高度或中度恶性可能的结节,超过 1 cm 时活检。妊娠期的 FNAB 是比较安全的,尚无证据提示该操作会在妊娠期引起严重的不良后果。妊娠中发生甲状腺髓样癌、未分化癌等侵袭性甲状腺癌的情况罕见,目前的数据提示即使诊断为分化型甲状腺癌,将手术推迟至生产后进行并不会影响预后。因此如果患者对穿刺有顾虑,可以考虑将该操作推迟到产后进行。虽然分子检测已经用于穿刺结果无法确定良恶性结节的诊断中,但是暂无高质量研究表明它在妊娠患者中的诊断作用。妊娠期甲状腺结节的治疗原则也与非妊娠患者大体相同。对于良性甲状腺结节,不需要特殊的监测。外科手术仅适用于结节增长过快、产生压迫症状的患者。手术的时期应选择在孕中期进行。对于穿刺结果无法确定良恶性的患者,暂无高质量数据证明分子检测的作用。

当怀疑甲状腺结节可能是恶性时,需进行 FNAB 确诊。一般认为妊娠期分化型甲状腺癌患者的预后与非妊娠期患者并无显著的区别。然而,近年来有研究发现妊娠期检出的甲状腺癌的复发率要高于非妊娠期女性,其肿瘤体积和颈部淋巴结转移率、颈部淋巴结清扫后检出的淋巴结个数也都高于非妊娠期患者。这提示妊娠期分化型甲状腺癌的侵袭性可能更强,在临床上可能需要更加密切的监测。妊娠期甲状腺癌的治疗主要有手术和观察两种选择。

按照《妊娠和产后甲状腺疾病诊治指南》(2019版)推荐,妊娠早期发现的乳头状甲状腺癌应该进行超声监测,每3个月复查甲状腺超声,监测肿瘤的增长速度。如果妊娠中期结节仍然保持稳定,或者是在妊娠后半期发现的结节,手术或许可以推迟到产后;若在妊娠24~26周前肿瘤增大明显(体积增加50%,直径增加20%)或存在颈部淋巴结的转移,应行手术治疗。甲状腺手术应在妊娠第4~6个月进行,以减少母亲及胎儿并发症。在妊娠早期手术,麻醉会影响胎儿器官形成和引起自然流产;在妊娠7~9个月手术易发生早产。若肿瘤直到妊娠中期仍保持稳定,或在妊娠后半期才诊断,手术应在分娩后进行。已确诊的DTC,若手术延期至产后,TSH>2.0 mU/L,应考虑给予甲状腺激素治疗。L-T$_4$治疗的目标是维持TSH在0.3~2.0 mU/L。

分化型甲状腺癌一般进展缓慢。目前的研究数据表明,对于需要进行手术治疗的妊娠期分化型甲状腺癌患者,将手术推迟到产后进行是安全的。在妊娠期行甲状腺癌手术时,其并发症发生率及住院时间等指标比非妊娠期患者更差。与孕中期手术的患者相比,产后手术的患者20年的转移、复发率没有差别。对于小部分肿瘤较大、侵袭性更强的甲状腺癌患者,需要充分评估风险后,在孕中期进行手术。通常认为肿瘤较大(直径超过4 cm)、肿瘤位置邻近重要结构(器官、血管及神经等)、出现局部侵犯或广泛侧方淋巴结转移以及甲状腺髓样癌、低分化、未分化癌的患者,或者肿瘤对患者心理影响巨大等情况需要进行手术。一般来说,孕中期进行手术是安全的,但术前需要与内分泌科以及妇产科专家进行沟通会诊,明确手术后的治疗方案。

积极观察是指对已有病理穿刺确诊或临床高度怀疑的微小(直径≤1 cm)腺内型、不靠近气管或喉返神经、没有淋巴结转移的甲状腺乳头状癌,可不行手术治疗,而是定期随诊,随着体检超声的普及,甲状腺结节的检出率逐年增高,大量育龄期女性在筛查中被发现存在甲状腺结节。目前已经得到的妊娠期甲状腺癌观察数据提示:90%的微小甲状腺乳头状癌患者不会出现疾病的进展(定义为肿瘤直径增加超过3 mm),8%的患者出现了进展,没有患者出现新发的颈部淋巴结转移;在疾病进展的患者中,没有患者在孕中期行手术,一部分在妊娠结束后进行了手术,一部分继续观察;到目前这些患者都没有出现进一步的复发、转移和死亡等结局。这说明,妊娠在大部分患者中并没有对甲状腺乳头状癌产生显著的影响。孕早期诊断的甲状腺乳头状癌,如无特殊变化,可观察至生产后再评估手术指征;如在妊娠期间肿瘤体积增加50%或直径增加20%,或出现淋巴结转移等征象,则可在孕中期时考虑手术。

积极观察过程中,如果TSH增高、不进行TSH抑制治疗,则可能出现疾病进展。因此,对于妊娠期TSH较高(TSH>2.0 mU/L)的分化型甲状腺癌患者应考虑进行甲状腺激素抑制疗法,治疗目标是控制血清TSH在0.3~2 mU/L。妊娠期人绒毛膜促性腺激素(human chorionic gonadotropin, HCG)大量分泌。由于HCG和TSH的同源性很高,因此HCG有微弱的拟TSH功能。因此根据体内激素水平的变化,TSH的参考值也随之变化。妊娠早期,TSH的参考值下限会下降,为0.1~4 mU/L。中期和晚期妊娠的TSH水平逐渐恢复至非妊娠时的正常范围。此外,妊娠期血清甲状腺素结合球蛋白(thyroxine-binding globulin,TBG)合成增加,导致总 T 和 T 的浓度增加。从妊娠第 7 周开始,血清总 T_4 的检测上限每周约增加 5%。从 20 周左右时进入平台期,并维持至妊娠结束,此时段的总 T_3 和 T_4 水平约为非妊娠期时的 1.5 倍。在为患者制订 TSH 抑制治疗的计划时,需要参考妊娠期甲状腺功能的生理变化。

对于既往已经诊断为甲状腺癌的患者,如果未行手术切除,则按照上文中未手术患者的方案进行监测和治疗。对于已完成手术切除的患者,如果超声和生化检测提示疾病控制良好,那么妊娠本身并不会增加复发风险。而如果超声或生化检测提示可能存在疾病复发或持续,那么患者可能会在妊娠期出现疾病进展。

分化型甲状腺癌患者在妊娠期的监测主要通过超声和血清甲状腺球蛋白(Tg)实现。甲状腺全切后抑制性 Tg<0.2 ng/mL 或者刺激性 Tg<1 ng/mL 且影像学检查未发现病灶,是治疗良好反应,患者复发、疾病特异性死亡率均很低。但 Tg 检测的不足之处在于,部分患者体内存在 Tg 抗体(TgAb),使得 Tg 检测无法反映疾病的真实情况。当 Tg 不高、TgAb 长期存在或逐渐增高时,需行进一步检查除外疾病的复发和转移。因为长期存在且升高的 TgAb 可提示患者体内可能存在分化型甲状腺癌病灶。对于疾病评估处于"治疗反应良好"的患者,孕期可以不增加额外的检测。非上述类型的患者可以在孕早期、孕中期、孕晚期各进行一次超声检查。CT、磁共振以及核医学检查应尽量避免。如果出现快速进展、累及周边组织的病灶,则需与患者沟通风险后,酌情开展进一步的诊断、治疗。

甲状腺素抑制治疗是妊娠期分化型甲状腺癌的基本治疗。妊娠期体内的激素变化,多会导致甲状腺素的用量增加,若不能及时调整药物,则可能会导致甲减。因此,对于孕20 周前的患者,需要每隔 4 周左右检测甲状腺功能,确保没有药物的不足或过量。对孕 20 周之后的患者,由于其体内各项激素分泌趋于稳定,因此不需要频繁检测,或孕晚期检测一次就可以。若调整用药剂量,则须在调药之后的 3~4 周复测甲状腺功能。通常建议,已接受分化型甲状腺癌手术治疗的女性,最好能将 TSH 水平抑制稳定 3 个月以上再考虑妊娠。一旦备孕,应继续接受甲状腺激素治疗,并检查 TSH 水平,调整药物剂量。孕前、孕中的 TSH 抑制目标无明显差异,其抑制水平取决于妊娠前评估的分化型甲状腺癌复发风险:高复发风险的患者,血清 TSH 应小于 0.1 mU/L;低复发风险或治疗反应良好的患者,TSH 目标值可以调整至参考范围的下 1/2。

[131]I 治疗后,部分女性患者短期内可出现月经推迟、经量减少或短暂性闭经,多数在 1 年内恢复正常。[131]I 治疗不会对卵巢产生永久性损害,治疗 1 年后,患者的受孕能力及妊娠结果不会因治疗而受到影响;同时[131]I 对男性睾丸损伤不足以导致不育、生产事件及后代先天性发育不良等风险增加。[131]I 治疗后 12 个月后即不影响生育。

产后阶段 DTC 患者应继续坚持 TSH 抑制治疗,目标与妊娠前或妊娠期的既定目标一致。产后 DTC 患者 TSH 抑制治疗的首选用药、服药方法和注意事项,与妊娠期相同。妊娠期为满足孕期母体及胎儿对甲状腺激素的需求,我们可能增加甲状腺激素剂量30% ~50%,一旦分娩结束,母体甲状腺激素需求量变化,分娩后可将 L-T_4 减量至孕前用量,

同时建议 4 周检查母亲的甲状腺功能,及时调整甲状腺激素的用量。产后 1 年内的甲状腺功能监测频率须考虑患者的术式、甲状腺自身抗体水平、临床表现及副作用等多个因素个性化确定。

正常哺乳需要母体体内具备足量 $L-T_4$，$L-T_4$ 也是母乳中的正常成分之一。通过人体哺乳转移给婴儿的 T_4 量仅为其每日总需求量的 1%，哺乳期外源性非过量摄入的 $L-T_4$ 对后代没有负面影响，所以建议母乳喂养。

参考文献

［1］林岩松.甲状腺癌全程管理［M］.北京：人民卫生出版社，2023.

［2］中国医院协会，国家儿童医学中心（北京），国家感染性疾病医疗质量控制中心，等.中国儿童甲状腺结节及分化型甲状腺癌专家共识［J］.中华实用儿科临床杂志，2020，35（20）：1521-1530.

［3］中华医学会内分泌学分会，中华医学会外科学分会甲状腺及代谢外科学组，中国抗癌协会头颈肿瘤专业委员会，等.甲状腺结节和分化型甲状腺癌诊治指南（第二版）［J］.国际内分泌代谢杂志，2023，43（2）：149-194.

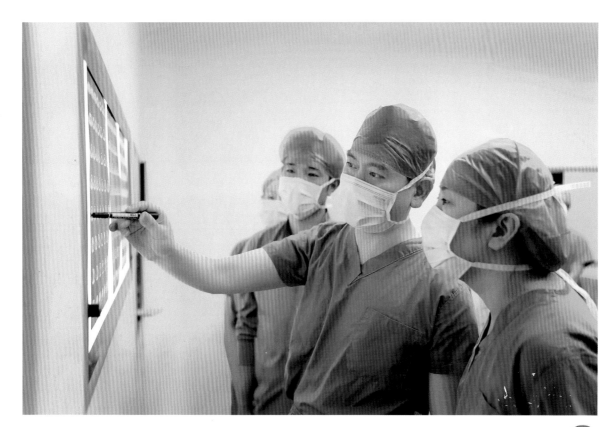

术前讨论

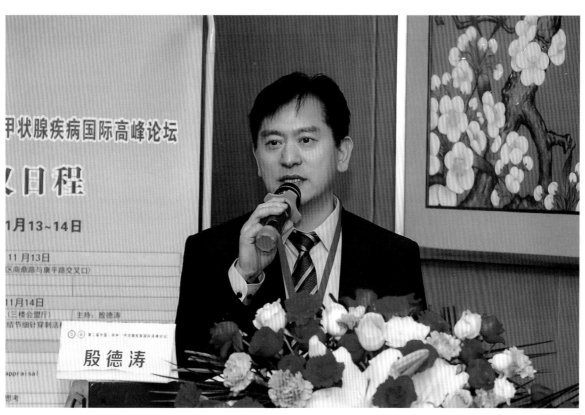

主办学术会议

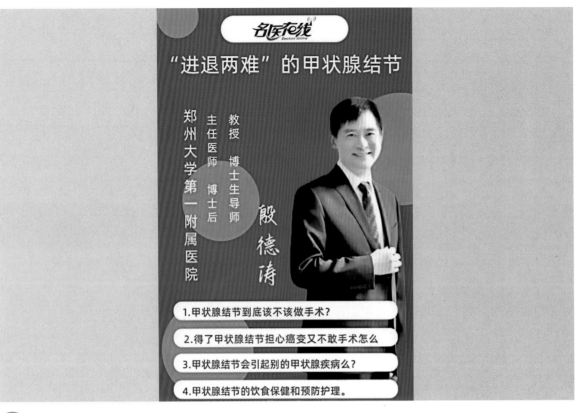

电台科普

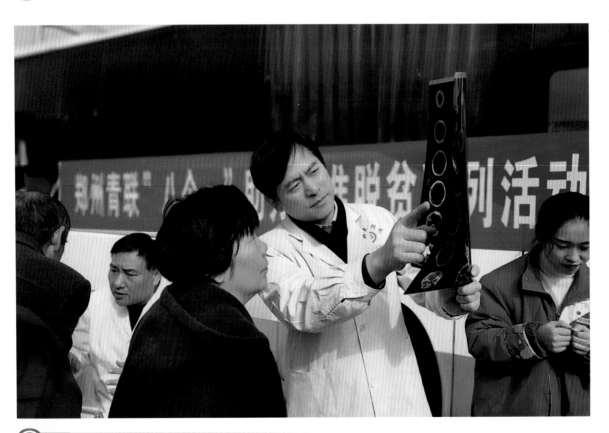

三下乡义诊

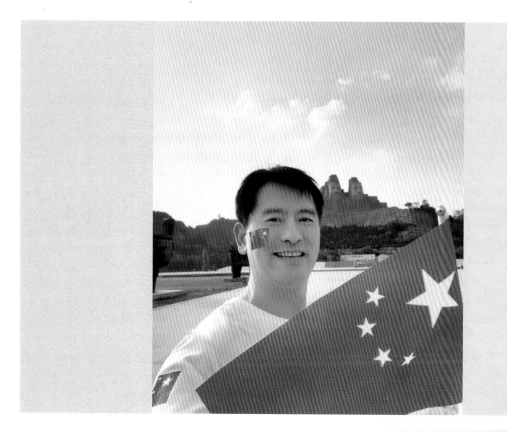

祝福祖国 ↑

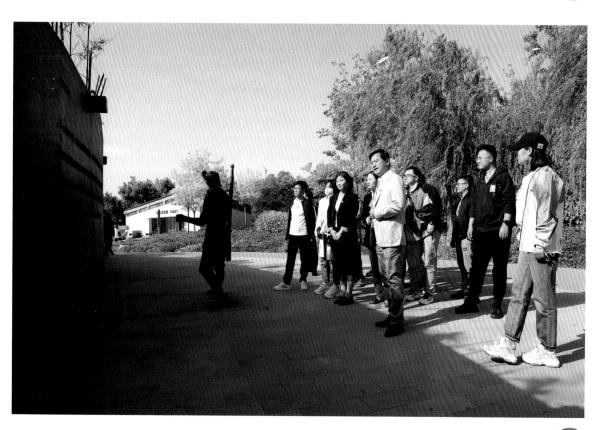

组织团建 ↑

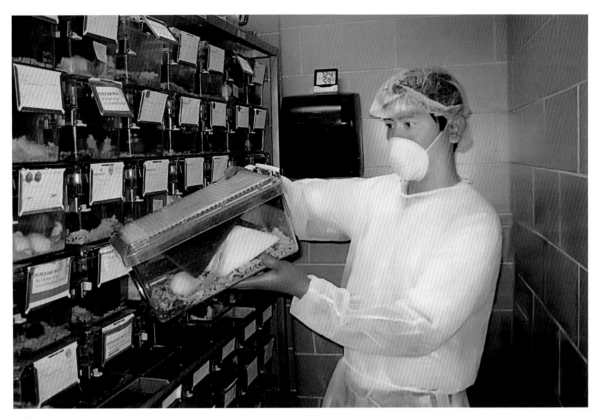

↑ 动物实验

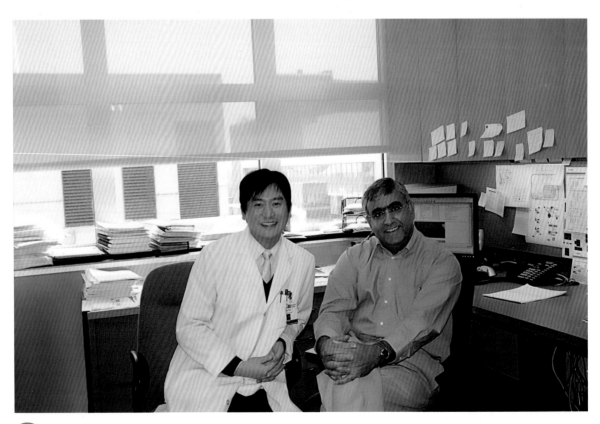

↑ 国际交流